Pope, Hugo Wurlitzer

Wild Power

Wild Power

Dein Zyklus als Quelle weiblicher Kraft

Alexandra Pope, Sjanie Hugo Wurlitzer

Aus dem Englischen von Imke Brodersen

TRIAS

Bibliografische Information der Deutschen Nationalbibliothek

Die Deutsche Nationalbibliothek verzeichnet diese Publikation in der Deutschen Nationalbibliografie; detaillierte bibliografische Daten sind im Internet über http://dnb.d-nb.de abrufbar.

Die englische Originalausgabe erschien 2017 unter dem Titel Wild Power bei Hay House UK Ltd.

Rüdigerstr. 14
70469 Stuttgart
Deutschland

www.trias-verlag.de

Printed in Germany

Programmplanung: Katja Widmann
Projektmanagement: Kathrin Hage
Redaktion: Julia Jochim
Übersetzung: Imke Brodersen
Umschlaggestaltung:
CYCLUS Visuelle Kommunikation, Stuttgart
Umschlagfoto: iStock
Zeichnungen: Grafikbüro Schaaf, Karlsruhe
Satz: Ziegler und Müller, text form files, Kirchentellinsfurt, gesetzt in APP/3B2 V.9
Druck: Westermann Druck GmbH, Zwickau

ISBN 978-3-432-10798-1 1 2 3 4 5 6

Auch erhältlich als E-Book:
eISBN (epub) 978-3-432-10799-8

Die Autorinnen

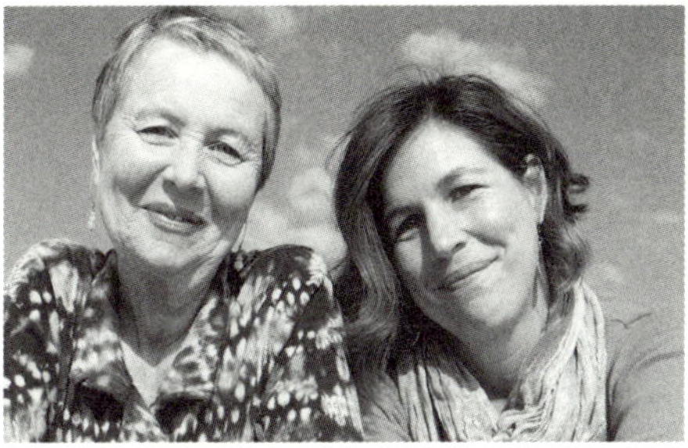

Alexandra Pope und **Sjanie Hugo Wurlitzer** haben einen radikal neuen Ansatz entwickelt, mit dem Frauen aus ihrer Menstruation heraus zu tiefem Selbstbewusstsein und einem selbstbestimmten, spirituellen Leben finden – kurz, zu ihrer *Urkraft*.

Sie sind Pionierinnen auf dem Gebiet der „Menstrualitätsforschung" und haben gemeinsam die Red School gegründet, die Coachings und Seminare rund um die Menstruationserfahrung und weibliche Spiritualität anbietet.

Dabei stützen sie sich auf ihre Erfahrungen in Psychotherapie, Hypnotherapie, Lebensberatung, Entspannungs- und Bewegungstechniken. Als Gespann sind sie kreativ und produktiv und würzen ihr Werk stets mit einer kräftigen Dosis Humor.

Inhalt

Willkommen

Beginnen wir mit einem Gedankenspiel: Als Frau sind Sie auf Kraft programmiert, und um diese Kraft in ihrer ganzen Fülle und Schönheit auszukosten, müssen Sie eine Reise antreten, auf der Sie sich mit dem Rhythmus und den Veränderungen während Ihres Menstruationszyklus auseinandersetzen.

Die Energie, die in Ihrem Zyklus steckt, bezeichnen wir als Ihre Urkraft (Wild Power). Sie ist eine belebende Gegenwart, eine heilige Intelligenz, die die Blaupause Ihres Wesens und Ihres höchsten Potenzials enthält.

Zu dieser Kraft im weiblichen Körper kennen wir eine wichtige Geschichte. Es ist eine Geschichte, die Tag für Tag neu entsteht, wenn Frauen ihren Menstruationszyklus bewusst erleben. Sobald sie den Zyklus annehmen und für sich vereinnahmen, befreien sie ein Bewusstsein, das Frauen würdigt und alles Leben als heilig einstuft. Dieses lebendige, verkörperte Wissen ist nicht nur lebensnotwendig für uns Frauen, sondern zugleich unverzichtbar für unser Zeitalter.

Die weibliche Entwicklung über den Menstruationszyklus wird in unserer Kultur seit Jahrhunderten geleugnet, verteufelt und abgelehnt. Man hat uns Frauen eingeredet, er sei eine Einschränkung oder Schwäche, die wir überwinden müssen, um erfolgreich zu sein. All dies stellen wir infrage und enthüllen die außerordentliche Wahrheit, nämlich dass es sich beim Menstruationszyklus um einen überaus kraftvollen Prozess handelt, der sehr befreiend sein kann. Er ist unsere maßgeschneiderte Initiation zur Macht.

In diesem Buch werden Sie erkennen, dass der Menstruationszyklus die spirituelle Praxis der Frau darstellt. Er ist zugleich ungemein pragmatisch und geradezu ekstatisch und eröffnet uns mühelos Zugang zu glückseligen, visionären und heiligen Orten. Sobald Sie lernen, mit Ihrem Zyklus zu arbeiten, wecken Sie neue Formen der Intelligenz und des Wissens. Sie eröffnen sich den Kanal zu Ihrem inneren Orakel und aktivieren die DNA Ihrer Seele – Ihre Urkraft.

Der Menstruationszyklus führt Sie unbeirrt zur Freundschaft mit sich selbst, damit Sie Ihr Frausein voll auskosten und Ihre Kompetenz voll entfalten können.

Dieses Wissen um die Menstruation ist derart bedeutsam, dass es einer Neuprogrammierung der Art und Weise, wie Sie Ihr Leben sehen, wie Sie leben wollen und wie Sie sich beruflich verhalten, gleichkommt. Auch für das Verständnis und die Wertschätzung zwischen Frauen und Männern eröffnet es neue Ebenen – besonders in Beziehungen. Und Sie werden (wenn Sie diesen Weg gehen) selbst die Reise der Empfängnis, Schwangerschaft, Geburt und Mutterschaft anders wahrnehmen und Sie werden die Wechseljahre und Ihr Leben nach der Menopause auf neue Weise verstehen und begrüßen.

Diese neue Geschichte über den Menstruationszyklus ist aus unseren eigenen Menstruationserfahrungen und denen von unzähligen Frauen erwachsen, mit denen wir in den letzten 30 Jahren gearbeitet haben. Sie hat uns nicht wieder losgelassen. Hartnäckig blieb sie uns während unseres gesamten menstruierenden Lebens auf den Fersen, denn sie wollte partout erzählt werden.

Die weibliche Urkraft rief uns beide dazu auf, über dieses unglaubliche Potenzial im weiblichen Körper zu sprechen, und wir sind überzeugt, dass es nicht weiter unbenannt und unerkannt bleiben darf, weil dies Frauen weiterhin traumatisieren und für die Gesellschaft als Ganzes einen echten Verlust bedeuten würde.

Wie wir dem Ruf folgten

Keine Frau, die klar bei Verstand ist, wacht eines Morgens auf und erkennt, dass die Menstruation eine gute Karrieremöglichkeit darstellt. Schon gar nicht heutzutage, wo sie eines der verhasstesten und schwierigsten Themen der Welt darstellt. Wie also kamen wir zur Leitung der britischen *Red School*, wo wir all unser Wissen über die Kraft des weiblichen Zyklus weitergeben und tatsächlich damit unseren Lebensunterhalt verdienen?

Alexandras Geschichte

Bei Alexandra begann alles vielleicht schon einige Monate vor ihrer ersten Blutung, an der Schwelle zum 15. Lebensjahr. Damals lebte sie in einem britischen Internat und hatte ein wunderbares Erweckungserlebnis. Heute wissen wir, dass dieses Phänomen bei jungen Mädchen um die Zeit der Menarche (der ersten Blutung) auftreten kann, wo die Psyche sich von Natur aus öffnet. Alexandra erinnert sich lebhaft daran:

»Es geschah, als ich aus dem Sonntagabendgottesdienst kam – vielleicht hatte die religiöse Atmosphäre etwas in Gang gebracht. Plötzlich fühlte sich alles lebendig und voller Liebe an. Beglückt ging ich zum Abendessen in den Speiseraum. Das Schulessen war normalerweise schon schlecht, doch das Sonntagsessen konnte wirklich grauenvoll sein. An diesem Abend jedoch glaubte ich, den Nektar der Götter zu genießen. Es schmeckte so himmlisch.«

Alexandras Erweckungserlebnis dauerte etwa 36 Stunden an. Damals erzählte sie niemandem davon, vergaß es aber auch nie. Etwa drei Monate später kam ihre Periode. »Ich erinnere mich deutlich an das Licht, das ich wahrnahm, und an ein ungemein stolzes Gefühl«, sagt sie. »Niemand hatte mir Grund zum Stolz gegeben. Ganz im Gegenteil, denn ich wusste nur sehr oberflächlich über die Pubertät Bescheid.«

Nichtsdestotrotz konnte Alexandra nun ungehindert die Kraft des Menstruationszyklus entdecken. Es war eine Verbindung hergestellt und die sollte wachsen. Heute würden wir sagen, dass in diesem Moment ihre Urkraft erwachte und ihr Leben zu organisieren begann.

Zwischen 20 und 30 engagierte Alexandra sich voller Leidenschaft für Frauen, die über Fruchtbarkeitsbewusstsein die Verantwortung für ihren Körper übernahmen. Als eifrige Tagebuchschreiberin schrieb sie einmal folgenden Eintrag: »Heute singt die Welt. Letzte Nacht habe ich meine Periode bekommen.« Ohne es zu wissen, hatte sie die spirituellen Kräfte der Menstruation angezapft. Doch es sollten noch ein paar Jahre vergehen, bis ihr dies vollständig bewusst wurde.

Offiziell klopfte die Aufforderung zur Menstruationsarbeit bei Alexandra an, als sie 31 Jahre alt war. »Monat für Monat litt ich drei bis vier Tage unter unverschämten Schmerzen«, erinnert sie sich.

»In dem Versuch, meinem Körper zu helfen, traf ich die radikale Entscheidung, der Menstruation Raum zu geben, wann immer ich konnte – um mich selbst und den Schmerz völlig präsent wahrzunehmen, anstatt Medikamente zu schlucken. Ich hatte wirklich das Gefühl, dass mein Körper mit mir kommunizierte, und ich entschied mich, ihm zuzuhören. Es war eine große Herausforderung, aber mit dem Schmerz kam die Offenbarung und vor allem die Heilung.«

Alexandras Wahrnehmung der Menstruation veränderte sich radikal. In Workshops und in ihrer psychotherapeutischen Praxis begann sie, anderen Frauen mitzuteilen, was sie über die psychologischen und spirituellen Kräfte des weiblichen Körpers herausgefunden hatte.

Je mehr sie lehrte, desto mehr entdeckte sie, dass die Geschichten der Frauen das wahre Gold bargen. Wenn sie innehielt, um zu lauschen, und dem natürlichen Impuls des Zyklus folgte, war es, als ob sich ihr eine ganz neue Welt, eine neue Kosmologie offenbarte: die weibliche Kosmologie. Dieses Wissen erfüllte Alexandra mit so viel Energie, dass sie nicht anders konnte. Sie musste ihrer Berufung folgen.

Das war in den 80er- und 90er-Jahren des 20. Jahrhunderts, einem Zeitraum, in dem die Einstellung zur Menstruation noch geradezu mittelalterlich war. Doch dank ihrer Ausdauer, glücklichen Zufällen, Verbündeten und unerwarteter Unterstützung in Australien (unter anderem vom *Sydney Morning Herald*, ABC Radio National und angesehenen Institutionen wie dem Royal Hospital for Women in Sydney), wo sie zu dieser Zeit lebte, erhielt Alexandra Gelegenheit, öffentlich über ihre Entdeckungen zu sprechen. Und das sprach sich herum.

Bis zum Eintreten ihrer Menopause hatte Alexandra drei Bücher geschrieben, darunter *The Wild Genie: the healing power of menstruation*, und als Co-Autorin *The Pill: are you sure it's for you?* Sie war bereit, ihren Brotberuf – die gut laufende psychotherapeutische Praxis – aufzugeben und ganz ihrer Berufung zu folgen, dem Lehren der Menstruationsarbeit.

»Ich spürte ein tiefes Bedürfnis, meine Praxis zu schließen und nach England zurückzukehren«, sagt sie. »Ich empfand diesen starken, klaren Auftrag, ein frisches Verständnis für die Natur und die Macht der Weiblichkeit zu vermitteln und die Rolle des Menstruationszyklus in der Welt vollständig wiederherzustellen.« Heute, neun Jahre später, erfüllt sie diesen Auftrag und liebt die Befreiung, die Kompetenz und das tiefe Zugehörigkeitsgefühl zur Welt, das mit dem Leben nach der Menopause einhergehen kann.

Sjanies Geschichte

Nachdem Sjanie (Betonung: Schahnie bzw. ˈʃɑːniː) ihre Heimat Südafrika verlassen hatte und nach London gezogen war, hatte sie ihre eigenen Offenbarungserlebnisse bezüglich des Zyklus und ihrer Identität als Frau. Zwischen 20 und 30 verhütete sie sieben Jahre lang hormonell, bis sie nach dem Orgasmus extreme Schmerzen bekam: »Intuitiv wusste ich, dass ich nicht mehr mit Hormonen verhüten sollte, und als ich darauf verzichtete, brach meine Berufung sich machtvoll Bahn. Mit der Rückkehr meines Zyklus wurde meine Energie so mächtig, dass ich zeitweise um meinen Verstand fürchtete. Rückblickend war es, als hätte ich ein wildes Tier aus dem Käfig gelassen. Mein Innenleben verwandelte sich vom Schwarz-Weiß-Foto in ein strahlendes Farbbild.«

Mit der Zeit lernte Sjanie, sich innerhalb ihres Zyklusrhythmus zu stabilisieren, und hatte das Gefühl, sich ganz neu zu entdecken. Auf spannende, bedeutsame Weise kam ihr Leben in den Fluss. Sie veränderte ihr Beziehungsleben und ihre berufliche Laufbahn und stieß schließlich auf die Bewegungsmeditation Movement Medicine, die so viel Unterstützung und Heilung bietet, dass sie diese seitdem mit großer Begeisterung praktiziert.

Von da an nahm Sjanies Faszination für den Menstruationszyklus weiter zu und sie eignete sich im Rahmen ihres Berufs als Hypnotherapeutin und Psychotherapeutin immer mehr Wissen über die Fruchtbarkeit an, wobei sie sowohl privat praktiziert als auch innerhalb eines fachübergreifenden Ärzteteams in London. Aus der erfolgreichen Arbeit mit Hunderten von Frauen entwickelte sie die »Fertile Body Method« (Fruchtbarer-Körper-Methode) und schrieb ein Lehrbuch dazu: *The Fertile Body Method – A practioner's manual.*

In diesem Zeitraum begann Sjanie (mit Unterstützung ihres Zyklus), sich allmählich die tieferen Gründe zu erschließen, derentwegen sie ihren Zyklus so rigoros unterdrückt hatte. »Es begann mit meiner Menarche mit 15, die ich mehrere Monate vor fast allen geheim hielt«, erinnert sie sich. »Nur meiner besten Freundin habe ich es erzählt.«

Es war, als hätte Sjanie in diesem Moment nicht wahrhaben wollen, dass ihr der Weg einer Frau offenstand, die später laut und leidenschaftlich für dieses Thema eintreten sollte. Das ist keineswegs selten, wenn eine Frau ihren Ruf vernimmt. Im Nachhinein geht Sjanie heute davon aus, dass ihr junges Selbst zwar in gewisser Weise bereits begriff, welch ein enormer Prozess gerade ablief, aber nicht darauf vertraute, beim Durchschreiten dieses tiefen, energiegeladenen Erwachens gehalten und unterstützt zu werden.

Heute hat Sjanie zwei kleine Töchter und weiß aus erster Hand, welches Geschenk das aufmerksame Wahrnehmen unserer Körperzyklen für Schwangerschaft und Geburt darstellt. Sie lässt sich weiter von ihrem Zyklus belehren und zieht daraus viel Einsicht und Unterstützung, um ihre Töchter voller Verbundenheit, Liebe und echter Nähe zu führen.

»Mein Verständnis für diese Arbeit wird durch den häufig chaotischen, schwierigen Alltag mit Kindern, Partnerschaft *und* Beruf ständig hinterfragt und neu ausgerichtet«, sagt sie.

Die Gründung der Red School

Als Alexandra 2004 bei Alternatives, einer wunderbaren Organisation für Mind-Body-Spirit-Events, ihren zweiten Workshop in London gab, war Sjanie eine der ersten Teilnehmerinnen, die sich dafür einschrieben. »Ich war so erleichtert, jemanden zu finden, der die Seelensprache des Zyklus versteht«, erinnert sie sich.

Einige Jahre später trafen sich Sjanie und Alexandra zum Essen und ihr Gespräch über die Menstruation dauert bis heute an. Gemeinsam haben sie große Pläne ausgeheckt, um die wahre Majestät und Weisheit des weiblichen Zyklus wieder in der ganzen Welt bekannt zu machen.

So gründeten sie schließlich gemeinsam die Red School, die online und offline Ausbildungen sowie öffentliche Workshops anbietet, in denen die Kraft des Zyklus vermittelt wird – für die Selbstfürsorge und innere Arbeit, als roter Faden für die kreative Entwicklung und für das spirituelle Leben als Frau.

Die Zeit der Urkraft ist gekommen

Heute beobachten wir staunend, wie unsere Vision Wirklichkeit wird, und dies gleich doppelt: Einerseits entwickelt sich unser Werk und bereichert das Leben der Frauen, mit denen wir arbeiten, andererseits verändert sich die öffentliche Einstellung. Es geschieht etwas, weil unzählige Frauen auf der ganzen Welt vortreten, um von der Kraft des weiblichen Körpers zu sprechen und ihr Wissen zu teilen.

Die Medien sind ein guter Lackmustest für diesen Wandel. In den USA betitelte *Cosmopolitan* das Jahr 2015 als »das Jahr, in dem die Periode die Öffentlichkeit erreichte«, und *Newsweek* erklärte 2016 zum »Jahr der menstruellen Veränderung« und widmete dem Thema Menstruation das gesamte Cover. In diesen Magazinen ging es zwar nicht um die psychischen und spirituellen Kräfte, doch immerhin wurde das Tabu benannt und erklärt, wie es Frauen schadet. Damit ist klar: Die Zeiten ändern sich.

Menstrualität – ein neues Fachgebiet

Diese neue Ebene des Bewusstseins ist die heutige Ausprägung eines alten Bedürfnisses, das existiert, seit die erste Frau menstruierte. Doch bis vor gar nicht allzu langer Zeit fehlte uns der passende Begriff, um das, was wir lehrten, zu beschreiben – den umfassenden Weg der Intelligenz, Heilkraft und Macht im zyklischen Prozess von der Menarche bis zur Menopause und darüber hinaus. 2005 schrieb die neuseeländische Psychotherapeutin und Ausbilderin Jane Catherine Severn, dass dieses elementare Feld weiblicher Emanzipation so lange weiter ignoriert werden würde, bis es einen Namen bekäme: »Der enorme Wortschatz des Englischen enthält nach wie vor kein Wort für dieses Phänomen, das weit über die biologischen und funktionellen Zwecke der Reproduktion hinausgeht, die ihm normalerweise zugeschrieben werden, und zugleich den Webstuhl darstellt, auf dem im Verlauf eines Frauenlebens sehr gründlich und zielstrebig das volle Potenzial weiblichen Bewusstseins gewebt werden kann.«[1] Der von ihr geprägte Begriff der »Menstrualität« soll eine öffentliche Debatte zu diesem Thema ermöglichen, wofür wir ihr zutiefst dankbar sind.[2]

Menstrualität ist der weiblichen Lebensweg von der Menarche bis zur Menopause und in die Jahre der Reife hinein. Wir verstehen darunter die »Initiationsreise zur Kraft«, einen psychologischen Prozess von Tod und Wiedergeburt, der zu immer weiteren Bewusstseinsebenen führt.

Dabei geht es um die gelebte Erfahrung dieser wiederholten Initiation, die Monat für Monat abläuft, das tiefe Wissen, das sich in der Frau und in ihrem Umfeld ansammelt. Menstrualität benennt und erforscht die geheimnisvollen Kräfte in uns Frauen – die versteckte Macht, die sich Bahn bricht, wenn das Bewusstsein lernt, unsere biologisch bedingten Veränderungen im Leben einzubeziehen.

Wenn wir in diesem Buch von »Menstrualität« sprechen, beziehen wir uns in erster Linie auf das Bewusstsein, das erzeugt wird, wenn Frauen ihren gesamten Zyklusablauf einschließlich Menarche und Menopause lieben, leben und sich darauf einlassen. Eine ausführliche Definition von Menstrualität aus unserer Sicht finden Sie auf *redschool.net/menstruality.*

Eine Vision als Anker

Wir möchten mit Ihnen eine Zukunftsvision teilen, die Ihnen hoffentlich neue Perspektiven für Ihre persönliche Reise als Frau eröffnet und damit auch unsere Gesellschaft weiterbringt. Es geht uns dabei nicht um die Rückkehr in eine ferne Vergangenheit oder den Versuch, eine uralte Idylle zurückzuerobern. Unsere Füße stehen fest im 21. Jahrhundert und wir gehen davon aus, dass unsere Vision den Bedürfnissen und Träumen unserer Zeit entspricht.

Stellen Sie sich eine Gesellschaft vor, in der die Zyklen des Lebens als stille Dirigenten unseres Daseins geachtet und respektiert werden und in der daraus eine tiefe Ehrfurcht vor dem Planeten und allem, was auf ihm ist, erwächst. Stellen Sie vor, der Menstruationszyklus würde als der Herzschlag dieser großen Orchestrierung verstanden und als die heilige Quelle des Lebens für uns Menschen geehrt.

Stellen Sie sich vor, das Wissen um das gesamte Spektrum und die Kraft des Menstruationszyklus wäre ganz alltäglich, und alle Frauen könnten diese Erfahrung als selbstverständlich und richtig erleben. Malen Sie sich eine Welt aus, in der der Menstruationszyklus als spirituelle Praxis einer Frau respektiert wird. Und stellen Sie sich vor, wie Mädchen in dieser menstruationsbejahenden Welt aufwachsen würden.

Wenn ein Mädchen mit der Menarche die erste Blutung erlebt, geht damit wahre Würde und ein deutliches »Ja« zu seinem Wesen einher. Sobald sich der Zyklus eingependelt hat, lernt die junge Frau, ihn zu erfassen (indem sie ihre physischen, mentalen und emotionalen Muster aufzeichnet), bis sie ihren eigenen Körper buchstäblich lesen kann. Das Bewusstsein für den Menstruationszyklus wird ihr zur zweiten Natur – so natürlich wie Essen und Schlafen.

Wenn sich die Frage nach Empfängnisverhütung stellt, ist eine solche Frau bereits im Zyklusbewusstsein verankert und kennt auch die Hinweise auf ihre fruchtbaren Tage. Statt hormoneller Verhütung, die heute die Diskussion dominiert, hat sie nun die Wahl. Während sie heranreift, erhält sie Unterweisung über die inneren Kräfte des weiblichen Zyklus und wie sie sich innerlich davon führen lassen und ihn als Instrument für mehr Wohlbefinden nutzen kann. Im Laufe der Zeit erweitern sich diese Lehren und inneren Entdeckungen zu einer tiefen kreativen und spirituellen Reise.

Stellen Sie sich vor, es gäbe in unseren Kommunen und Institutionen angesehene Frauen, die professionell ausgebildet wären, dieses Menstruationswissen weiterzugeben – weise Frauen, die Mädchen und Frauen von der Menarche bis zur Menopause und darüber hinaus zur Seite stehen, sowohl bei der aufkommenden Sexualität eines Mädchens als auch (auf Wunsch) bei der Vorbereitung auf Empfängnis, Schwangerschaft, Geburt und Mutterschaft.

Wie wäre es, wenn eine Frau sich während des Hineinwachsens in die Kräfte ihres Zyklus mit ihrer Sexualität anfreundet und allmählich in die volle ekstatische sexuelle Kraft des weiblichen Körpers eingeweiht wird? So wäre sie bereit, atemberaubende Lust und sexuelle Freiheit zu erleben und schließlich die Reise zur Mutterschaft anzutreten.

Alle Frauen, die sich dafür entscheiden, Mütter zu werden, wären durch das Praktizieren des Zyklusbewusstseins und das daraus resultierende Körperwissen und Selbstverständnis gut auf Empfängnis, Schwangerschaft, Geburt und Mutterschaft vorbereitet.

Stellen Sie sich vor, dass Frauen so sehr in ihrem Menstruationszyklus verankert wären, dass sie ganz von allein Vertrauen in ihren Körper und ihre inneren Lebensprozesse entwickeln. Und wenn sie die Schwelle des Gebärens erreichen, hätten sie das nötige Vertrauen in ihren Körper und monatelange Erfahrung in der Kunst der Hingabe.

Stellen Sie sich vor, wie eine Frau während der Jahre ihrer Menstruation eine unbändige innere Würde bezüglich der Einzigartigkeit ihrer Person entwickelt – eine tiefe Bestätigung, die durch ihre achtsame Auseinandersetzung mit ihrem Zyklus entsteht. Jahrelanges Zyklusbewusstsein unterstützt sie darin, ihr volles Potenzial zu entfalten und Verantwortung für sich selbst und die Welt, in der sie lebt, zu übernehmen.

Stellen Sie sich eine Welt vor, in der die Menopause als gesunder biologischer Schritt auf der evolutionären Reise der Frau gilt. In ihrem tiefsten Inneren weiß eine Frau, dass sie auf diesen Moment vorbereitet ist, auch wenn sie vielleicht Bedenken hat. Weil sie über viele Jahre hinweg geübt hat, ihren Zyklus zu leben und zu lieben, kann sie sich nun perfekt um sich kümmern, kennt ihre körperlichen und emotionalen Schwachstellen und weiß damit umzugehen.

So nimmt sie die unvermeidliche Herausforderung der Wechseljahre bereitwillig an und weiß, dass sie nach der Menopause die lebenswichtige und mächtige Rolle des Dienstes an ihrer Gemeinschaft und der Welt antritt. Sie weiß, dass man ihr als kluger, weiser, geachteter und schöner älterer Frau begegnen und sie entsprechend respektieren wird.

Gehen Sie mit uns auf die Reise

Lassen Sie sich auf ein Abenteuer ein und stellen Sie sich bei Ihrer Lektüre vor, Sie begäben sich mit uns auf eine Reise, die immer tiefer in den inneren Tempel der weiblichen Ganzheit – und in die im vorherigen Kapitel beschriebene Vision – führt. Wir hoffen, dass Sie beim Lesen allmählich das einzigartige weibliche »Alphabet« entziffern lernen, mit dem Sie Ihre Erfahrung beschreiben und verstehen können. Bis Sie sehen, wie Ihr hormoneller Zyklus Sie zu Ihrer Urkraft leitet.

Gemeinsam werden wir die weibliche Reise erforschen – von der Menarche bis zur Menopause über den Prozess der Menstruation – und herausfinden, wie diese Dynamik Ihre Urkraft erweckt. Wir stellen die notwendigen Fähigkeiten und Kenntnisse für das bewusste Beschreiten dieses Weges dar und erläutern ganz praxisnah, wie er in der Welt von heute gelebt werden kann.

Unser Ziel ist dabei, dass Sie Ihre eigene einzigartige Version der archetypischen Geschichte, an der wir alle Anteil haben, entdecken. Dieses Wissen muss nicht durch externe Quellen validiert werden: Ihre individuelle, liebevolle Anerkennung und Annahme dessen, was Sie erleben, reichen vollkommen aus.

Fühlen Sie sich herzlich eingeladen und ausdrücklich willkommen. Wir hoffen, dass unsere Worte tiefe Erleichterung und Anerkennung vermitteln, einschließlich der Gewissheit, dass alles an Ihnen genau richtig ist.

Über dieses Buch

In diesem Buch geht es um Ihre Berufung, die wir Ihre Urkraft nennen. Bei Frauen wird diese Berufung nicht nur vom Zyklus der Menstruation orchestriert und untermalt, sondern auch von zentralen Einschnitten wie Menarche, Menstruation, Schwangerschaft und Geburt (falls Sie sich entscheiden, Mutter zu werden) und Menopause.

Der Weg, auf dem Sie irgendwann Ihre Berufung erkennen, wird durch den Prozess der Initiation ermöglicht, der in Ihrem menstruellen Zyklus verborgen liegt. Grundsätzlich ist die Initiation etwas, das jeder Frau widerfährt: Wir können sie nicht steuern und sie zwingt uns ihrer Natur gemäß eine Veränderung auf. Initiationserlebnisse, die uns verwandeln, erfolgen über das archetypische Muster von Tod und Wiedergeburt, also genau das, was wir jeden Monat bei der Menstruation erleben.

Der Inhalt dieses Buches gliedert sich folgendermaßen:

In Kapitel 1 (S. 36) sprechen wir über die aufregende Urkraftrevolution (die bereits begonnen hat) und erklären, wie Sie sie anheizen können, indem Sie Ihren Menstruationszyklus tiefer kennen lernen. Wir entlarven einen veralteten Mythos, holen den Zyklus aus dem Schatten und erklären, warum Zyklusbewusstsein und Aufzeichnungen ein grundlegendes Instrument darstellen, auf das keine Frau verzichten sollte. Denn wir möchten Sie gut vorbereitet auf die Reise schicken.

Mit diesen Informationen sind Sie bereit für Kapitel 2 (S. 53), eine Abhandlung über Macht, was wir darunter verstehen und das Wesen des weiblichen Weges zu ihrer Verwirklichung.

Erst dann gehen wir konkret an die Arbeit. Wir stellen Ihnen die drei inneren »Schatzkarten« vor, welche die psychologische und spirituelle Grundstruktur von Frauen beschreiben und Sie auf Ihrem weiblichen Weg zur Kraft geleiten. Kapitel 3 (S. 66) präsentiert mit der ersten Karte die Zwei *Viae*, die das grundlegende Energiemuster des Zyklus aufzeigen, das diesem Pfad zugrunde liegt.

In Kapitel 4 (S. 87) befassen wir uns mit der zweiten Karte zu den Inneren Jahreszeiten des Zyklus. Wir erläutern die speziellen Kräfte und heiligen Aufgaben jeder dieser »Jahreszeiten« des Zyklus und die maßgebliche Rolle, die diese für die Selbsterkenntnis und die Reifung zur Fülle Ihrer Urkraft spielen.

Danach kommen wir zum Kernthema des Buches, der Menstruation oder dem inneren Tempel der Frauen. Kapitel 5 (S. 151) erschließt mit der dritten Karte die Fünf Kammern der Menstruation und enthüllt das kostbare und subtile Detailwissen, wie Sie zur Begegnung mit der Liebe geführt werden, wie die Berufung erfolgt – das Erwachen Ihrer Urkraft – und wie Ihnen Monat für Monat die Chance gewährt wird, eine tiefes Ganzheits- und Zugehörigkeitsgefühl zu erfahren.

Als Nächstes setzen wir uns damit auseinander, wie Sie Ihre Urkraft in der Welt verkörpern können. Kapitel 6 (S. 197), das uns besonders am Herzen liegt, vermittelt eine neue Sicht auf einen alten Feind: die Fähigkeit zur Selbstkritik. Unserer Selbstkritik kommt nämlich ein natürlicher Platz im Menstruationszyklus zu, und wenn ihr dieser Platz wieder zugestanden wird, kann sie ihre wahre Aufgabe übernehmen, die Frau in das innere Heiligtum ihres weiblichen Wesens einzuführen. In Kapitel 7 (S. 218) beschreiben wir, wie Ihr Partner an dieser spirituellen Erfahrung teilhaben kann.

In Kapitel 8 (S. 230) stellen wir die Methoden zum Zyklusbewusstsein vor und lehren Sie, Ihren Zyklus zu kartieren, um seine Kraft zu wecken und echtes Wohlbefinden, kreative Erfüllung und ein reiches spirituelles Leben zu erlangen.

Falls Sie sich nun gerade fragen, wie Sie diese erstaunliche Menstruationskraft je in Ihrem täglichen Leben umsetzen sollen, haben wir in Kapitel 9 (S. 255) ein paar Antworten für Sie.

Im Epilog (S. 278) schließt sich der Kreis, indem wir die Bedeutung des zyklischen Bewusstseins für eine rationale Welt hervorheben. Wir sind davon überzeugt, dass die aktive Wiedererlangung der kollektiven Kraft unserer Menstruationszyklen das *Feminine* auf eine sehr reale, organische Weise wiederherstellen und auch zum Neuerstarken »einer ökologisch nachhaltigen, zutiefst erfüllenden und sozial gerechten menschlichen Präsenz auf dieser Erde« beitragen kann.[3]

Erfahrungen und Methoden aus erster Hand

In diesem Buch stecken die geballte Ladung unserer eigenen Erfahrungen sowie die Erlebnisse einiger Frauen, mit denen wir im Laufe der Jahre zusammengearbeitet haben. Immer wieder sind Zitate und Geschichten aus erster Hand eingestreut, viele davon über Erfahrungen mit dem Zyklusbewusstsein, die Frauen in unserer Facebook-Community beschrieben haben.

Sie werden auch verschiedene Menstrualitätspraktiken finden, aus denen Sie sich das Passende herauspicken dürfen. Die Übungen sind zeitaufwendig, sie *brauchen* ihre Zeit. Wählen Sie das, was Sie momentan am besten unterstützt – später können Sie sich auf andere Aspekte konzentrieren. Mit der Zeit werden Sie auf diese Weise alles durcharbeiten. Dieses Buch kann Sie über Jahre begleiten, und während sich Ihre Zykluserfahrung weiterentwickelt, sollten Sie es wieder und wieder zur Hand nehmen.

Lassen Sie zu, dass unsere Worte ein neues Licht auf Ihre aktuelle Erfahrung mit dem Menstruationszyklus werfen: Achten Sie beim Lesen auf Ihre Gedanken und Empfindungen und halten Sie ein Tagebuch bereit, um zu notieren, was dabei in Ihnen aufsteigt. Wenn Sie möchten, können Sie den Prozess weiter vertiefen und sich in unseren Kursen persönliche Unterstützung holen, ob in Workshops oder online.

In der geschlossenen Facebook-Gruppe, die unsere Kurse flankiert, können Sie in der Red-School-Community und von unseren Red-School-Mentorinnen Rat und Hilfe einholen. Vielleicht finden Sie sich auch in der Rolle der Zuhörerin als »listening partner« wieder. Um das innere Gold Ihres Zyklus freizusetzen, genießt diese Methode ausgesprochen hohe Wertschätzung. Alles Nötige hierzu erfahren Sie in Kapitel 9 (S. 255).

Für wen ist dieses Buch gedacht?

Wild Power ist ein Buch für Frauen und Männer, denen an persönlicher und spiritueller Entwicklung gelegen ist und die unsere Welt verändern wollen. Es ist für alle, die erkennen, wie wichtig es ist, die Kraft und Macht des Weiblichen wiederherzustellen und Frauen in die Lage zu versetzen, ihre volle Autorität und ihren Führungsanspruch in der Welt einzufordern.

Einerseits wenden wir uns hauptsächlich an Frauen, andererseits wollen wir natürlich, dass *jeder* dieses Wissen hat, ob mit oder ohne Menstruationszyklus. Schließlich geht es um grundlegende zyklische Weisheit und wir alle sind zyklisch geprägte Wesen. Nur durchleben menstruierende Frauen diese Erfahrung erheblich intensiver.

Als Leserin können Sie in einer Vielzahl von Ausgangspositionen sein. Vielleicht sind Sie:

- eine Frau in den menstruierenden Jahren inmitten ihrer ganz persönlichen Initiationsreise
- eine Frau mit regelmäßigem Zyklus
- eine Frau mit einem unregelmäßigen Zyklus
- eine Frau ohne Zyklus, aber auch nicht schwanger
- eine Frau, die hormonell verhütet
- eine Frau in den Wechseljahren, ob vor, während oder nach der Menopause
- eine Frau mit Menstruationsproblemen wie Schmerzen, prämenstruellen Symptomen (PMS-Beschwerden), Myomen, polyzystischem Ovarsyndrom, Fruchtbarkeitsproblemen oder übermäßigen Blutungen.

Wie können Sie dieses Buch nutzen?

Wo auch immer Sie sich auf dieser breiten Skala befinden: *Wild Power* ist ein Handbuch, das Frauen Einsicht und Liebe vermittelt, und zugleich ein Heilmittel für diejenigen, die leiden. Den eigenen Zyklus zu verstehen, in welcher Lebensphase Sie sich auch gerade befinden, ist die Pforte, durch die wir dieses Wissen in den Alltag einbringen können.

Wenn Sie einen unregelmäßigen Zyklus haben

Wir empfehlen Ihnen dringend, sich zunächst genau zu überlegen, wie Sie Ihren Zyklus erleben möchten. Und dann tauchen Sie in die Lektüre ein und warten ab, was geschieht. Wie ungewöhnlich und unberechenbar Ihr Zyklus auch sein mag, Sie können in jedem Fall mit ihm arbeiten.

Halten Sie sich an die umfassenden Hinweise zur Erkennung des eigenen Menstruationszyklus in Kapitel 8 (S. 230). Bei einem besonders langen Zyklus brauchen Sie vielleicht etwas Geduld. Bedenken Sie dabei, dass bereits mehr Aufmerksamkeit auf den Zyklus zu seiner Regulierung beitragen kann. Zumindest aber kann sie Ihnen helfen, vorhandene Muster leichter zu erkennen.

Wenn Ihr Zyklus ganz verschwunden ist

Wenn Sie überhaupt keinen Zyklus haben, ohne dass Sie schwanger sind, stillen oder die Menopause durchlebt haben, können Sie die Hinweise für das Bewusstsein für den Menstruationszyklus in Kapitel 8 (S. 230) befolgen. Dort beschreiben wir, wie Sie sich am Mondrhythmus orientieren können. In Kombination mit verschiedenen Naturheilmitteln – über die wir insbesondere in unserem Online-Kurs *Hormone Harmony* informieren (*siehe Anhang, S. 289*) – können Sie Ihren Zyklus vielleicht wieder in Gang bringen.

Dieses Buch kann Ihnen aber auch dabei helfen, Ihre grundsätzliche Einstellung zur Menstruation zu überdenken und Ihr Leben insgesamt besser zu rhythmisieren, was ganz sicher nichts schadet.

Wenn Sie schwanger sind oder stillen

Wenn die Menstruation in der Schwangerschaft und Stillzeit ausbleibt, durchlaufen Sie gerade einen ganz anderen und wunderbaren Zyklus, in dem das Thema des Menstruationszyklus unwichtig oder unangemessen erscheint. Eines Tages kehrt Ihre Menstruation zurück, und dann kann dieses Buch Sie besser ansprechen. In der Zwischenzeit wünschen wir Ihnen, dass Sie sich durch Ihre Schwangerschaft und die Geburt Ihres Babys gesegnet fühlen.

Wenn Sie hormonell verhüten

Eine Frau, die hormonell verhütet (ob mit der Pille oder mit Implantat, Injektionen oder Hormonpflaster), hat *keinen* normalen Menstruationszyklus. Die Blutung, die Frauen bei der Einnahme der Pille erleben, ist keine echte Menstruation, sondern eine Folge der ausbleibenden Medikamenteneinnahme.

Vielleicht möchten Sie mit der Pille verhüten oder Menstruationsbeschwerden behandeln. Auch wenn zuverlässige Verhütung und ein wirksames Mittel gegen Ihre Beschwerden sehr wichtig sind, sind wir der Ansicht, dass das Abschalten dieses wichtigen natürlichen Zyklus über hochwirksame, synthetisch erzeugte Hormone dem weiblichen Körper und der Seele schaden kann. Zudem finden Sie keinen Zugang zu den wunderbaren Kräften, von denen in diesem Buch die Rede ist.

Was nun? Wir möchten Ihnen das nötige Wissen vermitteln, um die für Sie optimale Entscheidung zu treffen. Falls Sie mehr über die Nachteile der hormonellen Empfängnisverhütung und praktikable Alternativen erfahren möchten, empfehlen wir Alexandras Buch *The Pill: are you sure it's for you?* (Allen & Unwin, 2008). Für einen Einstieg in die

Heilung von Menstruationsbeschwerden lesen Sie am besten *Wild Power* und prüfen, ob unser Online-Kurs *Hormone Harmony* infrage kommt, in dem weitere Selbsthilfemethoden vorgestellt werden *(siehe Anhang, S. 289)*.

Nehmen Sie sich vor allem Zeit, um nachzuspüren, was für Sie richtig ist. Während Sie Ihre Möglichkeiten überdenken, empfehlen wir Ihnen dringend, Ihren Pillenzyklus *(siehe Kapitel 1, S. 36)* oder – bei Verwendung anderer hormoneller Verhütungsmittel – den Mondzyklus *(siehe Kapitel 8, S. 230)* aufzuzeichnen.

Das ist zwar nicht dasselbe wie ein echter Menstruationszyklus, doch sich Ihres Pillenzyklus bewusst zu werden und die empfohlenen Reflexionsprozesse sind nützlich und potenziell heilsam. Beides kann Ihnen helfen, sich über Ihre nächsten Schritte klar zu werden.

Wenn die Wechseljahre bereits beginnen

In diesem Stadium Ihres Lebens fragen Sie sich vielleicht, ob der Inhalt dieses Buches für Sie noch relevant ist. Wir sind davon überzeugt: Ja, das ist er. Er ist sogar sehr wichtig. Die Menopause ist Teil eines Kontinuums und gehört zu einer größeren Geschichte, die mit der ersten Blutung beginnt. In unseren Augen kommt es darauf an, diese Geschichte (die in diesem Buch enthalten ist) wiederzufinden, um sich auf die Wechseljahre vorzubereiten.

Wenn Ihr Zyklus bereits ein wenig unregelmäßig ist, zeichnen Sie ihn trotzdem auf *(siehe Kapitel 1, S. 36)* und zapfen Sie Ihre Erinnerungen an frühere Rhythmen an. Falls die letzte Blutung schon eine Weile her ist, notieren Sie die Anzahl der Tage seit der letzten Blutung und richten Sie Ihre Aufzeichnungen an den Mondphasen aus, sofern Sie gern weiterhin einen Anker hätten *(siehe Kapitel 8, S. 230)*.

Die Anfangsstadien der Wechseljahre sind relativ komplexer, weil Sie wirklich Neuland betreten. Eine Zeitlang fühlt man sich von allen normalen Orientierungspunkten abgeschnitten. Doch auch während Sie durch diese unbekannten Gewässer navigieren, werden Sie das Eintauchen in dieses Buch und das anschließende Auftauchen daraus als zutiefst nährend empfinden. Mitunter löst dies einen Trauerprozess aus, weil diese Informationen erst jetzt kommen, doch daran führt kein Weg vorbei. Trauern Sie, lesen Sie weiter, trauern Sie weiter, vielleicht schimpfen Sie vor sich hin, dass Sie dieses Wissen erst jetzt entdecken – Sie sind nicht die Erste!

Unter Umständen entdecken Sie dabei, dass dies die dringend benötigte Medizin für Ihre Seele darstellt, um die Herausforderungen der Wechseljahre zu meistern. Eigentlich haben Sie ein eigenes Buch verdient – ein Buch, das Alexandra eines Tages schreiben wird.

Wenn die Menopause schon hinter Ihnen liegt

Was können wir Ihnen sagen? Für manche Frauen mag dieses Buch sehr relevant sein, für andere ist es völlig uninteressant. Wenn Ihnen die Kraft Ihrer Menstrualität nie bewusst war, sagt die Lektüre Ihnen vielleicht trotzdem zu. Vielleicht möchten Sie sich auf ein Bewusstsein für den Menstruationszyklus einschwingen, indem Sie den Mondzyklus als Ihren Rhythmusgeber nutzen *(siehe Kapitel 8, S. 230)*.

Das ist zwar eine subtilere Erfahrung, aber sie vermittelt einen Weg, die Kraft des zyklischen Bewusstseins zu erforschen. Viele Frauen haben uns gesagt, dass das Wissen um die Menstrualität ihnen eine neue, freundlichere und bedeutungsvollere Perspektive auf ihr Leben verleiht, die eine heilende, stärkende Wirkung auf ihre postmenopausalen Jahre hat und diesen größere Bedeutung verleihen kann.

Bei Menstruationsbeschwerden

Wir wissen, dass viele Leserinnen Menstruationsbeschwerden haben, die mitunter extreme Formen annehmen. In diesem Fall kommen Sie sich vielleicht völlig verloren vor und haben die Hoffnung schon aufgegeben. Bitte fassen Sie Mut – dieses Buch stellt unverzichtbare Hilfe bereit, die in Kombination mit anderen natürlichen Heilmethoden vielen Frauen darin beistehen konnte, ihre Erfahrungen zu transformieren.

Ihre Menstruationsbeschwerden wurzeln in der kulturellen Verleugnung des Zyklus und dem nachfolgenden Verlust des Wissens, das wir in diesem Buch offenbaren. Den Zyklus zu ignorieren unterminiert unser gesamtes Wesen – psychisch und körperlich. Es ist, als würden alle Frauen unter unterschwelligem Stress leiden, weil wir unablässig etwas überspielen müssen.

Dieses Thema wird in Kapitel 8 (S. 230) ausführlich besprochen. Für konkrete Vorschläge für Sie persönlich empfehlen wir ergänzend die Teilnahme an unserem Online-Kurs *Hormone Harmony (siehe Anhang, S. 289)*. Wenn möglich, sollten Sie auch Alexandras erstes Buch, *The Wild Genie,* lesen, in dem sie ihre eigene Entdeckungsreise von der Menstruationshölle in den Himmel beschreibt.

Alle anderen

Wenn Sie einen Menstruationszyklus haben, ohne sich als Frau zu identifizieren. Wir hoffen, dass Sie unsere Sprache der »weiblichen Ermächtigung« lange genug aushalten, um die nützlichen Informationen, die wir über den Zyklus anbieten, zu extrahieren. Sie haben offensichtlich eine komplexe Beziehung zum Menstruationszyklus, mit der wir keine Erfahrung haben. Wir hoffen, dass Sie sich mit dem hier zusammengestellten Material auseinandersetzen werden, und würden uns freuen, wenn Sie uns mitteilen, was es für Sie bedeutet.

Wenn Sie Psychiater(in), Psychotherapeut(in), Berater(in), Coach, Frauenarzt oder Frauenärztin sind. Dieses Buch ist für Laien geschrieben. Dennoch sind Menstrualitätskenntnisse von entscheidender Bedeutung, denn weil wir es versäumt haben, dieses Thema beim Namen zu nennen, werden Frauen bis heute für dumm verkauft. Dieses Buch bietet eine Fülle an Informationen über Zusammenhänge in der weiblichen Psyche und wie Sie diese unterstützen können.

Wenn Sie skeptisch sind und glauben, dass dieses Gerede über die Kraft der Menstruation einfach abgehobenes Gewäsch ist, könnte dieses Buch Ihren Blutdruck in ungeahnte Höhen treiben. Dafür wollen wir nicht verantwortlich sein: Bitte legen Sie es weg und lesen Sie etwas anderes.

Wenn Sie trotzdem einen Blick riskieren, sollten Sie wissen, dass viele Skeptikerinnen irgendwann in einem unserer Workshops auftauchten (wie ihnen dies gelungen ist, ist uns ein Rätsel!), anschließend wie verwandelt davongingen und zu unseren lautesten Fürsprecherinnen wurden.

Das wollen Sie auf keinen Fall? Dann lesen Sie nicht weiter. Alternativ dürfen Sie dieses Buch gern unvoreingenommen lesen. Sie werden zweifellos in vielen Punkten anderer Meinung sein, aber vielleicht räumen Sie doch zähneknirschend einen oder zwei Punkte ein. Und womöglich erkennen Sie doch, dass dies alles insgesamt ziemlich logisch klingt.

Wir möchten jedoch betonen, dass dieses Buch seine Wirkung nur dann richtig entfalten kann, wenn Sie sich *tatsächlich* in der von uns beschriebenen Weise mit dem eigenen Zyklus befassen. Sonst bleibt Ihnen das tiefere Mysterium weiterhin verborgen.

Männer sind willkommen!

In diesem Buch geht es darum, wie Frauen funktionieren, und damit richtet es sich in erster Linie an Frauen. Doch auch Männer werfen vielleicht über die Schulter Ihrer Partnerin, Freundin, Schwester oder Mitarbeiterin einen Blick hinein. Oder Sie haben sogar Ihr eigenes Exemplar.

Es ist wichtig, dass Sie über die erstaunliche Kraft des weiblichen Körpers Bescheid wissen und zu unserem Verbündeten werden. Wir brauchen Ihre Unterstützung auf unzählige Arten – auch zu unserem Schutz, damit Frauen sich während der Menstruation zurückziehen können – damit wir leichter tieferen Zugang zu dieser Kraft finden.

Insbesondere sollte Ihnen klar sein, dass es auch für Sie als Mann befreiend sein wird, wenn wir Frauen uns diese Kraft zurückerobern. Solange die Gesellschaft dieses Wissen nicht wahrhaben will, äußert es sich eher als Querschläger – über unbegreifliche Emotionen, destruktives Verhalten und Gesundheitsprobleme im Zusammenhang mit der Menstruation – und wirkt sich damit auch auf Männer aus.

Wenn wir unser Wissen bekannt machen, können daraus insgesamt harmonischere Beziehungen zwischen Männern und Frauen erwachsen. Zudem werden Sie Einiges über die Macht des *Weiblichen* lernen – über die Klarheit, die *sie* der Welt bringen kann, und wie ein Mann *sie* in seinem eigenen Leben besser umwerben kann.

Als Mann könnten Sie auch anfangen, die Informationen in diesem Buch mit den Frauen in Ihrem Leben in Verbindung zu bringen, und Sie können darüber nachdenken, inwiefern auch Sie bestimmten Zyklen folgen: Dazu könnten Sie beispielsweise Ihre Energiemuster im Verlauf eines Tages, eines Mondmonats oder über die Spanne der Jahreszeiten bewusst wahrnehmen. Oder Sie erkennen das Muster der Inneren Jahreszeiten des menstruellen Zyklus (darum geht es in Kapitel 4, S. 87) in kreativen Projekten, an denen Sie beteiligt sind.

Eine kurze Anmerkung zur sprachlichen Gestaltung

In diesem Buch unterscheiden wir beim Begriff »Welt« zwischen der materiellen Realität in unserem Alltag und der spirituellen Dimension, in der die »Welt« als lebendige Präsenz wahrnehmbar ist. Bei dieser zweiten Variante geht es um die Seele unserer Welt. Zur Verdeutlichung setzen wir letzteren Begriff kursiv.

In ähnlicher Form geht es beim Begriff »weiblich« zum einen um die greifbaren, körperlichen Aspekte, zum anderen jedoch um den Archetyp des Weiblichen, jene femininen Anteile, die Männern wie Frauen innewohnen. Auch hier setzen wir letzteren Begriff zur Klarstellung kursiv.

Der erste Schritt kostet Mut

Wenn Sie nun lesen und sich mit den Ideen in diesem Buch auseinandersetzen (oder auch mit ihnen ringen), sollte Ihnen bewusst sein, dass unsere persönlichen Wege in dieser Hinsicht keineswegs hübsch geradlinig waren. Wir wurden von unserem Zyklus beide gründlich durchgerüttelt, haben uns jedoch stets bewusst dafür entschieden, seinem Rhythmus zu folgen, auch wenn unsere Gesellschaft dies nicht angemessen wertschätzt.

Das führte mitunter zu Spannungen und Herausforderungen, die sich im Nachhinein als genau die kreative Spannung erwiesen haben, die uns wirklich tief genug schürfen ließ. Wenn auch Sie auf Spannungen und Herausforderungen stoßen, verlieren Sie nicht den Mut: Wie bei uns könnte es sich um das sprichwörtliche Sandkorn in der Muschel handeln, das Ihnen ermöglicht, die Perle Ihres Lebens zu erschaffen.

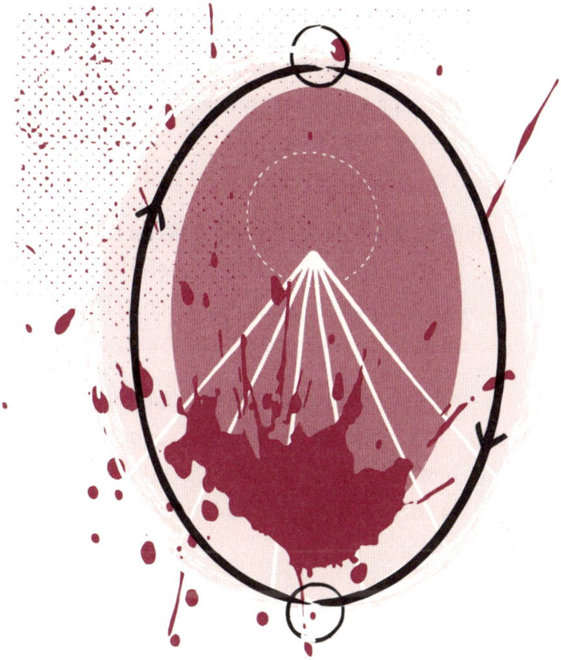

Teil I: Der Weg des Weiblichen

Lernen Sie Ihren Zyklus auf ganz neue Weise kennen und lieben und machen Sie sich bereit für eine faszinierende Reise in neue spirituelle Welten.

Kapitel 1 – Revolution der Urkraft

Auf unserem Planeten sind aufregende Entwicklungen im Gange. Wir bemerken sie in unserem Alltag und sehen überall auf der Welt kleine Funken aufflackern. Inmitten von Chaos, Leid und Zerstörung will eine heilende Kraft sich Gehör verschaffen – die Kraft des *Weiblichen*.

Diese Kraft gärt still unter der Oberfläche, selbst wenn ringsumher die Mächtigen in Krieg, Unterdrückung, Armut, Ungleichheit, Ungerechtigkeit und der mutwilligen Zerstörung unseres Planeten – auf dessen lebensspendende Kraft wir angewiesen sind – Amok laufen.

Diese Perversion der Macht ist die unausgeglichene maskuline Seite. Diese Aussage bezieht sich nicht auf die Männer, sondern darauf, dass die menschliche Spezies mit Macht nicht mehr umgehen kann. Die Entwicklungen sind aus dem Lot geraten und die Dinge stehen nicht mehr im richtigen Verhältnis.

Was wir brauchen, ist die Kraft des *Weiblichen*. Das Feminine ist nicht die Lösung an sich. Was wir brauchen, ist das Feminine in Bezug auf das Maskuline und in Harmonie damit. Das wäre echter Fortschritt, der beiden Seiten zu neuem Glanz verhelfen würde.

Schon heute offenbart sich das *Weibliche* in der wachsenden Zahl jener Frauen, die sich dafür entscheiden, den femininen Weg – zyklisch, beziehungsbezogen und organisch – zu ehren, während sie aus eigener Autorität Macht und Führungspositionen einfordern.

Selbstbewusste Frauen geben das Tempo vor, wollen die Dinge zu ihren eigenen Bedingungen erledigen und prägen damit eine neue Form des Berufs- und Geschäftslebens. Sie sind Aktivistinnen für das *Weibliche* schlechthin.

Das fehlende Puzzlestück

Aus unserer Sicht enthält der Menstruationszyklus ein Schlüsselelement für diese Revolution. Sobald Frauen ihre Urkraft einsetzen – die Intelligenz, die in ihrem Zyklus steckt – und Männer darauf eingehen, entsteht ein neues Beziehungsbewusstsein, das alles Leben als verbunden und heilig anerkennt.

Sobald eine Frau ihr Augenmerk für den Menstruationszyklus schult, um dieser lebendigen Gegenwart in sich (oder anderen) gegenüberzutreten, und sich über den inneren Prozess von Tod und Wiedergeburt auf die Initiation einlässt, verschmilzt sie mit ihrer nährenden Quelle und stellt die Verbindung mit der natürlichen Welt, den Zyklen des Lebens und der göttlichen Kraft der Liebe wieder her.

Dabei geht es um ein Leben voller seelischer Kraft, in dem wir einen machtvollen Kanal erzeugen, durch den das *Weibliche* in unserem Leben neu erfahrbar und integrierbar wird.

Unsere Urkraft ist das Weibliche, das sich über die individuelle Erfahrung vorstellen will. Sie ist unser persönlicher Beitrag zur Revolution – keiner Revolution, die uns aufgezwungen wird, sondern einer biologischen Evolution, die über den Körper erfolgt. Die aktive Wahrnehmung des eigenen Zyklus aktiviert diesen inneren Strom und verwandelt unsere Urkraft in eine große und unaufhaltsame Macht, die das *Weibliche* in den Stoff unseres Lebens einwebt. Sie beeinflusst Lebensentscheidungen und Geschäftsgebaren, unseren Einfluss auf Öffentlichkeit und Politik und unseren Umgang mit der Umwelt.

Unsere Urkraft versetzt uns in die Lage, unser Leben gemäß unserem *eigenen* Rhythmus in die Hand zu nehmen – im Einklang mit der Natur folgen wir einem eingeborenen Sinn für den richtigen Zeitpunkt und unserem intuitiven Wissen, anstatt uns dem Diktat der Gesellschaft zu unterwerfen. Je mehr Frauen sich von der Urkraft inspirieren lassen, desto mehr Elan haben wir für die Gestaltung einer gerechten, nachhaltigen, vielfältigen und spirituell erfüllten Welt für alle.

Beginnen wir daher mit *Ihrer* entscheidenden Rolle in der Revolution der Urkraft. Sie erfordert zunächst einmal einen gründlichen Perspektivwechsel und die Bereitschaft, den Menstruationszyklus zu benennen und anzunehmen, um ihn aus dem Schatten zu holen.

In diesem Kapitel entlarven wir einen alten Mythos, vereinbaren Waffenruhe mit Ihrem Zyklus, erklären unsere wichtigste Grundregel und führen ein unverzichtbares Hilfsmittel ein, das den Schlüssel zu allem darstellt: das Bewusstsein für den Menstruationszyklus (MZB). Damit ausgerüstet sind Sie bereit für die Revolution.

»Wie konnte ich je ohne meinen Zyklus leben? Er ist mein Licht, meine Leuchte, meine Direktverbindung.«

Sjanie, Tag 26

Die Vorbereitungen

Um die Revolution der Urkraft in Gang zu setzen, müssen wir einen Mythos entlarven, der schon zu lange die Atmosphäre vergiftet. Er zementiert die Vorstellung, dass die Menstruation (und letztlich der gesamte Zyklus) einen Pferdefuß darstellt – eine Einschränkung, die Frauen emotional instabil und ihr Verhalten unzuverlässig macht.

Zutreffend ist, *dass* eine Frau sich im Zyklusverlauf verändert. Doch diese Änderungen sind weder mit Unzuverlässigkeit noch mit Schwäche gleichzusetzen. Vielmehr sind die Stimmungen und Energien einer Frau, die den Menstruationszyklus durchläuft, deutlich vorhersehbarer als ohne diesen Rhythmus. Zudem erlernt sie dadurch die wunderbare Fähigkeit, mit Veränderungen umzugehen. Und Veränderung ist nun einmal ein unabänderlicher Bestandteil des Lebens, auch wenn wir uns ihr gern widersetzen.

Auf unserer Reise durch den Menstruationszyklus erleben wir unterschiedliche Aspekte unseres Wesens, unserer Stärken und Schwachstellen, und wir verkörpern unterschiedliche Fähigkeiten oder Kräfte.

Zum Beispiel sind logisches Denken und Sprachbeherrschung zum Zeitpunkt des Eisprungs auf ihrem Höhepunkt, während prämenstruell eine instinktive und intuitive Intelligenz in den Vordergrund tritt. Das bedeutet nicht, dass eine Frau prämenstruell nur noch Kauderwelsch von sich gibt, sondern dass sie eine Intelligenz nutzt, die von mehr Gefühl und einem stärkeren Bewusstsein für komplexe Zusammenhänge geprägt ist.

Diese zyklischen Veränderungen in Bezug auf Bewusstsein und Wahrnehmung zu kennen ist eine erstaunliche Bereicherung. Wenn wir sie verstehen, können wir weitaus effektiver, produktiver, kreativer und lustvoller arbeiten und leben.

Alles verändert sich

Wie jeder zyklische Prozess folgt auch der Menstruationszyklus einem Wechselspiel aus Aktivität und Ruhe. Eben gleichen wir noch Florence Nightingale, die sich beschwingt und mit Hingabe um die Bedürfnisse der halben Welt kümmert, im nächsten Moment brauchen wir unbedingt Zeit und Raum für uns und fauchen jeden an, der uns auf die Nerven geht.

Das ist normal und insgesamt sehr gesund, solange man das sich ändernde Muster des Zyklus respektiert. Sie werden lediglich daran erinnert, Ihre Außenaktivitäten und die nötige Zeit für Entspannung und Ihre tieferen Bedürfnisse in Einklang zu bringen.

Eine Frau, die die Kräfte einer jeden Zyklusphase nicht respektiert – und nicht alle diese Impulse stoßen in unserer Gesellschaft auf Wertschätzung, am allerwenigsten der typische prämenstruelle Schuss vor den Bug –, kann dieses Auf und Ab tatsächlich als Einschränkung erleben. Am besten sprechen Sie sich das folgende Mantra laut vor: **Nicht der Zyklus ist das Problem – das Problem ist eine Kultur, die Frauen vorschreibt, einer bestimmten Vorstellung zu entsprechen.**

Zyklen *setzen* unserem Leben natürliche Grenzen und erinnern uns daran, dass wir nicht allen Erwartungen gerecht werden können. Wir können nicht rund um die Uhr im Einsatz sein, dabei empfindlichere oder gar verletzte Anteile von uns selbst ignorieren und erwarten, körperlich und seelisch gesund zu bleiben. Aber Grenzen sind nicht automatisch Einschränkungen.

Letztlich bewahrt der Zyklus die Verbindung mit allen Facetten unseres Seins. Er trägt dazu bei, dass wir an unserem wahren Wesen und seiner Integration feilen können und zugleich loslassen, was wir nicht sind. Das kann ausgesprochen befreiend sein, solange Sie nicht unter unwillkommenen Menstruationssymptomen leiden, die sich tatsächlich belastend anfühlen können. Andererseits sagen solche Symptome auch etwas über Ihre Gesundheit insgesamt aus. Denken Sie daran, nicht der Zyklus selbst ist das Problem, sondern er *offenbart* ein Problem.

Den Zyklus als Feind zu betrachten, kann mehr Leid erzeugen. Mit ihm zu arbeiten und seine rhythmischen Vorgaben zu achten, kann hingegen der Grundstein zur Heilung sein. Die wahre Einschränkung beruht darin, *keinerlei* Grenzen zu haben. Wenn Sie von sich erwarten, stets dieselbe zu sein, werden Sie Ihren Zyklus als Störfaktor empfinden. Sobald Sie seine zyklische Weisheit verstehen und all die Facetten schätzen lernen, die er enthüllt (eine Kunst, die dieses Buch Sie lehren möchte), werden Sie sich befreit fühlen und begeistert die Superkräfte nutzen, die dadurch entfesselt werden. Zyklusbewusste Frauen sind anderen einen Schritt voraus.

»Alles, was ich heute sehe, ist falsch. Die Luftschlösser fallen mit Donnerhall in sich zusammen.«

Sjanie, Tag 19

Lernen Sie, Ihren Zyklus zu lieben

Wir hoffen, dass Sie es wagen, den oben geschilderten verrückten Mythos zu verwerfen, und sich umgehend zur Wiederherstellung Ihrer zyklischen Kraft anschicken. Alle Lebenszyklen haben Einfluss auf uns, und inzwischen weiß man, dass viele körperliche und seelische Funktionen auf ein rhythmisiertes Leben angewiesen sind.

Lassen Sie uns an dieser Stelle einige Zyklen aus unserem Leben überdenken. Die offensichtlichsten sind die Jahreszeiten und Tageszeiten (der zirkadiane Rhythmus oder Tag-und-Nacht-Rhythmus), hinzu kommen ultradiane Rhythmen (die einem Zyklus von 90 bis 120 Minuten folgen). Und natürlich unser Menstruationszyklus: über den wir Frauen gelernt haben, dass wir ihn getrost ignorieren können, ja, dass wir ihn ignorieren *müssen*, wenn wir vorankommen wollen.

Bis heute und trotz allem, was wir inzwischen über die Zyklen des Lebens und unserer Gesundheit wissen, versucht man uns einzureden, dass unser Menstruationszyklus nicht dieselbe Rücksichtnahme verdient hat wie beispielsweise der zirkadiane Rhythmus.

Wie sich ein gestörter Tag-Nacht-Rhythmus anfühlt, weiß jede und jeder – man ist missgelaunt, gereizt und fühlt sich unwohl. Ein gestörter Menstruationszyklus verursacht vergleichbare Probleme. Symptome wie Schlafstörungen, Schlaflosigkeit und Jetlag ähneln interessanterweise gewissen PMS-Symptomen.

Der wichtigste Schritt auf Ihrer Reise zu menstruellem Wohlbefinden und echter Befreiung ist, Ihren Zyklus so wertzuschätzen – oder gar zu lieben –, wie er ist, und ihn in allen Wechselfällen des Lebens bestmöglich einzubeziehen.

Diese Vorstellung mag Sie irritieren, besonders, wenn Sie unter starken Menstruationsproblemen leiden. Aber ein vorsichtiger, wenn auch unbehaglicher »Waffenstillstand« mit dem eigenen Zyklus ist der erste und entscheidende Ansatz, sich den erstaunlichen inneren Reichtum Ihrer Urkraft zu erschließen. Aus diesem wackligen Stillhalteabkommen kann mit der Zeit ein tiefes Vertrauen in den Zyklus und das eigene Wesen erwachsen – das haben wir immer wieder beobachtet. Die folgende Geschichte ist ein bewegendes Beispiel dafür, wie eine Frau lernte, ihren Zyklus zu lieben:

»Mein Umgang mit mir selbst hat sich verändert. Er ist sanfter, zärtlicher und liebevoller als je zuvor. Schon dies ist eine bemerkenswerte Veränderung und geradezu unglaublich, denn genau danach habe ich mich lange Zeit gesehnt.

Das Merkwürdige daran ist, dass ich vom Verstand her kaum etwas gelernt habe, emotional jedoch ungeheuer viel. Diese Themen in einer Frauengruppe anzusprechen und mir und meinem Zyklus liebevolle Aufmerksamkeit zu schenken, hat eine unglaubliche Kraft freigesetzt. Es ist nicht so, als hätte ich vorher nicht hingesehen – das eigentlich Neue ist die Wertschätzung und Liebe für meinen Zyklus.«

Lily

Mehr Zyklusbewusstsein entwickeln

Wie beim Meditieren bereichern auch das schlichte Beobachten des eigenen Zyklus und tägliche Aufzeichnungen zu seinem Verlauf das Leben um innere Weite und Achtsamkeit.

Das Bewusstsein für den Menstruationszyklus (im Englischen mit MCA für *menstrual cycle awareness* abgekürzt) ist für Frauen nicht nur spirituelle Praxis, sondern auch die ultimative Form der Achtsamkeit. Wenn Sie je nach Zyklusphase Stimmungs- und Energieschwankungen wahrnehmen und darauf reagieren, werden Sie merken, wie

Sie innerlich warm und freundlich werden, aber auch flexibler und erfinderischer. Zugleich entsteht ein wachsendes Gefühl von Ganzheitlichkeit und Kohärenz, das Ihnen helfen wird, sich lebendiger und *stärker in sich selbst* zu fühlen. Das ist der geheimnisvolle »Faktor X«, mit dem eine Frau sich als genau richtig empfindet, klar denken kann und sich wohlfühlt.

Ohne praktiziertes Zyklusbewusstsein treiben Sie in einem Ozean voller Potenzial, mit tausend Informationen im Kopf, doch ohne Zugriffsmöglichkeit auf diese inneren Kräfte. Einerseits liegt mehr Bewusstsein für den Menstruationszyklus geradezu auf der Hand, und doch erscheint er überraschend herausfordernd.

»Ich fühle mich deutlich stärker in mir selbst und in meinem Leben verankert, seit ich eine immer bessere Beziehung zu meinem Menstruationszyklus entwickle. Ich nehme meine Gefühle und Emotionen, aber auch den Einfluss der Außenwelt auf meine Innenwelt bewusster wahr. Ich habe mehr Vertrauen zu mir selbst … Ich bin gespannt auf die Zukunft. Ja, früher habe ich meine Periode gehasst und heute wünschte ich, ich würde länger bluten, denn in diesem Zeitraum bin ich eigentlich auf Euphorie gepolt.«

Lisa D.

Bewusstsein für den Menstruationszyklus lässt mit der Zeit ein »inneres Gefäß« entstehen, eine Art Kapsel, die Ihnen dabei hilft, Grenzen zu setzen und mehr Stabilität zu entwickeln – einen inneren Ort, an dem Sie zur Ruhe kommen. Zyklusbewusstsein trägt auch dazu bei, die elementare Kunst zu entwickeln, die wir »die Spannung halten« nennen – die Fähigkeit, all die Komplexität, die Herausforderungen und der Fülle dessen, mit dem die Wechselfälle des Lebens uns konfrontieren, auszuhalten. Wenn wir sie beherrschen, müssen wir nicht ständig reagieren, lassen uns weniger leicht überwältigen und können Situationen mit Präsenz und Kreativität meistern. Mit dieser Methode setzen wir uns in Kapitel 9 (S. 255) auseinander.

Am besten beginnen Sie gleich heute damit, Ihren Menstruationszyklus zu beobachten. Im Folgenden stellen wir die grundlegenden Schritte vor. In Kapitel 8 (S. 230) gehen wir ausführlich auf die praktische Seite ein, verraten subtile Aspekte, die Sie im Laufe der Zeit meistern können, und präsentieren Vorschläge zur individuellen Anpassung an die jeweiligen Lebensumstände.

Zyklusbewusstsein: die Grundlagen

Zyklusbewusstsein ist ein zentraler Grundpfeiler der Urkraft. Es gestattet Ihnen, Ihren einzigartigen Rhythmus kennenzulernen und im Einklang damit zu leben. Sie können lernen, Ihre Menstruationssymptome zu heilen, und Ihre persönliche Urkraftrevolution in Gang setzen.

Das funktioniert folgendermaßen:

- Legen Sie eine monatliche Menstruationstabelle an. Eine kostenlose Vorlage können Sie auf www.redschool.net/menstrual-chart herunterladen. Selbstverständlich dürfen Sie auch Ihr eigenes Diagramm erstellen oder eine der vielen verfügbaren Apps verwenden.
- Tragen Sie ein, an welchem Tag des Zyklus Sie gerade stehen. Tag 1 ist der erste Tag der Blutung (die tröpfelnden Schmierblutungen, die bei manchen Frauen auftreten, bevor der volle Blutfluss beginnt, zählen nicht dazu).
- Abends notieren Sie jeden Tag Ihre vorherrschenden Gefühle, Träume, das Energieniveau und so weiter.
- Zu Beginn des nächsten Zyklus legen Sie eine neue Tabelle an.
- Ergänzend zu diesen täglichen Notizen möchten Sie vielleicht auch Tagebuch führen und darin detailliertere Beobachtungen festhalten, beispielsweise Synchronizitäten, sexuelle Energie, wichtige Themen, Streitereien und Einsichten. Achten Sie darauf, täglich Überlegungen anzustellen, die Sie stets niederschreiben.

Die Frauen, die das meiste aus ihrer Zyklusbeobachtung herausholen, sind erfahrungsgemäß diejenigen, die sich wirklich jeden Tag die Zeit für ihre Einträge nehmen. Machen Sie sich aber bitte keine Gedanken, wenn Sie den einen oder anderen Tag vergessen. Nehmen Sie den Faden danach einfach wieder auf und fahren Sie fort.

»Schon nach wenigen Wochen meiner Aufzeichnungen kam ich mir vor, als wäre ein Leben in mir erwacht – etwas, das bis dahin im Schatten schlummerte. Während die Wochen zu Monaten wurden, in denen ich weiterhin ein Licht darauf warf, stellte ich zu meiner Überraschung fest, dass der innere Kreislauf des Lebens stärker und deutlicher zu reagieren begann.

Ich stellte den Bezug zu einem Leben her, das sich rundum heilig anfühlte. Heute empfinde ich die Gegenwart dieses Lebensrhythmus als treuen Freund, meine engste Begleitung, die mich auf eine monatliche Entdeckungsreise zu mehr Ganzheit führt … wenn ich bereit bin, ihr zuzuhören. Ich bin von Ehrfurcht und Dankbarkeit erfüllt und kann mich diesem uralten, inneren Rhythmus entspannt hingeben, den ich jetzt so sehr liebe.«

Claire B.

Die Rote Regel

Für diese Arbeit mit der Menstrualität haben wir nur eine Regel, die wir als unsere Rote Regel bezeichnen. Sie lautet:

Ihre persönliche Erfahrung ist wichtiger als alles, was wir sagen.
Lösen Sie sich von allen Erwartungen, wie Sie den Zyklus erleben »sollten«. Es gibt einen archetypischen Zyklus, den wir unten erläutern werden. Durch aktives Zyklusbewusstsein werden Sie Ihre persönliche Variante davon entdecken und herausfinden, wie dadurch Ihre Talente, Stärken und Schwächen zum Vorschein kommen. Okay?

Einflüsse auf den eigenen Zyklus

Was wir lehren, ist keine messbare Naturwissenschaft, sondern eine Kunst, die aus der intensiven Auseinandersetzung mit dem weiblichen Zyklus erwächst. Wir beschreiben das unleugbar vorhandene biologische Grundmuster der Natur und unseres Körpers – den archetypischen Zyklus, in dem sich jede Frau ein Stück weit wiedererkennen kann.

Der archetypische Zyklus setzt Grenzen und gibt uns gewisse Anhaltspunkte für das eigene Handeln. Was jenseits unserer Macht liegt, ist das, was geschieht, wenn Ihr einzigartiges Wesen, Ihre Konstitution, Ihre Lebensumstände und Ihre Berufung auf den archetypischen Zyklus treffen. Es gibt bestimmte Ähnlichkeiten unter Frauen, aber auch Unterschiede.

Jede Frau erlebt den archetypischen Zyklus aus ihrer eigenen Perspektive, und diese Momentaufnahme entspricht ihrer Einzigartigkeit. Dieses Buch liefert *keine* Vorschriften. Wie Sie Ihren Zyklus erleben, wird von diversen Faktoren beeinflusst, darunter:

Ihr allgemeiner Gesundheitszustand

Je empfindsamer das Immunsystem und das Nervensystem reagieren, desto deutlicher sind die Veränderungen im Zyklusverlauf zu spüren. Das kann im Einzelfall eine Herausforderung sein.

Ihr Charakter und Ihre persönlichen Erfahrungen

Die eigenen Stärken und Schwächen bedeuten, dass es Zyklusphasen gibt, in denen eine Frau sich wohler fühlt, und andere, in denen dies nicht der Fall ist. Das ist so normal, dass wir sogar von einem »natürlichen Zuhause« im Zyklus sprechen.

Bei manchen Frauen liegt diese Phase um den Eisprung herum und diese sozial aktivere Phase hat viele attraktive Seiten. Andere empfinden diesen Zeitraum als überwältigend und reagieren erst in der zweiten Zyklushälfte entspannt, wenn sie im Prämenstruum stehen. Es ist ein Gefühl, als kämen sie nach Hause – sie wissen, wer sie sind und was sie zu tun haben.

Versuchen Sie daher, Ihre Natur zu lieben, und feiern Sie die Abschnitte Ihres Zyklus, in denen Sie sich am wohlsten fühlen. Das ist ein sinnvoller Ausgangspunkt. Achten Sie aber auch bewusst auf die Zeiten, in denen Sie sich verloren, unwohl oder wie aufgelöst vorkommen.

Ihre individuelle Lebensweise

Wenn Frauen sich nicht ausreichend um sich selber kümmern (zum Beispiel nicht regelmäßig gesundheitsfördernde Dinge essen, schlecht schlafen oder sich zu wenig bewegen), kommentiert der Zyklus dies auf seine Weise und nicht immer auf die freundlichste Art.

Mit besseren Gewohnheiten können Frauen sich leichter auf die Besonderheiten ihrer Zyklusprozesse einlassen und den kosmischen Kräften gestatten, in ihnen ein Tor zu öffnen.

Ihr Alter

Auch die jeweilige Lebensphase hat Einfluss darauf, wie Frauen ihren Zyklus erleben. Mit Mitte 20 sind Frauen vielfach stärker auf die präovulatorischen Kräfte eingestimmt.

Sjanie steht mit ihren 40 Jahren in der Blüte ihres Lebens und liebt die sommerliche Fülle, die Aktivität und die Möglichkeiten dieser Phase. Ab 40 beginnen Frauen, die volle Kraft des Prämenstruums zu erfassen und teilweise auch auszukosten.

Ihre Beziehungen

Eine Partnerschaft kann im Zyklusverlauf sowohl herausfordernd sein als auch Chancen bieten. Die Schwierigkeit besteht darin, dass eine Frau sich nicht vollständig auf die Erfordernisse der aktuellen Zyklusphase einlassen kann, weil da schließlich noch ein zweiter Mensch ist.

In einer unterstützenden Beziehung kann der Partner Sie während der Menstruation beschützen, im Haushalt mehr Aufgaben übernehmen und Ihnen den inneren Raum und die Zeit verschaffen, die Sie brauchen. Hinzu kommt die Chance auf eine unglaublich beglückende Vereinigung kurz vor der Blutung, die der Beziehung eine neue Dimension verleihen kann. Darauf kommen wir in Kapitel 5 (S. 151) und Kapitel 7 (S. 218) zu sprechen.

Ihre Kinder

Das Auf und Ab des Familienlebens zu meistern und dabei gut für sich und die Kinder zu sorgen ist ein Thema, das ein eigenes Buch verdient hätte. Sjanie hofft, dass sie eines Tages dazu kommt, es zu schreiben. Kinder können uns intensiv fordern, weil man ihre Bedürfnisse nicht einfach vertagen kann, wenn Sie sich während der Menstruation gern zurückziehen würden. Eher im Gegenteil: Kinder, die spüren, dass die Mutter vorsichtig auf »Rückzug« schaltet, setzen eher noch mal eins drauf.

An dieser Stelle raten wir lediglich dazu, sich wie die eigene beste Freundin zu behandeln. Gewähren Sie sich bewusst *ein Prozent* von dem, was Sie am dringendsten benötigen, und lassen Sie diesen Samen wachsen. Mehr zur »Ein-Prozent-Veränderung« können Sie in Kapitel 9 (S. 255) nachlesen.

Die größeren Lebenszyklen

Jeder Mensch ist ständig vielen verschiedenen Zyklen ausgesetzt, zum Beispiel den Mondphasen, den Jahreszeiten oder astrologischen Rhythmen. All dies beeinflusst auch die Zykluserfahrung. Bei Neumond kann sich die Menstruation ganz anders anfühlen als bei Vollmond und im Winter bei Neumond zu menstruieren kann noch weiter in die Tiefe führen.

Die hochsensible Amber muss nicht nur ihren eigenen Zyklus sehr bewusst registrieren, sondern auch die Mondphasen und den Jahresrhythmus beachten, insbesondere die Sonnenwenden. Wenn sie zur Sommersonnenwende bei Vollmond blutet und diese zusätzlichen Faktoren nicht einbezogen hat (indem sie vorab für Kinderbetreuung und sonstige Unterstützung sorgt), können bei ihr alle Sicherungen durchbrennen. Kann sie diese Zeit jedoch bewusst erleben, so winkt eine bewusstseinserweiternde, ekstatische und visionäre Erfahrung.

Ihre Gender-Identität

Auch manche Transgendermänner, genderqueeren oder nichtbinären Menschen haben ihre Periode und ihr Zykluserleben dürfte einzigartig komplexe Gefühle auslösen. Wir haben damit keine Erfahrung und würden gern mehr dazu hören.

Ihre persönliche Bereitschaft

Die persönliche Bereitschaft und Fähigkeit, sich dauerhaft auf den eigenen Zyklus einzustimmen, sind ein wichtiger Hinweis dafür, wie viel Sie aus dieser Übung herausholen können. Je intensiver Sie sich auf den Rhythmus des Zyklus einlassen, desto tiefer dringen Sie zu seinen Schätzen vor. Ob Sie sich diesem Reichtum rückhaltlos nähern oder lieber nur an der Oberfläche kratzen, liegt ganz bei Ihnen.

Den perfekten Zyklus gibt es nicht

Betrachten Sie dieses Buch als Reiseführer für Ihren persönlichen menstruellen Weg. Die klaren und gut umsetzbaren Anleitungen sind wie Stützräder, die Sie abmontieren können, sobald Sie sich freigestrampelt haben und Ihr Gleichgewicht selber halten können.

Was Sie *nicht* bekommen, sind unverrückbare Regeln. Es geht um eine Geschichte, die von Frau zu Frau weitergegeben wird, und jede Frau kann selbst entscheiden, wie weit sie in dieses Thema einsteigt und inwiefern sie dieses Wissen in ihrem Leben und allem, was ihr wichtig ist, weiterentwickeln oder anpassen möchte.

Die Rote Regel ist das Gegengift für alle perfektionistischen Anwandlungen, jenes Bedürfnis, alles ordentlich zu erledigen, das uns so zusetzt. Beim Zyklus kann eine Frau nichts »erledigen«. Er verlangt stets Hingabe, und erst daraus erwächst seine wahre Magie. Vielleicht fühlen Sie sich hin- und hergerissen zwischen dem Wunsch nach einem problemlosen, gesunden Zyklus, der »richtig« aussieht, und Ihrem eigenen, mit dem Sie noch lange nicht »verkehrt« oder unzureichend sind.

An diesem Punkt setzt unsere Rote Regel an, die Sie auffordert, Ihren tatsächlichen Zyklus – in all seiner Komplexität, Schwierigkeit und Exzentrik – ehrlich zu fühlen und zu erleben und seinen Sinn zu begreifen. Denn das könnte Ihre Freikarte zur Heilung aller menstruellen Probleme sein.

In einer idealen Welt, in der dem Zyklus hohe Wertschätzung zukäme, wären wir alle in der Lage, auch extreme Anwandlungen – sich gesegnet fühlen, Ekstase, Verschmelzung und Liebe – als natürlich zu empfinden, wenn wir dies wollen. Aber die reale Welt ist noch nicht bereit, uns in diesem Sinne zu unterstützen. Entscheidend ist daher, dass Sie sich nicht verurteilen, wenn solche Erlebnisse ausbleiben.

Unabhängig von allen Kräften und Mächten, die wir in diesem Buch ansprechen, entsteht die wahre Magie mit der Zeit allein aus Ihrem Erleben Ihres Zyklus – dem Prozess der bewussten Auseinandersetzung damit. Sie trainieren Ihre psychologischen Fähigkeiten und das wiederum ruft die Kräfte wach, die irgendwann für Sie Bedeutung erlangen und Ihnen nutzen können.

Zusammenfassend sollten Sie uns jetzt nachsprechen: »Es gibt keinen perfekten Zyklus.« Wenn Ihr Zyklus sehr unregelmäßig, schwierig oder schmerzhaft ist, möchten wir Sie selbstverständlich ermuntern, sich die passende naturheilkundliche Hilfe zu holen. Nur sollten Sie sich niemals als Versagerin vorkommen. Sagen Sie zunächst »Ja« zu dem Zyklus, den Sie jetzt haben. Akzeptieren Sie ihn so, wie er ist. In dem Moment, wo Sie ihn als heilig einstufen, schaffen Sie den nötigen Freiraum für Ihre persönliche Lebenserfahrung.

Und genau darin liegt die Magie Ihres menstruellen Zyklus. Er ist Ihr individueller Weg, der Ihnen dienlich sein wird, wenn Sie ihn zu schätzen wissen und Ihre ganz persönliche Erfahrung ehren. Das ist die Rote Regel in der Praxis.

»Himmel, meine nächtlichen Träume sind gerade noch einen Zacken intensiver und lebhafter geworden!«

Sjanie, Tag 22

Eine Revolution von innen

Sobald Sie sich Ihren Menstruationszyklus bewusst machen, befeuern Sie die Revolution ganz von selbst. Zyklusbewusstsein bringt die Initiationsreise zur weiblichen Macht in Gang und wenn eine Frau diesen Weg beschreitet, dient sie zugleich der Welt. Es ist wirklich wichtig, sich gut einzuprägen, dass dieser Weg – Ihr spiritueller Weg – innere Arbeit bedeutet. Das heißt, Sie werden von *innen* heraus initiiert. Es ist etwas, was mit Ihnen geschieht, nicht etwas, was Sie tun.

Sie müssen sich dafür keinen strengen Vorgaben wie Fasten, Schwitzen oder Körperarbeit unterziehen. Es reicht aus, sich mit dem eigenen Zyklus zu befassen, die veränderlichen Muster der eigenen Stimmungslage und Energie als bedeutsam anzusehen und zu lernen, sie zu lieben.

Kapitel 2 – Entdecken Sie die Urkraft

In diesem Kapitel schiffen wir uns zu einer Reise ein, die ins Herz der Urkraft führt. Zu Beginn erfahren Sie, was wir unter »Urkraft« verstehen. Wir möchten erklären, wie Sie über die Magie des eigenen Menstruationszyklus und den speziellen Prozess der Initiation von der Menarche bis zur Menopause damit in Kontakt kommen können.

Außerdem beleuchten wir eine »alte« Geschichte zum Thema Macht, die verdeutlicht, wie notwendig und drängend es ist, dass wir Frauen wieder Anspruch auf *unsere* Wege anmelden – zu unser aller Wohl.

Was ist die Urkraft?

Stellen Sie sich die Urkraft als lebendige Präsenz vor, die sich über Sie Ausdruck verschaffen will. Sie ist Ihre Berufung und verlangt danach, über Ihr einzigartiges Wesen verkörpert und ausgelebt zu werden. Die Urkraft ist ein nicht benennbares und unbekanntes Mysterium im Kern Ihres Seins. Sie ist auf Ihrer Seite, denn sie ist Ihr persönlicher Weg im Ozean der Möglichkeiten.

Die Urkraft »verkörpert« sich mit der Zeit über den Prozess und das Praktizieren des Zyklusbewusstseins. Verkörperte Urkraft ist der befreite Ausdruck der Person, die Sie sind. Es ist die Kulmination der Weisheit, nach der Sie zunehmend leben, des Friedens, den Sie mit sich selber schließen, und der Freiheit, Ihrer Kreativität in der Welt Raum zu geben. Über die Urkraft offenbart sich das erwachte Selbst und stellt das Zugehörigkeitsgefühl zur Welt wieder her.

Die Urkraft ist sowohl stabilisierende Präsenz als auch Katalysator, mit dessen Hilfe Sie Ihr tiefstes Selbst und Ihr höchstes Potenzial entwickeln und erkennen können. Urkraft lässt sich weder steuern noch beherrschen. Das Ego hat dabei nichts zu sagen. Und genau das ist das Einzigartige an der Urkraft: Die Urkraft besteht darauf, dass eine Frau sich selbst treu bleibt, und daran gibt es nichts zu rütteln. Mit dieser besonderen Eigenschaft führt sie uns zur Initiation.

Der Menstruationszyklus erzeugt die »Kapsel« – die notwendigen Grenzen, die Aufgaben und den Rhythmus –, durch welche die Urkraft fließen und wirken kann, um seelisches Wachstum und spirituelle Reifung anzustoßen. Ab dem Augenblick der eigenen Empfängnis schlummert die Urkraft in jedem kleinen Mädchen, bis sie sich zur Menarche mit der ersten Blutung zu zeigen beginnt und ab da über ihre Botschaften und Signale den Lebensweg mitgestaltet.

Wenn eine Frau sich während der menstruierenden Jahre mit ihrem Zyklus befasst und ihre Urkraft würdigt, kann in ihr die Liebe selbst Wurzeln schlagen und ihrem Leben Sinn und Bedeutung einhauchen. Zur Menopause erhält sie Gelegenheit, diese Liebe von ganzem Herzen zu leben und die volle Herrschaft über ihre Urkraft für sich zu beanspruchen.

»Die Fülle und Liebe, die ich bei der Menstruation gespürt habe, strömt jetzt aus mir heraus. Ich strahle. Tanze. Feiere.«

Sjanie, Tag 13

Die Schwellen: Tore der Initiation

Auf der Initiationsreise zur Verkörperung und Realisierung der Urkraft passiert eine Frau verschiedene Entwicklungsstadien oder »Schwellen«. Diese Wendepunkte heben uns von einer Bewusstseinsebene auf eine weitere, ausgedehntere Ebene.

Jede derartige Schwelle verlangt ein gewisses Opfer, sozusagen einen »Tod«, dem ein Neubeginn, die »Geburt«, auf einer neuen Bewusstseinsebene folgt. Bei Frauen sind diese Initiationsmomente die **Menarche**, die **monatliche Menstruation (einschließlich Schwangerschaft und Geburt)** und die **Menopause**.

In der Illustration (S. 56) sind diese Schwellen als konzentrische Kreise dargestellt, die für die Tore der eigenen Initiationsreise stehen. Ausgangspunkt ist in der Mitte die eigene Geburt. Es folgt die erste Blutung (Menarche), dann kommen die monatlichen Menstruationen (einschließlich Schwangerschaften und Geburten) bis zur letzten Schwelle der Menopause. Die einzelnen Schwellen beschreiben wir hier.

Menarche

Bei unserer Empfängnis entsteht etwas, das unbeschreiblich und einzigartig ist. Anfangs entwickelt sich diese einzigartige Essenz des eigenen Wesens in der sicheren Umarmung des Mutterleibs. Dann gehen wir in den metaphorischen Leib der Familie über, welche Form auch immer diese haben mag. Innerhalb der Familie durchlaufen wir viele unterschiedliche und wichtige Wachstums- und Entwicklungsstadien.

In diesem ersten Teil unseres Lebens wachsen wir und lösen uns allmählich von der Mutter, dem Vater, anderen Bezugspersonen und der Familie, um Stück für Stück unsere eigene Identität und unseren persönlichen Weg zu finden. In dieser Phase ist die Urkraft zwar präsent, aber sie schlummert noch, denn sie wartet, bis ein Mädchen die nötigen Fähigkeiten, das Wissen und die Reife hat, ihr zu begegnen.

Der offizielle Moment, an dem die Berufung in Erscheinung tritt und ein Mädchen den *eigenen* Weg antritt, ist die Menarche.

Mit der ersten Periode erwacht in uns die Urkraft. Sie ist wie ein Samenkorn, das in der Erde keimt und seinen Schössling emporstreckt. Oberflächlich betrachtet hat sich kaum etwas verändert (was äußerlich auch stimmen mag), doch in diesem Augenblick findet eine unglaubliche psychische Öffnung statt, mit der ein junges Mädchen fertigwerden muss. Plötzlich ist es durchlässiger (empfänglicher und offener) für die größeren Kräfte der spirituellen *Welt*. Es ist, als würde die Weltenseele vortreten, um sich der jungen Frau vorzustellen und sie einzuladen. Besonders sensible Mädchen nehmen in diesem Zeitraum nicht selten paranormale Phänomene wahr.

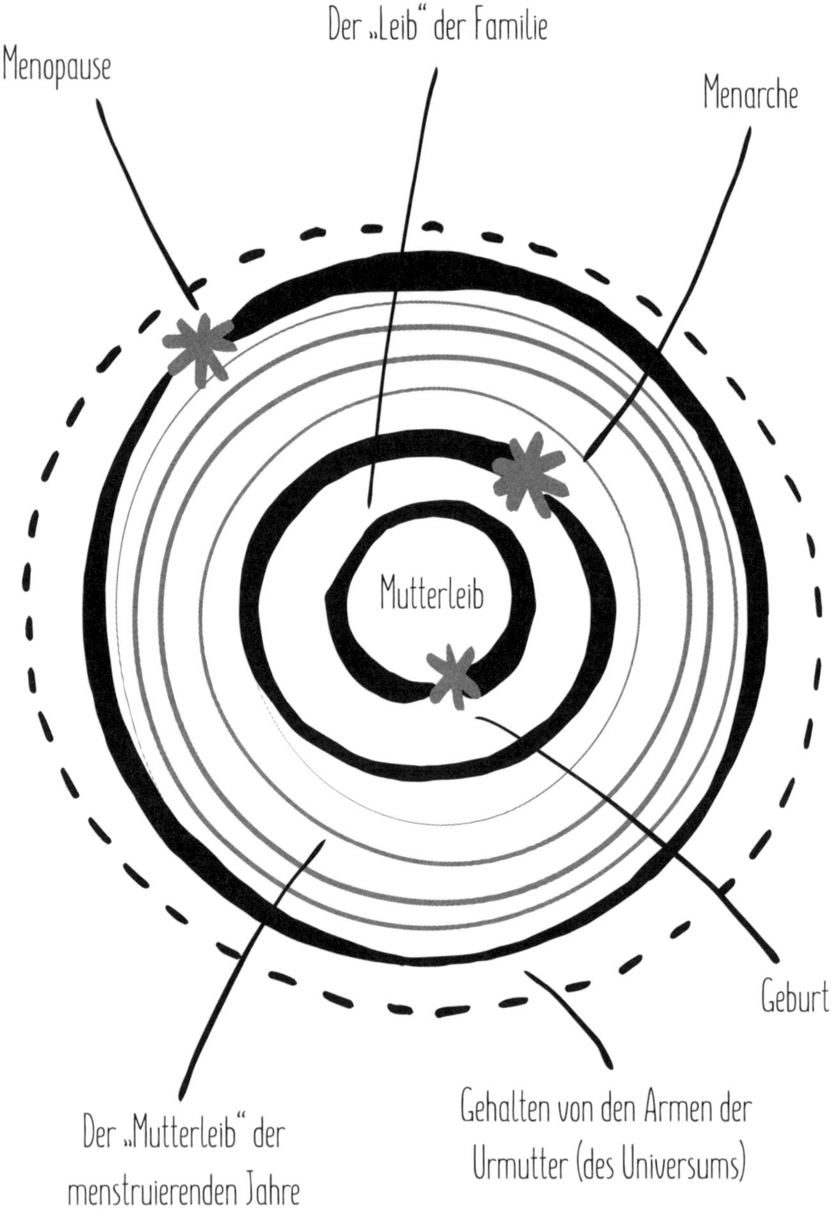

DIE SCHWELLEN

Die Menarche ist der Augenblick, in dem sich ein Mädchen erstmals auf »Visionssuche« begibt. Eine Visionssuche ist eine Initiation, die uns für die Vision oder das Ziel unseres Lebens erweckt. Traditionell ziehen Jungen allein in die Natur, um eine solche Vision zu suchen. Bei Mädchen erfolgt sie spontan um den Zeitraum der Menarche herum. Häufig meldet sich die Vision für ihr Leben in Form von Träumen zur Zeit der ersten Periode. (Es lohnt sich somit, in dieser Zeit besonders auf die Träume eines Mädchens zu achten und es auch zum Führen eines Traumtagebuchs zu ermuntern.)

Danach meldet sich dieser »Traum« oder diese »Vision« monatlich zur Menstruation zurück. Die Menarche symbolisiert unseren Zugang zum »Menstrualitätsbewusstsein«. Die eigene Berufung wurde entfacht, unverfälscht und nicht von dem begrenzt, was die Kultur oder die Familie von uns erwartet. Jener reine, unverdorbene wilde Geist – Ihre Urkraft – tritt seine offizielle Reise an, um sich in der Außenwelt zu verkörpern.

Die volle Bedeutung dieses Moments nimmt die junge Psyche natürlich noch nicht bewusst wahr. Unbewusst jedoch vollzieht sich bei diesem Übergang vom Mädchen zur Frau ein großer Wandel. Wir werden in einen größeren »Mutterleib« hineingeboren, die umhüllende Gegenwart des Menstruationszyklus. Mit dieser Neugeburt beginnt der weibliche Initiationsprozess.

Die fruchtbaren Jahre

Mit dem Einsetzen der fruchtbaren Jahre tritt eine Frau eine Entwicklung an, die wir als »Gebärmutterprozess« bezeichnen. Sie steckt in einem berechenbaren Muster, dem Zyklusrhythmus, das im Laufe der Jahre das Gefühl einer Kapsel erzeugt, das wir gern mit der Umhüllung durch eine Gebärmutter vergleichen. Über den fortlaufenden Prozess des Zyklus kann sich die Berufung Monat um Monat weiter herausschälen, bis sie auch nach außen Ausdruck findet.

Durch den Gebärmutterprozess trägt der Zyklus dazu bei, dass eine Frau ihre Vergangenheit und ihre Lebenserfahrungen durcharbeitet und integriert. Er verwandelt die Härten ihres Lebens – die Hürden, die Enttäuschungen, den Kummer und das Ringen – in das Gold ihrer Kraft.

Jeden Monat setzt sich eine Frau mit einer neuen Schwelle des Gebärens auseinander, bei der ihr Ego einen kleinen Tod durchlebt (das Gefühl, etwas von sich zu verlieren), und wird zu einer potenziell neuen Schleife ihres Wesens wiedergeboren. Die Menstruation verankert sie in ihrem Initiationsprozess und hält sie auf Kurs, denn mit jeder Blutung wird ihre Berufung neu entfacht.

Die monatliche Dynamik des Zyklus besteht aus Wachstum und Rückgang, Aufbau und Niederreißen. Die Energieflut brandet an, weicht wieder zurück und enthüllt etappenweise ihre verborgenen Schätze. Was wir als die »Inneren Jahreszeiten« des Zyklus bezeichnen – die Phasen der Menstruation, der Präovulation, der Ovulation und des Prämenstruums –, enthüllt verschiedene Aspekte Ihres Wesens. Dadurch bekommen Frauen die Chance, die verschiedenen Seiten ihres Selbst, ihrer persönlichen Eigenheiten, Talente und Stärken immer wieder neu zu entdecken.

Der wechselhafte Grundrhythmus aus Expansion und Kontraktion, mit dem eine Frau ihre Inneren Jahreszeiten durchläuft, ist ein Entwicklungsprozess, bei dem sie ihre Kraft entdeckt, austestet und an ihr feilt. Das ist die Initiationsarbeit ihrer menstruierenden Jahre. (Mehr zu den Inneren Jahreszeiten erfahren Sie in Kapitel 4, S. 87.)

Menopause

Zur Menopause wird die persönliche Berufung ein letztes Mal entfacht und die Frau tritt aus dem Gehaltensein durch ihre »Gebärmutter« in den »Leib der spirituellen *Welt*« über. Wenn sie die bisherigen Schwellen bewusst miterlebt hat, spürt sie, dass sie diese zyklische Haut jetzt abstreifen kann, als wäre sie zu eng geworden und würde sie zu sehr einschränken.

Endlich sind Sie »groß genug«, um es allein zu schaffen: Sie kennen sich. Sie wissen, was Sie tun, und können sich behaupten. Doch selbst wenn Sie bereit sind, den Übergang zu meistern, wird ein Teil von Ihnen lauthals »NEIN!« schreien, denn es ist ein Schritt ins große Unbekannte und der kann Angst machen.

In der Menopause können Sie sich eine Zeitlang wie gestrandet fühlen, weil der vertraute Monatszyklus fehlt und die fruchtbaren Jahre abgeschlossen sind. Das ist der »Todesmoment« dieses letzten Stadiums der menstruellen Initiationsreise und damit ist es an der Zeit, die Einschränkungen des Zyklus hinter sich zu lassen und im Dienst der spirituellen *Welt* vollends Ihre Urkraft zu offenbaren.

Die Enthüllung der Macht

Erschreckt Sie die Vorstellung von Macht, ob bei sich oder bei anderen? Unterdrücken Sie Ihre eigene Macht? Befürchten Sie, dass Sie andere unterdrücken oder kleinhalten könnten, wenn Sie selbst Ihre Macht nutzen? Ist Macht für Sie etwas Destruktives, das sich Ihrer Kontrolle entzieht?

Zu viele Frauen haben Angst vor ihrer Macht und haben ziemlich verquere Gedanken dazu. Angesichts der vielen Beispiele für Machtmissbrauch auf der ganzen Welt ist die Überlegung, dass Macht das Problem ist, durchaus naheliegend. Doch der Machtmissbrauch in unserer Kultur kommt teilweise dadurch zustande, dass wir vergessen, wie notwendig Schwäche und Verwundbarkeit sind. Beide Eigenschaften erscheinen nur aufgrund unseres einseitigen Machtverständnisses als schwach.

Aktuell wird Macht mit Perfektion gleichgesetzt – hart und robust, unsensibel, nicht emotional, unberührbar, schussfest. Die zarten, scheinbar zerbrechlichen, emotional schwer berechenbaren, unfertigen, nicht perfekten oder unreifen Anteile von uns gelten allesamt als schwach und machtlos. Doch solche Angriffspunkte machen den Kern unseres Menschseins aus.

Sie verkörpern den Zugang zu einem gesunden, ganzheitlichen, klugen Einsatz von Macht, der anderen Menschen mitfühlend und respektvoll begegnet, und zugleich den Zugang zu einem kooperativen und ebenfalls respektvollen Bezug zur Natur, von der wir leben.

Die Verwandlung einer scheinbaren Schwäche beginnt, wenn man sie als bedeutsam und mächtig wertschätzt und würdigt. Denn genau das *ist* sie. Wir sollten uns bewusst machen, dass den Anteilen in uns, die wir für machtlos und überflüssig halten, lediglich eine Macht innewohnt, die wir noch nicht anerkannt, geliebt und ausgelebt haben – sie sind unverzichtbar für uns und für das Leben an sich.

»Die Panik, die damit verbunden ist, die volle Macht innezuhaben, ist für mich nach wie vor gleichermaßen überwältigend wie faszinierend.«

Lou

Während wir uns mit der Vorstellung von Macht in unserem Leben auseinandersetzten, tappten wir auch selbst immer wieder in die Fallen des Machtmissbrauchs. Kurzfristig kann sich das gut anfühlen und es erscheint effektiv, effizient und beeindruckend. Ein Zerrbild der Macht wird uns als Gewissheit verkauft, denn es bietet Grenzen und Sicherheit. Das spricht das Kind in uns an, das nicht bereit ist, selbst Verantwortung zu übernehmen.

Die Kraft des Weiblichen

Die Kraft und Macht des *Weiblichen* zu ehren ist gar nicht so leicht, denn es verlangt uns einiges ab: Wir müssen in jeglicher Situation unsere persönliche Verantwortung erkennen, akzeptieren und übernehmen. Das *Weibliche* unterbricht den Status quo, um Veränderung zu bewirken und etwas Neues zu gebären. Es ist ein natürlicher Weg zur

Initiation. Anfangs kann sich das wie Sterben anfühlen und uns bis ins Mark provozieren und fordern.

Es kann daher zunächst einfacher erscheinen, die eigene weibliche Macht zu ignorieren. Schließlich können wir uns verstecken, der Veränderung oder Verletzlichkeit ausweichen und allem und jedem die Schuld dafür geben, was schiefgeht. Doch auch wenn unser femininer Anteil sich anstrengend anfühlt, ist seine Gegenwart auf diesem Planeten nicht verhandelbar. Die *Weiblichkeit* ist hier, ob wir dafür bereit sind oder nicht. Entweder präsentiert SIE sich als Riesenproblem oder wir begegnen IHR als würdige Kanäle für IHRE Genialität, Schönheit, Medizin, Offenbarung und Kreativität.

Wenn wir vom femininen Anteil oder dem *Weiblichen* an sich sprechen, stellen wir uns keine Göttin vor, sondern eher eine Gegenwart. Einen Prozess. Eine Form des Seins, die gepflegt sein will, damit wir SIE kennenlernen und erleben können.

Diese Form des Seins ist unsere Fähigkeit, das Leben als gleichwertigen Partner anzunehmen. Es ist nichts, das wir beherrschen könnten. Umgekehrt sind wir aber auch keine Opfer des Lebens. Mit der *Weiblichkeit* sind wir Akteure und Teil einer sich entwickelnden Geschichte, die letztlich allem Leben selbst dient.

Wir brauchen die *Weiblichkeit*, weil SIE die Evolution vorantreibt. Sie ist das verschleierte Mysterium, für das es keinen Namen gibt, das jedoch durch alle Verwerfungen, Sehnsüchte und Zufälle des Lebens hindurch unablässig nach uns ruft.

SIE zeigt sich in den Lücken und Freiräumen unseres Lebens – und unser unablässiges Tun und Produzieren kann IHR die Tür vor der Nase zuschlagen. Wir können SIE nicht beherrschen und wir können SIE nicht machen. SIE arbeitet an uns und deshalb sind wir immer in sicheren Händen.

Das *Weibliche* ist Weisheit: die unbeschreibliche, unsichtbare, nicht fassbare Präsenz, ohne die das Leben seelenlos wäre. Bei der Wiedererstarkung des *Weiblichen* und dem Erzählen einer neuen, lebensbejahenden Geschichte der Macht kommt uns Frauen eine entscheidende Rolle zu. Es ist die Revolution unserer Urkraft.

Frauen sind die archetypischen Anker für die Macht des *Weiblichen* und wenn wir wieder Anspruch auf unsere weibliche Macht erheben – indem wir unsere ureigenen Rituale neu beleben –, integrieren wir die Macht und Kraft des *Weiblichen* in unser Leben und holen es auf die Erde zurück. Im Zentrum unseres Lebens als Frauen steht die Praxis des Menstruationszyklus, das Zyklusbewusstsein. Wenn eine Frau mit dem eigenen Zyklus arbeitet und Vertrauen in seinen Prozess und seine Kraft wachsen lässt, entwickelt sie dabei ein inniges Vertrauen in die Macht der *Weiblichkeit*.

Der sich wiederholende, unausweichliche, unmittelbare Zugang zur eigenen Verletzlichkeit, den wir mit jeder Menstruation erleben, führt uns an unsere Grenzen, lässt regelmäßig die Illusion zerplatzen, dass wir unbesiegbar und eigenständig seien – die »alte« Version der Macht –, und geht mit einem intensiven Gefühl für Liebe und Verbundenheit einher.

Über den Menstruationszyklus und seine Prozesse werden wir in unserem Sein sowohl bestätigt als auch herausgefordert. Diese Kombination erzeugt für jede Frau ein stimmigeres Verständnis von Macht – so bedeutet »Macht« etwas, das über das Individuum hinausgeht. Jede von uns, die unsere Urkraft verkörpert, ist wie ein lebendiges Gebet für die *Weiblichkeit*.

Die Geschichte lehrt, dass vor Machtmissbrauch niemand gefeit ist. Es gibt keine Garantie, dass eine Frau ihre Macht weise benutzt. Aber wir sind davon überzeugt, dass der Menstruationszyklus für uns als Frauen der optimale Ausgangspunkt ist, um Macht zu begreifen und uns zu klügeren Hüterinnen der Macht heranzubilden.

Dabei unterstützt uns der Zyklus auf vielerlei Weise (wie, wird in diesem Buch noch angesprochen). Der Schlüsselmechanismus jedoch ist das prämenstruelle »In-sich-Zusammenfallen« unseres Egos, das wir jeden Monat erleben. Frauen verfügen damit über ein eingeborenes Gegengift gegen Unbesiegbarkeitsvorstellungen und Hybris.

Die Macht ist uns immer einen Schritt voraus. Ständig sind wir am Ausbalancieren und Weiterlernen, geraten ins Stolpern und wachsen in sie hinein. Wir müssen klug werden, eine respektvolle Beziehung zur Macht entwickeln und sie mit geschulter Achtsamkeit ausüben. Das Bewusstsein für den eigenen Zyklus ist die beste Schule für eine solche Achtsamkeit.

Freunden wir uns also mit unserer Kraft und Macht an. Umarmen wir den weiblichen Zyklus und erschaffen wir eine neue Version von Macht. Für unser eigenes Wohl und das Wohl der Welt müssen wir lernen, wie wir ihr als weise Kanäle dienen können.

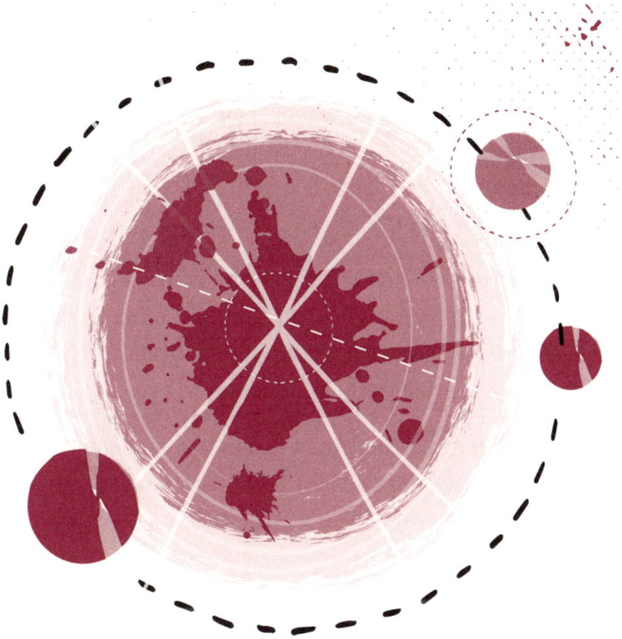

Teil II: Drei Schatzkarten zur Initiation

Der Pfad zur Urkraft ist in Ihnen angelegt. Mit den drei Schatzkarten verstehen Sie den uralten Rhythmus der Menstruation und finden den Weg zu Ihrem inneren Tempel.

Kapitel 3 – Die Zwei *Viae*

Für den Menstruationszyklus existieren drei »Schatzkarten«: die Zwei *Viae*, die Inneren Jahreszeiten und die Fünf Kammern der Menstruation. Anhand dieser Karten können Frauen ihren Menstruationszyklus erforschen und auf ihrer Initiationsreise tiefer in die Menstrualität eindringen, um zu ihrer Urkraft vorzustoßen.

Gemeinsam lehren die drei Schatzkarten den Zugang zu bestimmten Energieformen. Mit ihrer Hilfe kann eine Frau ihren Zyklus im Detail kennen lernen. Sie lernt, auf die Kraft des *Weiblichen* zu vertrauen und eine neue Form der Macht zu verkörpern *(siehe Kapitel 2, S. 53)*.

In diesem Abschnitt beschäftigen wir uns – beginnend mit den Zwei *Viae* – der Reihe nach mit den drei Schatzkarten und stellen jede auch bildlich dar.

Die Schatzkarte der Zwei *Viae*

Die Schatzkarte der Zwei *Viae* (S. 69) beschreibt die beiden wichtigsten Energieströme im Rahmen des weiblichen Zyklus, nämlich die Expansion (Menstruation bis Ovulation) und die Kontraktion (Ovulation bis Menstruation), sowie deren Umbruchphasen, die Menstruation und die Ovulation.

Diese zwei Energieströme entsprechen den archetypischen Kräften des maskulinen (Yang) und des femininen Anteils (Yin). Wir bezeichnen sie als die Zwei *Viae*, die *Via positiva* (die erste Zyklushälfte) und die *Via negativa* (die zweite Zyklushälfte).

Die drei archetypischen Kräfte

Wenn eine Frau sich bewusst mit der Karte der Zwei *Viae* auseinandersetzt (die Übungen am Ende dieses Kapitels liefern Anregungen für den Einstieg), wird sie dadurch in die erste Stufe der zwei archetypischen Kräfte initiiert, die **Wirkkraft** (*Via positiva*) und die **Akzeptanzkraft** (*Via negativa*), aus denen eine dritte erwächst: die **Kraft der Präsenz** (die sich während der Menstruation und der Ovulation verstärkt).

Sehen wir uns diese drei archetypischen Kräfte, die auf der Abbildung dargestellt sind, näher an:

- Die **Wirkkraft** ist eine aktive Kraft, mit der Sie die Verantwortung übernehmen und Ihr eigenes Schicksal gestalten. Auf diese Weise wird sie zum Werkzeug. Wenn wir die Welt in unserem Sinne beeinflussen wollen, agieren wir mit dem vorhandenen Wissen und folgen unseren Impulsen. Das ist »Befehlsmacht«.
- Die **Akzeptanzkraft** ist eine passive Kraft, die empfängt und auf Beziehungen achtet. Hier treten wir nicht vor, sondern treten (metaphorisch und energetisch) einen Schritt zurück, um zuzulassen, dass etwas auf uns zukommt. Es geht nicht darum, den eigenen Willen durchzusetzen, sondern um den Dienst an etwas, das größer ist als wir. Das ist »Teilhabemacht«.
- Wer sowohl die Wirkkraft als auch die Akzeptanzkraft ausleben kann, weckt damit die **Kraft der Präsenz** – einen erweiterten Bewusstseinszustand, der umfassend, hellwach und befreit zugleich ist. Die Kraft der Präsenz beruht auf der Fähigkeit, im Einklang mit dem Tanz zwischen femininen und maskulinen Anteilen mit Veränderungen umzugehen.
- Die Kraft der Präsenz durchströmt uns und stärkt unsere Fähigkeit, wahrhaft **präsent** zu sein. So kann eine Person zum Kanal für kreativen Ausdruck werden und eine echte Wahl treffen (anstelle gewohnheitsmäßiger Reaktionen). Präsenz erzeugt Liebe und Selbstakzeptanz. Das ist »Macht von innen heraus« oder »Eigen-Macht«.

Die Beschäftigung mit den Zwei *Viae* trägt dazu bei, diese drei Machtdynamiken zu vertiefen, sich darin zu verwurzeln und sie voll zu verkörpern. Dabei lernen Sie, Ihre Macht bewusst auszuüben und ernst zu nehmen, bis Sie irgendwann wissen, dass Ihre Macht liebende Präsenz *ist*.

Was sind die Zwei *Viae*?

Auf der Schatzkarte bilden die beiden *Viae*, die *Via positiva* und die *Via negativa*, den äußeren Rahmen für den Zyklusprozess. Sie sind unsere Verbindung zu den zwei schöpferischen Energien, dem maskulinen und dem femininen Anteil.

Diese Kräfte offenbaren sich über das zeitlose Energiemuster von Expansion und Kontraktion, das dem Menstruationszyklus zugrunde liegt und das sich auch in den Jahreszeiten, den Mondphasen und sogar der Tagesenergie widerspiegelt.

Mit dem bewussten Wahrnehmen dieses rhythmischen Musters im persönlichen Zyklus stimmt eine Frau sich schrittweise auf die Schöpfungskraft und das eigene Wesen ein. Sie weckt und stärkt verschiedene Fähigkeiten, Arbeitsweisen und Erkenntnismethoden: die Wirkkraft und die Akzeptanzkraft. Das ist das Fundament für die Arbeit an der eigenen Macht.

Um die Zwei *Viae* zu verstehen, müssen Frauen zunächst das grundsätzliche Energiemuster im Zyklus begreifen. Darum beschreiben wir an dieser Stelle dieses Muster und wie daraus die Zwei *Viae* erwachsen. Danach gehen wir an die Erforschung der Zwei *Viae* selbst.

Die zwei Pole des Menstruationszyklus

Stellen Sie sich Ihren Zyklus am besten mit zwei Polen vor: Der eine Pol ist die Menstruation, der andere Pol die Ovulation *(siehe Schatzkarte der Zwei Viae, S. 69)*. Die Pole sind wie der Nord- und Südpol Ihres Wesens. An beiden Polen geschieht etwas – bei der Menstruation bluten Sie, bei der Ovulation setzt der Körper ein Ei frei. Zwischen diesen beiden Vorgängen befinden Sie sich im Übergang.

Aus psychologischer Sicht sind Menstruation und Ovulation die potenziell stabilsten, besonders geerdeten Phasen im weiblichen Zyklus. Es besteht ein unterschwelliges Gefühl von Ankommen, Erfolg und Befreiung. Die Übergangszeiten von Präovulation und Prämenstruum sind dynamischer und instabiler als Menstruation und Ovulation, weil

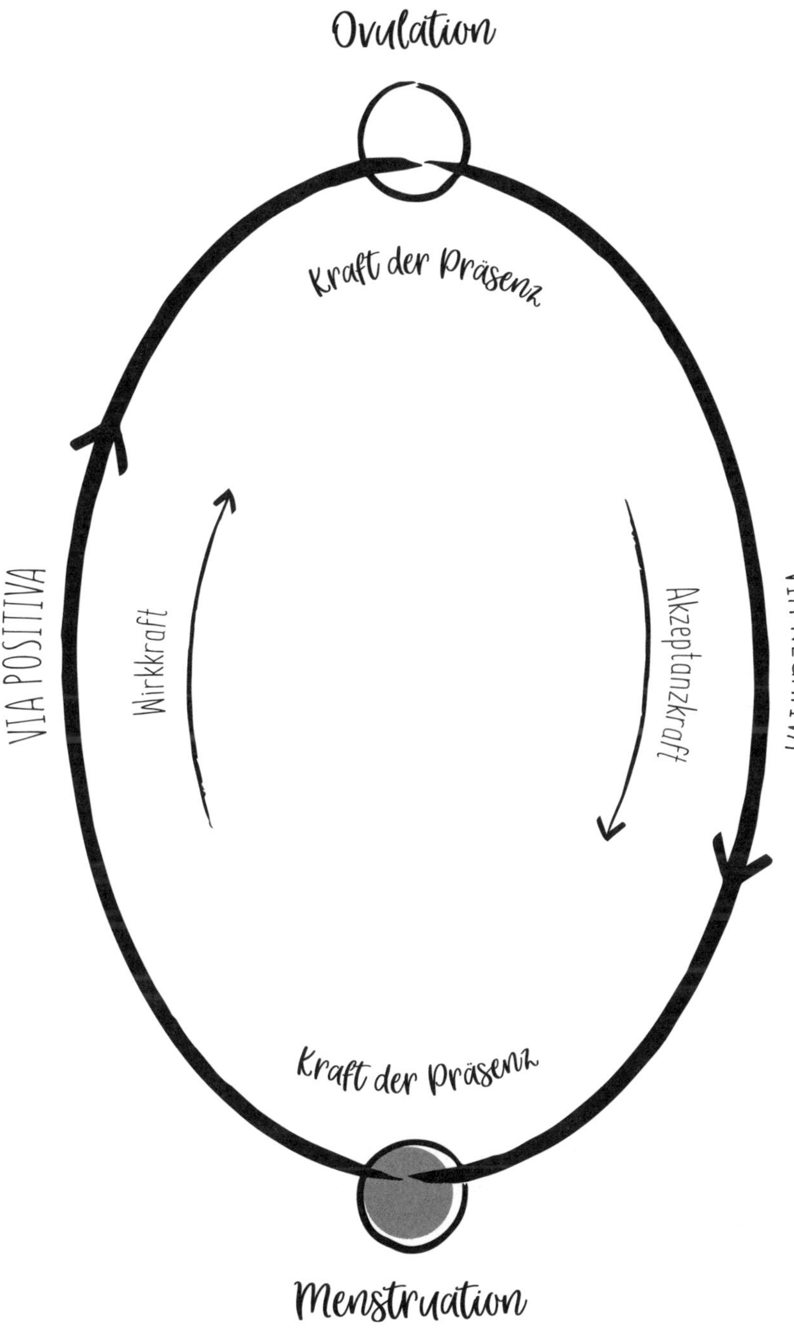

DIE SCHATZKARTE DER ZWEI VIAE

wir seelisch eine Reise vom einen Zustand in den anderen antreten. In der Übergangszeit können sich leichter emotionaler Aufruhr, Unsicherheit und Zweifel einschleichen.

Während beider Übergangsphasen sollte eine Frau aufmerksamer auf ihren Zyklus und ihre natürlichen Neigungen achten, wohingegen es ihr in der Ovulations- und Menstruationsphase meist leichter fällt, vollkommen präsent und entspannt zu sein.

Der Zyklusprozess besteht aus dem regelmäßigen Wechsel zwischen Anspannung und Lösung, Aktivität und Ruhe, Vorwärtsgang und Zurückhaltung. Diese wechselnden Energieströme erzeugen im Körper eine dauerhafte Aufmerksamkeit und Mitarbeit, die es ihm gestattet, sich zu erneuern und neu zu kalibrieren, damit Sie nicht verhärten und unsensibel werden.

Menstruation und Ovulation stellen psychologisch betrachtet zwar stabilere Phasen dar, aber Energie und Aufmerksamkeit richten sich in diesen Zeiträumen auf ganz unterschiedliche Dinge. Dabei ist die Aufmerksamkeit (wie Susan Pearse und Martina Sheehan von der Organisation *Mind Gardener* uns erinnern) die animierende Kraft, die etwas in Leben ruft.[4]

- Bei der Menstruation wird die Aufmerksamkeit nach innen gesogen, was Ihr Innenleben aufblühen lässt.
- Bei der Ovulation wird die Aufmerksamkeit nach außen gesogen, was Ihren Platz in der Welt stärkt – wie Sie mit anderen in Beziehung treten, was Sie angehen und fertig bringen.

Mit diesen Grundtendenzen für die Ausrichtung nach innen oder außen ändert sich auch die körperliche Energie. Zur Menstruation erreicht sie ihren Tiefpunkt, als würde alle Lebensenergie – das Chi – nach innen gesogen. Diese Phase gleicht dem Winter. Zur Ovulation kann die Energie einen Aktivitätsgipfel erreichen und überschäumen, ähnlich wie in der Fülle des Sommers.

Der Pol der Menstruation

Wer ins Herz der Menstruation eintritt, landet im tiefsten Winter. In der Seele herrscht Mitternacht oder auch Neumond. Alles ist dunkel und still. Zu diesem Zeitpunkt sprechen wir davon, dass alle äußeren »Scheinwerfer« der Welt – also die eigene Aufmerksamkeit für das weltliche oder materielle Leben – gedimmt sind, während die inneren »Scheinwerfer« hell aufflammen.

Diese inneren Scheinwerfer bestehen aus dem Erwachen der eigenen Gefühle und Bedürfnisse und aus dem Ruf der eigenen Seele. Halleluja! Der Moment der absoluten Präsenz ist gekommen. Sie stellen sich an erste Stelle und andere hintan. Es kann eine sehr erhellende Erkenntnis sein, alle Schattenseiten des eigenen Selbst zu beleuchten: das Unbeachtete, das Missachtete *und* Ihre Schönheit, Ihre Ganzheit und die Anbindung an etwas Größeres.

Beim Auftauchen aus der Menstruation verschiebt sich das Gleichgewicht des »Lichts«: Die inneren Scheinwerfer werden langsam schwächer, die äußeren Scheinwerfer gehen an. Es ist wie der Übergang vom Winter in den Frühling, wenn die Tage allmählich länger und die Nächte kürzer werden. Zugleich steigt die Energie wieder an, als würde sich in Ihnen eine Welle aufbauen. Sie kehren zurück. Nach dem Verweilen in der tiefen inneren Höhle, wo Sie ganz bei sich waren – im Roten Zelt der Seele –, gehen Sie in eine Expansionsphase über. Jetzt ist es Ihnen wichtiger, sich mit den materiellen Seiten des Lebens zu befassen und Ihrer Umgebung mit neuer Kraft und Aufmerksamkeit zu begegnen.

In der ersten Zyklushälfte nehmen die natürliche Motivation, die Zielstrebigkeit und die Begeisterung für äußere Aktivitäten stetig zu, wie ein anschwellender Strom. Wahrscheinlich registrieren Sie in diesem Zeitraum auch eine höhere Toleranz und sind optimistischer gestimmt als sonst. Die inneren Scheinwerfer werden immer matter und die äußeren immer heller und stärker, bis sie zur Ovulation den Gipfelpunkt erreichen – wenn in Ihrer Seele metaphorisch gesprochen Hochsommer oder Vollmond herrschen.

Der Pol der Ovulation

In diesem Zeitraum gelangen Sie aus der inneren Stille und dem Ganz-bei-sich-Sein der Menstruation zu dem Gefühl, beim Eisprung voll »da draußen« und auf dem Gipfel zu stehen. Manche Frauen fühlen sich wie die Königin der Welt, unbesiegbar, als ob sie ewig leben würden. Jetzt können Sie in der Welt mit Macht Ihren Platz beanspruchen.

Während der Ovulationsphase sind Sie darauf gepolt, sich selbst, Ihre Arbeit und Ihre Berufung – also Ihre Urkraft – mit Nachdruck zu zeigen. Jetzt sind die anderen wichtiger als das eigene Selbst, das in den Hintergrund tritt, und es wird leichter, persönliche Gefühle und Bedürfnisse zu ignorieren oder zu übergehen. Sie können den ehrlichen Eindruck haben, gar keine Bedürfnisse zu *haben,* weshalb insbesondere Mütter zu diesem Zeitpunkt mühelos zu Hochform auflaufen. Sie kommen sich wie Superwoman vor. Doch so genial das auch sein mag, der Versuch, diesen Zustand beizubehalten, ist eine Illusion.

»Es fühlt sich an, als würde ich auf dem Gipfel eines Berges balancieren in dem Wissen, dass es von hier aus nur noch abwärtsgeht.«

Sjanie, Tag 15

Wenn wir Frauen während eines Workshops fragen, ob sie gern die ganze Zeit in der Ovulationsphase bleiben würden, folgt der kollektive Aufschrei: »Das wäre ein Albtraum. Wir würden ausbrennen.« Das würden sie tatsächlich. Eine Frau würde stumpf und gefühllos werden, sie verlöre die Verbindung zu sich selbst und die Energie wäre irgendwann erschöpft. Dann setzt die Sucht ein: Man giert nach Kaffee, Süßigkeiten oder anderem, was einen in Gang hält.

Dieser Zustand ist also nicht von Dauer. Zum Glück holt der Zyklus uns wieder auf den Teppich und wispert: »Wunderbar, du hast jetzt eine Million Dinge erledigt, viel erreicht und dich um andere gekümmert. Aber jetzt musst du wieder nach Hause kommen und auf dich selbst achten. Gehe in dich und prüfe, ob das, was du tust, wirklich das ist, was du willst. Ich sorge schon dafür, dass du sorgenfrei zur Ruhe kommen kannst.«

Was für eine geniale Abfolge! Es ist, als würde eine übermächtige, weise Mutter für uns sorgen.

Umschalten

Und damit treten Sie aus dem Ovulationsplateau heraus. Dieser Übergang kann sich schmerzhaft anfühlen – ein vorübergehender Anflug von Trauer oder Depression, ein plötzlicher Energieabfall, ein Gefühl der Verletzlichkeit. Frauen haben eben *doch* Grenzen.

Der Prozess schlägt um, und der Rückzug – die Kontraktion – setzt ein. Die Energie flaut ab, die Aufmerksamkeit schwenkt langsam wieder auf Sie selbst zurück. Jetzt beginnt der Rückweg in die Dunkelheit, denn die äußeren Scheinwerfer lassen nach und Sie müssen Ihr inneres Licht wiederfinden.

»Ich überlasse mich dem langen, tiefen Ausatmen: immer tiefer hinunter in meinen feinfühligen Säugetierkörper.«

Sjanie, Tag 19

Eine Frau, die dieses Umschwenken des »Lichts« nicht bewusst registriert oder nicht damit umgehen kann, reagiert vielleicht reizbar oder ist leicht zu verärgern. Sie kann zunehmend den Eindruck haben, ganz allein zu stehen, und keinen Sinn mehr in ihrem Tun sehen, ja, in eine sehr reale Dunkelheit oder Depression hineinrutschen.

Wenn Sie hingegen das Umschalten der Energie von außen nach innen bewusst wahrnehmen und akzeptieren können, spüren Sie, wie Ihre Innenwelt sich weitet, weil die inneren Scheinwerfer angehen. Es ist, als würden Sie in einen tieferen, weiteren Ort in Ihrem Inneren hineinsinken.

Das ist so ähnlich, wie wenn man beim Fahren einen Gang hinunterschaltet. Sie kommen dabei mit einer tieferen Schicht der Autorität und Macht in Kontakt. Eine Frau sagte dazu, es sei ihr »Leg dich nicht mit mir an«-Selbst. Bei dieser Wahrnehmung tappen Sie nicht ins Dunkel, sondern treten in eine größere Präsenz in Ihrem Inneren, wenn die inneren Scheinwerfer heller werden.

Und dann folgt der spezielle, greifbare Moment, in dem Sie unmittelbar vor der Blutung ins Licht treten. Auf diesen Schritt gehen wir in späteren Kapiteln näher ein, denn dieses Wissen können wir nur etappenweise erklären. Vorläufig möchten wir nur darauf hinweisen, dass Sie in der Übergangszeit zur Blutung etwas ganz Besonderes erwartet.

Was die zweite Zyklushälfte schenkt

Während der zweiten Zyklushälfte operieren Sie von der Warte einer stärkeren Selbstwahrnehmung und Verbindung zu Ihren Bedürfnissen und Ihrer *tatsächlichen* Energie. Das führt zu einer achtsameren, bewussteren und gründlicheren Arbeitsweise, weil die inneren Scheinwerfer für mehr Klarheit und Einsicht sorgen. Toleranz und Optimismus müssen vielleicht einen Knick hinnehmen und Sie werden bemerken, dass Sie zugleich weniger fehlertolerant sind.

Das ist ein Vorteil der erhöhten Durchlässigkeit (Sensibilität): Es fällt uns wie Schuppen von den Augen und plötzlich wird uns alles sonnenklar. Auch Intuition und paranormale Fähigkeiten können in der Kontraktionsphase verstärkt sein.

Was uns vorher verborgen war, tritt offen zutage. Dazu zählt auch das, was in uns ist, also unsere Schattenseite. Die ist nicht immer hübsch, aber es ist notwendig, und wenn wir diese Teile akzeptieren und die

Verantwortung dafür übernehmen, kann der Prozess Sie reifen lassen und befreien.

Die Menstruation ähnelt einem »Abgabetermin« für die Psyche, und solche Termine können uns schlagartig bewusst machen, was in unserem Leben zählt und was nicht, und uns zeigen, worauf wir unsere Energie richten sollten. (Dieser Punkt wurde uns angesichts des Abgabetermins unseres Verlags beim Schreiben dieses Buches immer wieder bewusst.)

Manche Frauen blühen in der zweiten Zyklushälfte richtig auf und fühlen sich jetzt besonders produktiv und kreativ. Alexandra hatte den Eindruck, sie wäre endlich auf ihrem ureigenen Terrain. Sie überließ sich einer tieferen Autorität, einer Art Bauchgefühl, und erfasste deutlicher, was »ihr Ding« war und wie sie ihre Energie genau darauf ausrichten konnte. Sie fühlte sich ganz im Einklang mit sich und hätte es mit jedem aufgenommen.

Für andere Frauen ist die Herausforderung größer und sie fühlen sich erst in der ersten Zyklushälfte wieder so richtig wohl. Wie gut Sie mit einer bestimmten Phase zurechtkommen, spiegelt gewisse Aspekte Ihres Wesens, aber auch die jeweilige Lebensphase.

»Fühle mich so auf der Innenseite des Lebens. In einem tiefen Tal. Puh, manchmal liiiiiebe ich das Prämenstruum.«

Sjanie, Tag 20

Sich rüsten

Generell empfinden Frauen in der ersten Zyklushälfte, wo ihre Energie ansteigt, zunehmend ein inneres »Ja« zu sich selbst, bis ihr Selbstvertrauen zum Zeitpunkt des Eisprungs einen Höhepunkt erreicht. Psychologisch gesehen haben wir dann ein »dickeres Fell«, als hätten wir eine mehrschichtige, schützende Rüstung angelegt, mit der wir besser gegen die Fallen und Pfeile des Lebens gefeit sind.

Eine Frau schilderte dieses Gefühl am Ende ihrer ersten Zyklushälfte einmal sehr schön mit den folgenden Worten:

»Ich stelle fest, dass ich mich in einem völlig anderen Bereich meines Wesens befinde. Es ist, als hätte ich – im Vergleich zu den Tagen 5, 6 und 7, wo ich mir so durchlässig und sehr empfindlich vorkam – derzeit eine stärkere Schutzhaut.

Ich bemerke auch einen Energieanstieg. Ich will meine Körperlichkeit spüren und registriere, dass ich problemlos auf die Welt zugehen kann. Auch das wird vergehen … aber momentan genieße ich dieses Gefühl von Klarheit und Stärke.«

Maria

Emotional wächst um diese Zeit das Gefühl der Resilienz. Die Schattenseite davon besteht darin, dass die Rückkopplung an tiefere Empfindungen nachlassen kann.

Umgekehrt beginnt eine Frau in der zweiten Zyklushälfte, wenn die Energie zurückweicht, einen Teil dieser Rüstung abzustreifen. Und dann kann sich mehr Gefühl einschleichen. Wenn wir ohnehin gerade etwas zart besaitet sind (und jede Frau kennt solche Momente), kann der Verlust der schützenden Hülle in der Kontraktionsphase überwältigend erscheinen, bis hin zu Gefühlen von Panik oder totalem Kontrollverlust.

So etwas macht nicht gerade Mut, aber es ist dennoch bedeutsam, denn Sie stoßen dadurch auf etwas in Ihrem Wesen, das der Aufmerksamkeit bedarf. Wenn Sie in der Lage sind, sich zu zügeln und dieses Gefühl der Überwältigung wirklich präsent und freundlich zu betrachten (wofür die Begleitung durch eine Freundin oder weise Beraterin im Einzelfall unverzichtbar sein kann), können Sie zur Wurzel des Problems vorstoßen. Und dann können Akzeptanz und Heilung einsetzen.

Vielleicht sind Sie auch eine hochsensitive, intuitive oder hellsichtige Persönlichkeit. In diesem Fall kann die »Abrüstungsphase« das Gefühl erzeugen, zu nackt zu sein – wenn man sich diesen Aspekt der eigenen Natur und die Dynamik des Zyklus nicht bewusst macht.

Unabhängig davon, ob dieses Gefühl von Überwältigung und Unberechenbarkeit Ihre Schattenseite darstellt, eine alte Wunde oder Ihre intuitive, sensible Natur, kann der Prozess der Zyklusarbeit und der Rückeroberung der inneren Weisheit ein Weg zur Heilung sein. In jedem Fall kann er Sie darin bestärken, Ihr einzigartiges Wesen im Guten anzunehmen.

Zum Weiterlesen empfehlen wir die Werke von Elaine Aron über Hochsensibilität.

Periodisch auftretende Gesundheitsprobleme

An diese Stelle gehört der Hinweis, dass die zweite Zyklushälfte gesundheitliche Schwachpunkte aufzeigen kann. Der Zyklus ist stressanfällig und stellt daher unser Frühwarnsystem dar.

Kurz vor der Blutung fühlen manche Frauen sich nicht nur emotional überfordert, sondern auch das Immunsystem reagiert empfindlicher und die Schmerztoleranz sinkt. Ganz profan betrachtet wäre eine Beinenthaarung mit Wachs jetzt also besonders unangenehm. Frauen, die gesundheitlich angeschlagen sind oder eine chronische Krankheit haben, beobachten unter Umständen jetzt ein Aufflackern ihrer Beschwerden.

Vieles von dem, was wir als PMS-Symptomatik bezeichnen, ist ein Hinweis auf den eigenen Erschöpfungsgrad. Achten Sie also besonders gut auf sich – mit gesunder Ernährung, ausreichend Ruhe, Ausgleichsport und möglichst wenig Stressfaktoren (zu denen auch Umweltgifte zählen). All dies kann die Symptome lindern.

Dadurch flauen nicht nur prämenstruelle Symptome ab, sondern diese Maßnahmen helfen auch der Gesundheit insgesamt kräftig auf die Sprünge. Frauen, deren Selbstfürsorge noch etwas zu wünschen übrig lässt, können sich von unserem Onlinekurs Hormone Harmony *(siehe Anhang, S. 289)* inspirieren lassen. Bei guter Selbstfürsorge werden Sie das, was Sie in diesem Buch lesen, leichter umsetzen können.

Wir möchten erneut betonen, dass Verletzlichkeit einen speziellen Wert hat. Sie bestärkt uns in unserem Menschsein und bewahrt uns davor, zu halben Robotern zu werden, die zu Gefühlen, Selbsterkenntnis und Liebe nicht in der Lage sind.

Verletzlichkeit ist der Zugang zur Seele, der Schlüssel, um herauszufinden, was uns wirklich antreibt. Über unsere Verletzlichkeit sind wir in der Lage, uns durch Schönheit, Dankbarkeit, Staunen und all die herrlichen Gefühle beschenken zu lassen, die das Leben lebenswert machen.

Brené Brown, die sich ausgiebig mit diesem Thema befasst hat, drückte dies mit den folgenden Worten aus: »Verletzlichkeit ist die Geburtsstätte von Liebe, Zugehörigkeit, Freude, Mut, Empathie und Kreativität. Sie ist die Quelle der Hoffnung, des Mitgefühls, des Verantwortungsbewusstseins und der Authentizität. Wenn wir uns größere Klarheit über den Sinn und Zweck unseres Daseins verschaffen wollen oder uns ein tieferes und bedeutsameres spirituelles Leben wünschen, führt der Weg unvermeidlich über das Terrain der ›Verletzlichkeit‹.«[5]

Die Widersprüche der Verletzlichkeit

Obwohl eine Frau in der zweiten Zyklushälfte durchlässiger und verletzlicher wird, kann sie rätselhafterweise eine unbändige Energie ausstrahlen, eine wilde, instinktverhaftete Autorität. Sie kann auch überraschend distanziert und leidenschaftslos sein und wenig Verständnis für Dummschwätzer zeigen, die partout nicht zur Sache kommen.

Wir kennen keine Frau, die diesen Zustand nicht von sich kennt: eine »Sch... drauf«-Stimme, eine Empörung – als wäre ihr innerstes Wesen beleidigt und sie müsse dieses Unrecht geradebiegen. Aus dieser Energie erwächst eine zunehmende innere Souveränität und Autorität, die einen verrückt machen kann, wenn sie nicht von einem selbst und anderen anerkannt und akzeptiert wird. Wir denken da gerade an Linzi, die an einem unserer Kreativitätsworkshops teilnahm. Als sie beschrieb, wie aggressiv sie vor ihrer Menstruation reagiert, lagen wir vor Lachen auf dem Boden. In dieser Phase konnte sie sich derart über die Fallstricke und Ungerechtigkeiten des Lebens aufregen, dass sie am liebsten alles gleichzeitig angegangen wäre: »Schickt mir eure Abschussliste, ich regle das dann auf meine Weise!«

Solche mafiösen Anwandlungen können wir für die zweite Zyklushälfte selbstverständlich nicht empfehlen und Linzi wollte ihre Impulse auch keineswegs in die Tat umsetzen. Ihre Gefühle warfen jedoch ein Schlaglicht auf eine ungeheure Kraft, mit der sie bisher nicht vollständig im Reinen ist. Die einfache Kunst des Zyklusbewusstseins zu kultivieren und die subtilen (oder weniger subtilen) Veränderungen unserer Energie, unserer Ziele und unserer Gefühle zu registrieren, ist eine freundliche, respektvolle Geste gegenüber dem eigenen Wesen, die all dem eine neue Richtung weist.

Seit dem Workshop kann Linzi ihre »mafiöse« Energie dank eines verbesserten Zyklusbewusstseins in kraftvolle Autorität verwandeln, was ihr in ihrem Leben große Veränderungen ermöglicht hat. Sie ist heute eine ganz andere Frau. Sie strahlt vor Freude, steht felsenfest und liebevoll zu sich selbst und ihr prämenstrueller »Wahnsinn« hat deutlich nachgelassen.

Die zweite Zyklushälfte sorgt dafür, dass wir nicht zu sehr verhärten oder unsensibel werden. Sie bringt das zurück, worauf es ankommt, schärft die Sinne und sorgt dafür, dass wir uns den vergessenen, verdrängten Anteilen unseres Wesens stellen können. Daran können Sie sich festhalten, wenn der Boden zu schwanken scheint, weil jenes unerwünschte Gefühl durchbricht, das dazu führt, dass wir uns selbst und alles, was wir tun, infrage stellen.

Bleiben Sie präsent. Lassen Sie die Woge über sich hinwegspülen, damit sie Ihnen die Schuppen von den Augen reißt. Richten Sie den Blick in Ihr Inneres, denn wenn Sie jetzt ins Dunkel blicken, ist es voller Licht. Lassen Sie sich durchrütteln und aufwühlen und verschwenden Sie diese Kraft nicht, indem Sie sie als »falsch« verurteilen.

Die Zwei *Viae* aus der Nähe

Sehen wir uns die Zwei *Viae* – die Energieströme im Rahmen des Menstruationszyklus – nun genauer an. Denn mit Expansion und Kontraktion zeigen sie uns zwei Wege des Seins und Tuns auf.

Diese zwei schöpferischen Kräfte können alles bewirken und alles entstehen lassen. Wir nennen sie den maskulinen Weg (*Via positiva)* und den femininen Weg (*Via negativa)*. Der maskuline Weg entspricht dabei der expandierenden Energie und der feminine Weg der kontrahierenden Energie.

Beide *Viae* haben ihre einzigartige Weise, Macht und Kraft auszudrücken oder zu verwenden. Und natürlich haben beide im Zyklusprozess ihren natürlichen Platz.

Die *Via positiva*

Die *Via positiva* ist der Elan der ersten Zyklushälfte. Sie ist der Impuls, vorzutreten und sich durchzusetzen, um die Welt nach eigenem Gusto zu gestalten. Im Kern steht das Gefühl des aktiven Tätigseins, mit dem wir unser Leben im Griff haben und Dinge in Gang setzen.

In dieser Phase herrscht die Wirkkraft vor und unterstützt eine Frau dabei, ihre Ideen konkret anzugehen, voranzutreiben, durchzusetzen und zu verwirklichen. Sie ist nutzenorientiert und funktionell. Es herrscht der zunehmende Drang vor, den Moment zu ergreifen, ohne langes Fackeln oder größere Rücksicht auf den passenden Zeitpunkt. Die Wirkkraft ist von einem Element der Dringlichkeit geprägt.

Mit dem Impuls der *Via positiva* können Sie unglaublich produktiv sein und viel erreichen. Wenn eine junge Frau ins Leben aufbricht, ist dies die Energie, die sie am meisten braucht. Mit jedem Menstruationsmonat schwimmen Sie buchstäblich auf der Welle dieser Kraft, die sich ab der Menstruation bis zur Ovulation aufbaut. Sie ist egobetont, zweckorientiert, zielgerichtet und von der linken Hirnhälfte dominiert. Und sie unterstützt Frauen dabei, ihre Ideen aktiv in die Tat umzusetzen.

Wie sehr wir die *Via positiva* lieben! Sie trägt zur Identitätsfindung bei und hilft uns, unser Leben aufzubauen. Mit ihr sagen wir: »Das bin ich.« Sie trägt das innere Potenzial explizit in die äußere Realität.

Die *Via negativa*

Die *Via negativa* prägt die zweite Zyklushälfte. Sie weckt unsere Fähigkeit, mit dem Leben in Beziehung zu treten und zur Mitschöpferin zu werden. Sie drängt nicht zum Vortreten, sondern zum Schritt zurück, wobei diese Zurückhaltung nicht als *Einschränkung* zu sehen ist. Ganz im Gegenteil, denn sie kann eine machtvolle Autorität freisetzen, die auch unbequeme Wahrheiten ausspricht.

Anstatt anderen den eigenen Willen aufzuzwingen oder eine Agenda zu verfolgen, halten Sie sich zurück und lassen sich stattdessen auf etwas ein. Jetzt tritt die rechte Hirnhälfte in den Vordergrund. Es ist wie ein Tanz, bei dem wir verstärkt hinhören, zulassen, den Dingen nachgehen und sie prüfen, um das Unbekannte hervorzulocken.

Jetzt ist die Akzeptanzkraft am Werk. Es geht nicht mehr um die eigenen Bedürfnisse oder das Ego, sondern um die Bedürfnisse von etwas, das größer ist als die Frau und sich *durch* sie Ausdruck verschafft. Es geht nicht mehr um Ihr Timing, sondern um das der *Welt*. Es ist ein Übergang vom eigenen Willen zum Zulassen eines Wollens, eines anderen Willens – von »mein Wille« zu »dein Wille«. So entsteht Raum für das Spontane, für glückliche Zufälle, durch die sich das Unbekannte zu Wort meldet und Gehör findet.

Die *Via negativa* macht uns empfänglich für die verborgene Intelligenz unseres zutiefst ganzheitlichen Wesens, für den Sinn des eigenen Lebens auf diesem Planeten und für unsere Verantwortung für die Erde. Die *Via negativa* stellt die Poesie des Lebens wieder her, damit wir wahrnehmen können, wie heilig unsere Welt ist. Das ist der Hauptimpuls und die Aufgabe der zweiten Zyklushälfte.

Zusammengefasst bedeutet das:

– **Auf der *Via positiva* geht es um Transzendenz.** Sie bestärkt uns darin, strahlend unsere Einzigartigkeit in der Welt zu bejahen.

– **Auf der *Via negativa* geht es um Immanenz, Verletzlichkeit und Geheimnisse.** Hier wird der uns innewohnende Sinn für Zugehörigkeit intensiviert.

Diese zwei Wege oder *Viae* begegnen sich an den zwei Polen der Menstruation und Ovulation *(siehe Schatzkarte der Zwei Viae, S. 69)*, wo der Gang gewechselt wird. Sie bieten uns im Zyklusverlauf einen Ankerpunkt der Stabilität, bei dem wir uns abwechselnd einmal in der Außenwelt verwurzeln (Ovulation) und einmal in unserem inneren Heiligtum (Menstruation). Die Kraft, die an beiden Polen am leichtesten zugänglich oder aber verstärkt ist, ist die Kraft der Präsenz.

Die *Viae* sind unterschiedliche Landschaften oder Welten, doch keine von ihnen kann ganz ohne die andere sein. Wie die rechte und die linke Hälfte des Gehirns müssen sie sich ständig synchronisieren, weil sie erst mit dem jeweils anderen Teil vollständig sind. In jedem Menstruationsmonat lernen Sie von beiden *Viae*, erfahren mehr über ihre Kräfte und wie man sie in das eigene Leben integriert. So ruhen Sie geborgen in ihrem Rhythmus.

Wie die *Viae* den Initiationsprozess unterstützen

Wenn man es auf den Punkt bringen möchte, ist das Grundmuster des weiblichen Zyklus – Aufbau und Abbau – der Initiationsprozess in Aktion. Die erste Zyklushälfte, die *Via positiva,* stärkt das Selbstbewusstsein und unterstützt uns darin, loszuziehen und uns in der Welt zu behaupten. Die zweite Zyklushälfte, die *Via negativa,* löst dieses Selbstbewusstsein wieder auf, besser gesagt, sie macht uns durchlässiger, was sich wie eine »Auflösung« des Egos anfühlen kann.

Verwundbarkeit müssen wir erleben, um zu begreifen, dass wir nicht unbesiegbar sind. Allein und als Insel können wir nicht existieren, sondern wir gehören zu etwas Größerem – einer Familie, einer Gemeinschaft, unserem schönen Planeten oder einer spirituellen Heimat. Wir brauchen die »anderen«. Und wir sind für sie – für die Welt – verantwortlich.

Im Grunde schalten wir in jedem Menstruationsmonat von einer egoorientierten Weltsicht, in der das »Ich« betont ist, auf ein Gefühl des Eins-Seins mit der Welt um, das »Wir«-Gefühl. Wir entwickeln unsere Fähigkeit, im Sinne des Wohls der Welt zu denken und zu fühlen. Dazu müssen wir größere Komplexität, Spannungen, abweichende Denkansätze aushalten und vertrauen lernen. Wir lassen zu, dass die Spannungen zwischen diesen Kräften etwas Neues enthüllen, eine höhere evolutionäre Ordnung. Besonders aber das Gefühl, Halt zu haben.

Der weibliche Zyklus verlangt uns ständig ab, diesen Evolutionsprozess zuzulassen. Wenn man jedoch nur das Bewusstsein für die *Via positiva* zulässt, kann man diesen natürlichen Einweihungsprozess leicht sabotieren.

Ihr Inneres wird Ihnen diesen Verlust sehr nachdrücklich mitteilen. Sjanie und ich sind davon überzeugt, dass viele Beschwerden im Zusammenhang mit Menstruation und Menopause eigentlich auf einer zutiefst empörten Reaktion der Seele beruhen, weil dieser großartige Evolutionsprozess nicht ausreichend gewürdigt wird.

Die Trauer und die Wut, die sich prämenstruell und zur Menopause Bahn brechen, hängen unmittelbar mit diesem Verlust zusammen.

Auch postnatales Leid (Wochenbettdepression) resultiert vielfach daraus, dass wir nicht ausreichend auf die Dynamik der Initiation vorbereitet sind. Deshalb ist der Übergang in die Mutterschaft ein solcher Schock für uns.

Die *Via negativa* wertschätzen

In der westlichen Kultur genießt die *Via positiva* große Wertschätzung. Für die *Via negativa* scheinen wir weder die nötige Intuition noch die innere Disziplin noch die Zeit aufbringen zu wollen. Die eine *Via* auf Kosten der anderen zu meiden, ist jedoch keine Option.

Wie bereits in Kapitel 2 erklärt, wo es um die uralte Machtfrage ging, können die egobetonten Kräfte des Maskulinen eine zerstörerische Wirkung entfalten, wenn sie ungebändigt lospreschen. Denn hier geht es mehr um das Wohl des Einzelnen als das des Ganzen.

Die Auswirkungen auf unsere Wirtschaft und Umwelt können wir täglich beobachten. Sobald wir Menschen das *Weibliche* als Gegengewicht vernachlässigen, treten unweigerlich Schwierigkeiten auf. Frauen erleben dies jeden Monat, wenn wir mit aller Macht versuchen, diese wunderbare Superwoman-Energie der Ovulation (die *Via positiva)* zu erhalten. Und plötzlich sind wir so ausgepowert, dass uns das prämenstruelle Syndrom gründlich niederstreckt.

Auch unsere Welt scheint aktuell ihr PMS durchzumachen, bei dem alle Systeme kollabieren. Wir hatten uns eingeredet, das Wachstum könne endlos weitergehen und wir könnten die Natur ungestraft ausbeuten – ohne jede Rücksicht auf Wechselbeziehungen und ohne jede Ehrfurcht. Jetzt sehen wir, was dabei herauskommt.

Umgekehrt wäre es jedoch auch problematisch, wenn die *Via negativa* die Alleinherrschaft übernehmen würde. Da wir dieses Phänomen nicht aus eigener Anschauung kennen, ist schwer vorstellbar, wie die Welt dann aussehen würde. Wir wissen lediglich, dass diese beiden organischen, heiligen und vitalen Grundprinzipien stets nach Ausdruck suchen. Wenn sie nicht gleichermaßen anerkannt und wertgeschätzt werden, äußern sie sich als unbewusste Probleme.

Das Absurde daran ist, dass Frauen bisher (mitunter noch immer) gerade wegen ihres zyklischen Wesens als »problematisch« galten oder gelten. Wobei es genau genommen normalerweise um die Energie des Prämenstruums geht, die als schwierig, herausfordernd und provozierend eingestuft wird. Wir verstummen eben nicht. Und eine Frau, die sich mit Nachdruck zu Wort meldet, wird leicht in die Ecke von »sie hat ihre Tage« abgeschoben.

US-Präsident Donald Trump hat das sogar öffentlich getan. Nach einem anstrengenden Interview mit der Journalistin Megyn Kelly äußerte er, ihr wäre »Blut aus den Augen gelaufen«, ihr Blut sei »wo auch immer herausgelaufen«. Zum Glück stieß diese Aussage in den sozialen Medien auf große Empörung.

Der Menstruationszyklus ist ein kontinuierlicher Prozess der Einweihung in beide *Viae*. Wenn unsere Kultur nur der einen Form, der *Via positiva*, einen Wert zuweist, haben wir ein Problem. Sobald Frauen in der zweiten Zyklushälfte einen Gang zurückschalten und merken, dass die überschäumende »Pack-es-an«-Energie nachlässt, empfinden sie sich als schwach oder gar als Versagerin. Dabei geht es lediglich um eine andere Herangehensweise an das Leben, die gleichermaßen kraftvoll ist, nur auf eine neue Weise. Anstatt unserer natürlichen Neigung zu entsprechen, geraten wir ins Straucheln, kämpfen gegen uns selbst und versuchen, etwas zu verkörpern, das wir gerade nicht sind.

Dieser Vorgang schwächt und stresst uns und erzeugt prämenstruelle Beschwerden (und diverse Menstruationsprobleme). Wie bereits gesagt, wenn es keine Maßstäbe für das eigene Empfinden und Erleben gibt, hält sich eine Frau mitunter geradezu für verrückt.

Einerseits besteht das Ziel dieses Buches darin, die gegenwärtigen negativen Glaubenssätze rund um das Prämenstruum zu verändern. Doch bis es so weit ist (oder damit es schneller so weit ist!), können Sie Ihre eigene Revolution in Gang bringen, indem Sie Ihre persönlichen Erfahrungen besser würdigen.

Die Zwei *Viae* drücken unsere Beziehung zur Macht aus, aber auch, wie wir in der Welt stehen und schöpferisch agieren. Sie sind wie zwei verschiedene Kraftarme. In der alten Geschichte der Macht wird die *Via positiva* überbewertet. Wir können noch heute damit anfangen, auch der *Via negativa* ihren Wert zuzugestehen. Und auf diese Weise an der neuen Geschichte der Macht mitschreiben.

Lassen Sie uns dieses Kapitel mit einer Menstrualitätsübung abrunden.

♡ Übung: Zwei *Viae* umwerben

Folgen Sie zwei Monate bewusst dem Takt der Zwei *Viae* – so geht's. *(Eine genauere Beschreibung der »Taktbeachtung« finden Sie in Kapitel 8, S. 230).*

- Registrieren Sie im Rahmen Ihrer Zyklusbeobachtung, wie die Zwei *Viae* sich in Ihrem Leben bemerkbar machen. An welchen Punkten stellen Sie fest, dass in Ihnen der Schalter umgelegt wird?
- Wie erleben Sie die Außenwelt und Ihr Leben, solange Sie sich auf der *Via positiva* bewegen, wie geht es Ihnen diesbezüglich auf der *Via negativa?* Schreiben Sie es in Ihr Tagebuch.
- Welche *Via* fühlt sich für Sie so an, als kämen Sie nach Hause und wären ganz Sie selbst?
- Stellen Sie sich der Herausforderung und nehmen Sie bereitwillig die *Via* an, die für Sie schwerer zugänglich ist.

Kapitel 4 – Die Inneren Jahreszeiten

Wenn wir uns den Armen der zwei schöpferischen Kräfte der *Via positiva* und der *Via negativa* überlassen, werden wir vier Phasen registrieren, die den vier Jahreszeiten nicht unähnlich sind. Die zweite Schatzkarte Ihrer Initiationsreise in die Menstrualität zeigt auf, wie unsere Inneren Jahreszeiten das energetische Grundskelett bilden, das uns dabei unterstützt, unsere eigene Natur zu erforschen und in die Urkraft hineinzuwachsen. Die Karte der Inneren Jahreszeiten ist das Zugpferd für den Initiationsprozess.

Die Schatzkarte der Inneren Jahreszeiten

Jeden Monat durchlebt eine Frau innerlich einen Winter, einen Frühling, einen Sommer, einen Herbst und wieder einen Winter. Dabei geht jede Phase mit sehr speziellen psychischen Herausforderungen einher. Um diese Prüfungen zu meistern, stellen wir uns der Aufgabe, lassen unsere Macht anwachsen und erzeugen die innere Kapsel, die unsere ganze Einmaligkeit umfangen muss.

In diesem Kapitel beschreiben wir zunächst die natürlichen Kräfte, die Initiationsaufgaben und die Herausforderungen der Inneren Jahreszeiten. Anschließend sehen wir uns die Schnittstellen von der einen Phase zur nächsten (die Übergangstage) genauer an und beschreiben, was sie uns lehren können.

Auf der Schatzkarte der Inneren Jahreszeiten (S. 88) sehen Sie, wie diese die Karte der Zwei *Viae* überlagert und in sie eingebettet ist.

Diese Karte zeigt Folgendes auf:

- Der dunkle Nadir der **Menstruation** enthält das Ende und den Anfang des Zyklus. Er symbolisiert die Phase des **inneren Winters** *(etwa Tag 27 bis Tag 5)*.

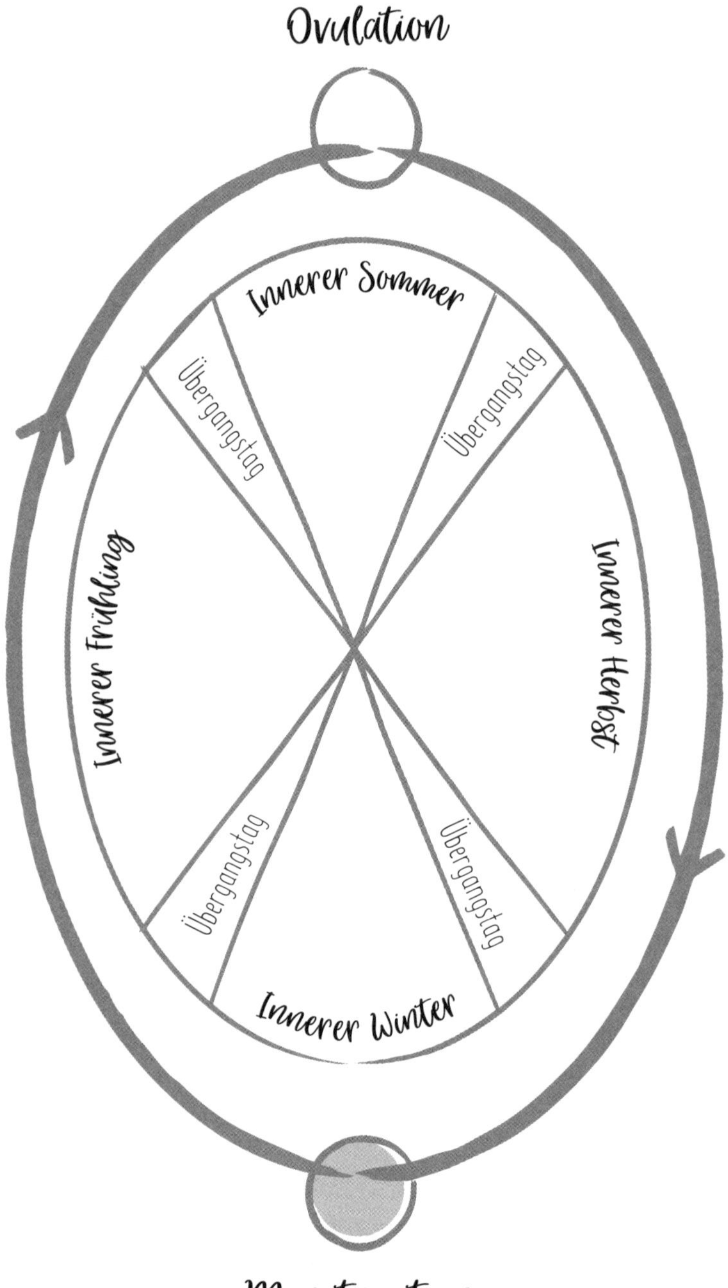

DIE SCHATZKARTE DER INNEREN JAHRESZEITEN

- Mit dem **ersten Tag der Blutung** beginnt ein neuer Zyklus und die folgenden Tage kündigen allmählich eine Zeit des Wachstums an. Das ist der **innere Frühling** *(etwa Tag 6 bis 11).*
- Der **innere Sommer** *(etwa Tag 12 bis Tag 19)* bildet den Zenit des Zyklus rund um die **Ovulation.** Ihre Energie erreicht den Höhepunkt.
- Das **Prämenstruum** ist eine Zeit der zunehmenden Innenschau und damit Ihr **innerer Herbst** *(etwa Tag 20 bis 26).*
- Zuletzt erfolgt ein tief empfundenes Loslassen in den **inneren Winter** mit der erneuten Menstruation.

Sich mit der Karte der Inneren Jahreszeiten vertraut zu machen erleichtert es, die Energien der jeweiligen Phase (die in diesem Kapitel später beschrieben werden) bewusst anzuzapfen. Die oben genannten Tage für die Inneren Jahreszeiten sind nur als ungefähre Anhaltswerte zu verstehen, die individuell je nach Zykluslänge und in Abhängigkeit von anderen Lebensfaktoren stark von diesem Schema abweichen können.

Weitaus hilfreicher ist eine gute Selbstwahrnehmung, die den Übergang von einer Phase in die nächste registriert und mit deren Hilfe Sie bemerken, wann Sie voll von der Energie der »Jahreszeit« erfüllt sind. Denken Sie stets an die **Rote Regel**: Ihre persönliche Erfahrung sticht jede unserer Aussagen. Der Zauber der Inneren Jahreszeiten beruht vor allem darauf, dass sie in aller Stille um Ihre Aufmerksamkeit werben. Dieses Flüstern an einem Tag festzumachen, würde ihrem Stil von Grund auf zuwiderlaufen.

Der Ablauf der Inneren Jahreszeiten und ihre unablässige, monatliche Wiederkehr eröffnen jeder Frau reichlich Gelegenheit, die Kräfte jedes Zeitraums zu meistern und die notwendigen Fähigkeiten zu entwickeln, um ihren Weg mutig fortzusetzen.

Darüber hinaus werden Sie mit den Übergangstagen beschenkt, an denen die Jahreszeiten enden und beginnen. Sie bieten eine weitere Gelegenheit, die eigenen Stärken und Schwächen klarer zu erkennen und abzuwägen, inwiefern Sie mit dem eigenen Zyklustakt im Einklang leben.

Was sind die Inneren Jahreszeiten?

Die Inneren Jahreszeiten führen Sie zur Selbsterkenntnis und bilden die Blaupause für den kreativen Prozess, über den sich Ihre Berufung manifestieren kann. Zugleich bereiten sie Frauen darauf vor, sich den spirituellen Kräften der Menstruation zu nähern.

Als Verbündete in Sachen Selbstfürsorge, Stressbewältigung und innerer Arbeit tragen die Inneren Jahreszeiten dazu bei, die eigene Energie zu rhythmisieren, das Nervensystem zu beruhigen und mehr über das eigene Wohlergehen insgesamt in Erfahrung zu bringen.

Während Sie im Takt der Inneren Jahreszeiten mehr über sich lernen, entwickeln sich zugleich die Fähigkeiten, mit den eigenen Emotionen umzugehen und das eigene Verhalten besser zu steuern. Diese Auseinandersetzung stellt eine ganz persönliche Therapie- und Heilmethode dar, die uns lehrt, wie wir unsere ureigenen, natürlichen Kräfte im Zaum halten.

Die Inneren Jahreszeiten zeigen uns exakt die Stadien, die jedes kreative Projekt durchläuft. Sie sind im weiblichen Körper angelegt. Wie Ihr persönlicher Kreativitätstrainer, der Ihnen zeigt, wie Sie Zugang zur Inspiration und zu Ihren Ideen finden.

Jede Innere Jahreszeit beinhaltet einen entscheidenden Einweihungsschritt, ein Stadium, das Sie in den Jahren als menstruierende Frau Monat um Monat durchleben, um hierüber zu Ihrem wahren Selbst zu finden.

Das erste *und* letzte Stadium besteht während der **Menstruation, dem inneren Winter,** in dem jenes Selbst »stirbt«, das Sie Ihrer Meinung nach sind oder sein sollten, und in dem Sie (mehr oder weniger) zur vollen Größe Ihres wahren Selbst zurückfinden.

Wenn Sie aus dem inneren Winter in den **inneren Frühling, die präovulatorische Phase,** auftauchen, lernen Sie, dieses wehrlose, wahre Selbst, das Sie zur Zeit der Menstruation berührt haben, zu halten und zu lieben. Mit dem Übergang vom inneren Frühling zum **inneren**

Sommer, dem Zeitraum der Ovulation, vollziehen Sie den Schritt, Ihr wahres Selbst offen zu zeigen und dafür einzustehen.

Es folgt der Übergang in den **inneren Herbst, das Prämenstruum,** in dem Sie sich zurückziehen und über die bisherige Reise nachdenken. Dabei müssen Sie sich selbst ins Auge sehen und alles auf den Prüfstand stellen, Ihre Schattenseite erkennen und der inneren Kritikerin Rede und Antwort stehen, jener unnachgiebigen inneren Stimme, die kein gutes Wort über uns verliert. Diese Gestalt ist für unsere Einweihungsreise im Rahmen der Menstrualität derart bedeutsam und mächtig, dass wir ihr das gesamte Kapitel 6 (S. 197) widmen. Denn sie stellt einen wichtigen Katalysator dar, mit dessen Hilfe wir ein weiteres Stück von unserem wahren Selbst, unserer Urkraft, einfordern können.

Die Inanspruchnahme des eigenen Selbst ist wichtig, um sich auf den Moment des »Sterbens« vorzubereiten, der an der Schwelle zur Menstruation wiederkehrt. Damit können Sie loslassen, sich überwältigen und sich erneut von der Energie Ihres tiefsten, heiligen Selbst erfüllen lassen – gefolgt von der erneuten Chance, hinauszuziehen, festzuhalten, zu prüfen und mehr von sich in der Welt aufblühen zu lassen.

Die drei Ebenen der Inneren Jahreszeiten

Die Inneren Jahreszeiten lassen sich über drei verschiedene Ebenen erkunden, und zwar:

- **Wohlergehen:** Selbstfürsorge und innere Arbeit
- **Kreativität:** die individuelle Veranlagung, über die wir unsere Träume verwirklichen.
- **Spiritualität:** der persönliche Weg zur heiligen Vereinigung

Jede dieser Ebenen enthält ein wichtiges Element für den Einweihungsprozess und alle drei wirken eng miteinander verknüpft und gleichzeitig. Sie können sich die drei Ebenen als drei ineinander stehende Schüsseln vorstellen: Die äußerste und größte Schüssel ist die spirituelle Dimension, die mittlere ist die kreative Veranlagung, die innerste ist das körperliche und seelische Wohlergehen.

Während Sie sich – beginnend beim eigenen Wohlergehen – in die verschiedenen Ebenen vortasten, schaffen Sie das nötige psychische Bewusstsein und die innere »Muskulatur«, um Schritt für Schritt die kreativen und schließlich auch die spirituellen Möglichkeiten des Zyklus voll auszuloten und in sie hineinzuwachsen. Das weckt starke Selbstheilungskräfte und entzündet ein inneres Leuchtfeuer für die psychische und spirituelle Weiterentwicklung.

In diesem Buch möchten wir auf diese drei Ebenen nicht im Detail eingehen, sondern uns auf den Initiationsprozess konzentrieren. Er gleicht einem unterirdischen Fluss, der uns über die drei Ebenen Wohlergehen, Kreativität und Spiritualität leitet und ständig bearbeitet.

Sobald Sie die Kräfte und Aufgaben der Inneren Jahreszeiten und der Übergangstage verstehen, haben Sie das nötige Fundament, um mit diesen drei Ebenen zu arbeiten. Auf diese Weise lernen Sie Ihr eigenes Wesen kennen und lieben, entdecken Ihre Berufung, können sie aktiv umsetzen und zu spiritueller Ganzheit und Offenbarung finden.

Ehe wir die Inneren Jahreszeiten im Einzelnen beschreiben, möchten wir erneut daran erinnern, dass Ihre persönliche Erfahrung alles sticht, was wir hier sagen.

»Der weibliche Zyklus sucht sich für jede Frau derart individuellen Ausdruck, dass er sich nicht ›perfektionieren‹ oder bereinigen lässt.

Ich bin für dieses Wissen sehr dankbar. Es ist persönlich und scharfsichtig und mir ist bewusst, wie ich mich dadurch entwickelt, verändert und sehr viel besser kennen gelernt habe.«

Helen

Die Inneren Jahreszeiten aus der Nähe

Falls die Vorstellung, dem inneren Rhythmus Namen zuzuweisen, Ihnen bisher fremd war, könnten Sie feststellen, dass diese sprechenden Metaphern der Landschaft Ihrer Zykluserfahrung ein erkennbares Relief verleihen. Unsere Beschreibung der archetypischen, natürlichen Kräfte oder »Beschaffenheiten« der verschiedenen Jahreszeiten können Ihnen dazu verhelfen, diese bei sich selbst präziser wahrzunehmen. Diese natürlichen Kräfte sind angeborene Energiequellen, Fähigkeiten und Neigungen, die wir während der jeweiligen Zyklusphase leichter anzapfen können.

Eventuell fällt Ihnen auf, dass Ihren Inneren Jahreszeiten das nachfolgend beschriebene archetypische Wesen fehlt. Einerseits läuft dann vielleicht etwas schief. Andererseits könnte dies auch Ausdruck Ihrer Individualität sein:

Für eine *Via*-positiva-Frau können der innere Herbst und Winter anstrengender sein. Eine *Via*-negativa-Frau irritiert eher der Energieschub der ersten Zyklushälfte. Mit der nötigen Aufmerksamkeit und Bereitschaft können Sie mit den Inneren Jahreszeiten synchron gehen und lernen, sich mit Ihren wechselnden Bedürfnissen und Reaktionsweisen zu arrangieren. Mit der Zeit bessert sich auch eine konfliktreiche Beziehung zum eigenen Zyklus und Sie lernen, sich seinen Rhythmen vertrauensvoll zu überlassen. Mit der Zeit werden Sie sich immer freundlicher, zartfühlender und einfühlsamer begegnen können.

Lesen Sie die nachfolgenden Beschreibungen bitte so offen wie möglich, um das vollständige Potenzial jeder Inneren Jahreszeit zu erfassen. Vor diesem Hintergrund können Sie anschließend aufmerksam beobachten, wie sich die jeweilige Phase bei Ihnen persönlich auswirkt. Was Sie erleben, ist einerseits universell, andererseits absolut einzigartig und persönlich. Im Verlauf der Reise lernen Sie, Ihre individuellen Eigenheiten zu lieben.

Der innere Winter (Menstruation)

Im inneren Winter schlummern die natürlichen Kräfte

- Ablösung
- innere Verbundenheit
- mühelose Präsenz
- Stille
- erweiterte Wahrnehmung und veränderte Bewusstseinszustände
- Genesung (Reinigung, Linderung, Heilung)
- Seligkeit
- Akzeptanz
- sich und anderen vergeben
- Liebe annehmen (sich selbst lieben)
- mit dem eigenen Kern verschmelzen
- alles Leben als heilig empfinden
- Ekstase und Vision
- innere Führung und Weisung

»Ich drifte in himmlisches Unbeteiligtsein ab. Reiche der Süße die Hand. Fühle mich von diesem stillen Frieden beschenkt.«

Sjanie, Tag 1

Alles beginnt und endet mit der Menstruation, dem inneren Winter. Wenn Sie sich dieser Jahreszeit überlassen und ihre Gaben annehmen, sind Sie für den folgenden Jahreskreis perfekt gerüstet.

Die Menstruation ist der Zeitpunkt, an dem eine Frau alle Verantwortung abgeben und nichts tun darf. Jetzt sollte sie ausruhen, heilen und sich erneuern. Dieser Zeitraum ist ihr Anker, der magnetische, wahre Nordpol, an dem sie sich neu ausrichten, auftanken, mit Liebe aufladen und für die kreative Kunst des Lebens rüsten kann.

Der innere Winter ist eine Zeit, in der wir von Natur aus Stress abbauen, indem wir alles Weltliche hergeben, was wir mit uns herumschleppen, unser angeschlagenes Nervenkostüm zur Ruhe kommen lassen und uns mit unserem Innersten verbinden. Hier tanken Frauen körperliche Energie, Liebe und Sinnhaftigkeit, empfangen eine Vision (sozusagen den monatlichen Newsletter) für die wahre Richtung, die ihr Leben einschlagen sollte, und dann einen dezenten Stups, worauf im Folgemonat besonders zu achten ist.

Die Menstruation ist der Maschinenraum Ihrer Kraft, das ultimative Mittel gegen Prokrastination. Jetzt müssen Sie die Saat der eigenen Vorhaben für den kommenden Zyklus und darüber hinaus ausbringen. Sjanie und ich sagen gern: »Wie du blutest, bestimmt die Grundstimmung für den ganzen Zyklus.« Für uns ist die Menstruation wie ein Allheilmittel. Viele Probleme, die im Verlauf des Zyklus auftauchen, lassen sich lindern oder heilen, wenn man sich rückhaltlos auf den inneren Winter einlässt, um dort loszulassen und zu ruhen.

In der aktuellen Epoche ist eine ausgiebige Winterpause genau das, wonach die meisten Frauen sich zutiefst sehnen und was sie brauchen – ob wir es wissen oder nicht. Gleich einem übermäßig beackerten Boden in Monokultur dürsten auch unsere Seelen nach einer Auszeit, in der sie brachliegen, nährende Stille aufnehmen und ohne Eile schwach sein dürfen.

Die Menstruation unterbricht radikal unsere geschäftige *Via-positiva*-Welt und sorgt dafür, dass wir innehalten. Dank ihr können wir uns neu ausrichten und sortieren, um vital und gesund zu bleiben. Und dann setzt sie uns wieder zusammen, damit wir mit frischem Mut ausziehen und erneut die Welt erobern können.

Das ist ein faszinierender Boxenstopp während der ansonsten schwindelerregenden, pausenlosen Achterbahnfahrt des Lebens. Für unseren Körper ist der innere Winter so unverzichtbar wie der Schlaf und für das geistige und emotionale Wohlergehen ebenfalls.

Das Signal zum Rückzug

Der Anbruch des inneren Winters kündigt sich ein bis zwei Tage vor der Blutung an. Kurz vor der Menstruation verspüren Frauen einen natürlichen Drang, ihr Tempo zu verringern. Das ist ein Zeichen, dass sie einen Gang zurückschalten und sich für die Menstruation bereitmachen. Es kommt der Moment, der uns auffordert, uns vom Alltag zurückzuziehen, damit wir in der Lage sind, uns tiefer auf uns selbst einzulassen.

Zu Beginn der Blutung besteht oft ein starkes Bedürfnis nach einer Pause oder wenigstens einer langsameren Gangart. Wenn irgend möglich, sollten Sie Ihrem Körper nachgeben. Im Idealfall ist dies der Moment, wo man allen Ballast abwirft und auf den Sonnenuntergang zumarschiert – wir streifen alle Pflichten, Kinder, Partner, Probleme, Besitz einfach ab. Fertig. Ade, flüstern wir, während wir über den Rand der Welt in die eigene Dankbarkeitsblase gleiten. Träumen darf man ja …

> *»Gönne mir selbst die menstruelle Auszeit.«*
>
> *Sjanie, Tag 3*

Die Menstruation ist die natürliche Rückzugszeit der Frauen. Vermutlich sehnen sich alle Frauen danach, insbesondere nach der rückhaltlosen Genehmigung, alle Sorgen und Nöte loszulassen. Einerseits sind das Wunschträume, andererseits ist es absolut unerlässlich. Selbst wenn Sie sich nur ein Prozent des Freiraums zugestehen, nach dem es Sie verlangt – Ihre Psyche wird es erleichtert registrieren.

Jedenfalls bis zum nächsten Mal. Bis dahin jedoch sind Sie stärker und entschlossener! Sie haben das eine Prozent getestet und hatten einen ganzen Monat Zeit, Ihre Kraft zu schulen und selbstbewusst eigene Grenzen zu setzen, um das einzufordern, was Ihnen von Natur aus zusteht. Vergessen Sie nicht: Jeder Mensch braucht seine Ruhepausen.

Wir Frauen werden glücklicherweise einmal im Monat an diesen Anspruch erinnert.

Fangen Sie klein an, dann können wir nahezu garantieren, dass Sie schon bald Ihr Rotes Zelt aufspannen und Ihr Recht auf Menstruationspause einfordern werden. Dann hängen Sie Ihre persönlichen Periodenregeln am besten am Kühlschrank auf (auch im Büro!) und ziehen sich beruhigt zurück.

Ruhe ist die Revolution, die Ihrem Leben neue Kraft verleiht, und die Menstruation ist der perfekte Zeitpunkt, sie sich zu nehmen.

Ein natürliches »Hoch«

Die Menstruation birgt ein ganz spezielles Geheimnis, das kaum bekannt ist und nur selten die verdiente Würdigung erfährt. Dabei handelt es sich um die Fähigkeit, auf natürliche Weise ganz mühelos in veränderte Bewusstseinszustände überzugehen. Frauen können in dieser Zeit in einen stark erweiterten Bewusstseinszustand gleiten und einmalige, ekstatische, von Liebe erfüllte Erfahrungen des Seins und der Verschmelzung machen.

Zu Beginn der Blutung ist es, als würde ein Schleier oder eine abschirmende Rüstung zwischen uns und der spirituellen Welt wegfallen. Alle Organe der Wahrnehmung sind so rein, dass wir in diese erweiterte Dimension Einblick haben und sie voll auskosten können. Anfangs fühlt sich das so an, als wäre uns der Boden unter den Füßen weggezogen und als stünden wir im Nichts – ganz besonders, solange uns dieses Phänomen nicht bewusst ist. Vorübergehend sind wir von allen Verbindungen – der Einbettung ins normale Leben, dem scheinbaren Platz in der Welt, der Ego-Identität – abgeschnitten. Es ist wie ein »Sterben«, doch was stirbt, ist das Ego. Das ist der zentrale Moment des Initiationsprozesses.

Sobald wir an einem Ort, wo die normalen Regeln des Lebens nicht mehr gelten, ungeschützt und allein derart enormen, nicht greifbaren Kräften ausgesetzt sind, muss sich die innere Navigation vollständig auf eine innere Gegenwart verlassen und auf uns selbst vertrauen – auf unser Innenleben und die inneren Scheinwerfer.

Dabei lernen wir, uns der großen Leere zu stellen, und erleben zugleich eine unglaubliche Fülle. Plötzlich fühlt sich eine Frau nicht mehr allein, sondern findet sich mit etwas Glück in heiliger Zugehörigkeit wieder. Sie ist zu Hause, denn sie ruht in den zärtlichen, großzügigen Armen der Urmutter.

»Ich entdecke eine starke Kraft, die während der Blutung am intensivsten ist. Ich habe keine Angst und ich schätze die Eingebungen und Botschaften, die mir in dieser Zeit kommen. Die Verbindung zur Natur ist so stark geworden, dass sie für mein Leben inzwischen unverzichtbar ist.

Ich respektiere mich selbst stärker. Ich bin mir meiner Bedürfnisse besser bewusst und es ist mir weniger peinlich, um das zu bitten, was mir tatsächlich zusteht. Denn ich weiß, was das ist. Wenn ich um die Erfüllung meiner Bedürfnisse bitte, scheinen andere mich mehr zu respektieren … Es fällt mir viel leichter, Heilung zuzulassen und weiterzumachen.«

Desi

Die Menstruation ist unser Joker, ein Ort innerer Expansion, an dem die Abwehrmechanismen heruntergefahren werden und eine Frau für alles weit offen ist – für das Helle wie das Dunkle, für intimste Momente und für wahrhaft kosmische Erfahrung. Sie wagt den Schritt ins große Unbekannte, um den inneren Tempel der Frau zu finden.

In der Umarmung der Menstruation kommt eine Frau in der Essenz ihrer Urkraft zur Ruhe und spürt vorübergehend, wie erfüllend dies ist. Schritt für Schritt taucht sie daraus mit einer frischen und (hoffentlich) weiterentwickelten Ausprägung ihres Selbst wieder auf, das erneut in der Welt Ausdruck finden und sich austesten will.

Diese Fülle an Gaben lässt sich entschlüsseln, indem wir den Hinweisen folgen, die uns der Körper während des gesamten Zyklus gibt, ganz besonders während des speziellen energetischen Umschwungs zum Zeitpunkt der Menstruation.

Weil die Blutung ein so besonderer Zeitraum ist, befassen wir uns in Kapitel 5 (S. 151) ganz mit dieser inneren spirituellen Entwicklung. Die Wegweiser zu diesem heiligen Ort und die Prüfungen, denen wir uns dabei womöglich stellen müssen, sind in der Schatzkarte der Fünf Kammern der Menstruation enthalten.

Initiationsaufgaben im inneren Winter

Die Initiationsaufgaben dieses Zeitraums lauten:

- Raum für mich selbst einfordern
- loslassen und zur Ruhe kommen
- für mich sorgen

Zunächst einmal sollten Sie feststellen, wann Ihre Menstruation ungefähr ansteht und diese Tage in Ihrem Kalender als »nicht verfügbar« markieren. Planen Sie bewusst Freiraum ein und schrauben Sie alle Verpflichtungen im Rahmen Ihrer Möglichkeiten spürbar zurück.

Den Großeinkauf können Sie sicher vor der Periode erledigen. Packen Sie den Kühlschrank voll, kochen Sie ein paar Mahlzeiten vor und sichern Sie sich Unterstützung von Angehörigen oder aus dem Freundeskreis. Hissen Sie die »rote Flagge« für alle Verbündeten, damit diese tatkräftig bereitstehen. Nur keine Scheu. Schließlich können Sie Ihren Freundinnen während deren Menstruation dieselbe Hilfe zuteilwerden lassen.

Das ist der perfekte Moment für ein »Nein« zur Welt und ein »Ja« zu sich selbst, um dem Leistungsdruck zu entrinnen. Seien Sie einfach Sie selbst und würdigen Sie die Kraft des Nichtstuns. Ausruhen. Ausruhen. Und noch mehr Ausruhen. Wenn das nicht möglich ist, sollten Sie sich zumindest bewusst dem Takt Ihres Körpers anpassen und sich nicht vom Tempo der Welt hetzen lassen. Ignorieren Sie das Telefon, schalten Sie alle elektronischen Geräte ab und schließen Sie sich ein (bei Kleinkindern im Haus notfalls auf der Toilette).

Schaffen Sie sich einen Zufluchtsort, der die harte Realität der Außenwelt ein Stück weit ausschließt. Dafür können Sie Ihre To-do-Liste verbrennen, sonstige Vorhaben zurückstellen und sich gegen innere und äußere Forderungen abschirmen. Gestehen Sie sich ruhig zu, lediglich ein wenig herumzuwerkeln und sich einfach treiben zu lassen. Wenigstens ein Stündchen.

»›Schraube dein Tempo zurück … auch wenn daraus kurzfristig nichts erwächst – gestehe dir die Erkenntnis zu, dass nichts dringend ist. Lass die Frage einfach offen.‹

Ich liebe diese Aussage von Matt Licata. Sie bringt etwas zum Schwingen.«

Sjanie, Tag 3

Am Ende steht die womöglich schwierigste Aufgabe an: Genießen Sie Ihre Freizeit. Gönnen Sie sich einen Moment für sich:

- Sie können im Sessel sitzen und aus dem Fenster blicken.
- Sie dürfen im Gras liegen und die Wolken beobachten.
- Vielleicht möchten Sie in einem heißen Schaumbad schwelgen oder sich von Kopf bis Fuß mit herrlichen Cremes oder duftendem Pflegeöl einreiben.
- Es ist alles erlaubt, was die Sinne verwöhnt und dem Körper guttut.

Selbst wenn es nur eine halbe Stunde ist: Gestehen Sie sich solche Momente zu und verwöhnen Sie sich. Im inneren Winter haben Sie nur eine einzige heilige Aufgabe: bedingungslos loslassen und empfangen.

Typische Initiationsschwellen im inneren Winter

Ausspannen und Nichtstun stellen in einer Kultur, die dies nicht zu schätzen weiß, eine massive Herausforderung dar. Alles dreht sich um emsige Produktivität und wenig zu tun wird mit Faulheit, Schwäche und Unproduktivität gleichgesetzt.

Ruhe lässt sich jedoch nicht ersetzen. Jeder Mensch muss ausruhen, und die Menstruation ist ein natürlicher Zeitpunkt dafür. Ohne ausreichend Ruhe verlieren Menschen rasch die Motivation oder werden vor Erschöpfung womöglich krank.

Die körperliche Fähigkeit, Stress abzuschütteln, bedarf der Auszeiten und eine Auszeit zur Menstruation zählt zu den effektivsten und gründlichsten Methoden, das Nervensystem zu beruhigen und zu reparieren.

»Der Ruf nach Ausruhen und Nichtstun wird laut. Und natürlich regt sich innerer Protest, wenigstens dies oder jenes zu tun oder zu überprüfen. Die unausweichliche Ruhelosigkeit nach vielen Tagen, an denen es um Tun, Tun, Tun ging.

Ich gestatte diesem Drang einfach ein letztes Aufjubeln und vertraue darauf, dass die Menstruation mich schon nach Hause und in die Stille führen wird.«

Sjanie, Tag 2

Viel von dem, was Frauen als Stress empfinden, hängt unmittelbar damit zusammen, dass wir nicht in der Lage sind, den biologischen Rhythmus unseres Menstruationszyklus wertzuschätzen und mit ihm mitzuschwingen. Mit schöner Regelmäßigkeit berichten Frauen uns, dass Menstruationsbewusstsein sie von chronischem Stress und anderen Gesundheitsproblemen erlöst und sie letztlich dennoch leistungsfähiger macht.

Roshni war nach einer schlichten Erkenntnis wie verwandelt: »Bis vor sechs Monaten hatte ich keine Ahnung, wie sich meine Produktivität mit dem Zyklus verändert«, sagt sie. »Als mir das aufging, war es wie eine Offenbarung. Seitdem weiß ich genau, wann ich aktiv sein sollte und wann eine Pause angebracht ist. Insgesamt bin ich dadurch erheblich leistungsfähiger. Das hat mein Leben verändert.«

Menstruationsschmerzen

Schmerzen erschweren es uns, die Geschenke der Menstruation als segensreich zu empfinden. Dennoch ermutigen wir Sie zum Innehalten. Wagen Sie es, gründlich nachzuspüren, was Ihnen widerfährt. Sie könnten feststellen, dass die Schmerzen dabei nicht nur nachlassen, sondern aufgrund Ihrer bewussten Wahrnehmung auch erträglicher werden.

Alexandra spricht hier aus Erfahrung. Möglicherweise lernen Sie ebenfalls sehr viel über Schmerzen und über Ihre persönlichen Bedürfnisse. Wenn Sie bei der Menstruation nicht innehalten, sondern lieber Schmerzmittel einwerfen, könnten Sie Ihre Empfindsamkeit einbüßen und damit den Kontakt zu einer enormen potenziellen Kraftquelle.

Eine Frau hatte einige Workshops bei uns besucht, hatte jedoch weiterhin mit erheblichen Menstruationsschmerzen zu kämpfen. Eines Tages beschloss sie, unsere Empfehlung, nichts zu tun, zu befolgen. Dabei erlebte sie Folgendes:

»Ich konnte nie so richtig begreifen, warum ich leide. Tja, und jetzt, nach rund 20 Jahren, kommt es mir so vor, als würde ich es etwas besser verstehen. Letzten Monat habe ich mich am zweiten Tag, meinem schmerzhaftesten Tag, zum ersten Mal entschieden, mich hinzulegen und mich vor Schmerz zu winden, anstatt mit Ibuprofen dagegen anzukämpfen.

Ich dachte: ›Na schön, Blut, dann rede mit mir.‹ Und als ich so dalag und in mich hineinhorchte, war ich plötzlich von unheimlich viel Liebe erfüllt. Es war, als wäre eine ganze Woge aus Liebe über mir zusammengeschlagen. Ich spürte es. Ich konnte es nicht glauben. Und dann hörte ich den Schmerz sagen: ›Ich habe dir so weh getan, weil du die Liebe nicht zugelassen hast.‹ (Mir kommen beim Schreiben gerade die Tränen.)
Die ganze Zeit hat sie versucht, mich zu erreichen, zu mir zu sprechen, mich mit Liebe anzufüllen. Und der einzige Grund, warum das weh tat, war, dass ich ihre Liebe blockiert habe. Erst konnte ich nicht glauben, dass es so einfach sein sollte. Also habe ich sie ›getestet‹. ›Quatsch‹, sagte ich zu mir, und in dem Augenblick … Schmerz. Als ich dachte: ›Gestatte der Liebe, mich zu erfüllen‹, war der Schmerz verschwunden. Das habe ich ein paar Mal ausprobiert, bis ich die Botschaft wirklich verinnerlicht hatte. Es war einfach unglaublich.«

Anja

Der Stressabbau über die Menstruation ist dem weiblichen Körper bereits einprogrammiert und kostet keinen Cent. Aber dieses natürliche Antistressmittel widerspricht unserer *Via positiva*, der Welt, die uns ständig auf Trab hält, und den Anforderungen der normalen Arbeitswelt. All das fordert uns aktiv dazu auf, natürliche Rhythmen zu ignorieren und die Natur durch unseren Willen zu bezwingen.

Aber die Natur – in diesem Fall der weibliche Körper – behält sich immer das letzte Wort vor. Und wenn der Körper dabei nicht entspannt auflachen darf, schreit er vor Erschöpfung auf und wird krank.

Wenn eine Frau die Menstruation ignoriert, kommt dabei nicht nur ihre Vitalität unter die Räder, sondern ihr Leben verliert an Erdung. Es ist, als geriete der Anker, der uns in uns selbst verwurzelt, ins Rutschen. Die Forderungen der anderen können uns leicht einmal überwältigen. Dadurch verlieren wir die Verbindung zu dem, was uns wirklich wichtig ist, und stellen plötzlich fest, dass wir die Pläne anderer ausleben.

Eine der Herausforderungen der Menstruation ist das Gefühl, die Errungenschaften des Vormonats abzuschließen, der Eindruck, dass die eigene Energie gut genutzt wurde. Wenn dieses erfüllende Gefühl ausbleibt, fällt das Loslassen weniger leicht, und wir fühlen uns ruhelos, abgelenkt und leer.

Wer bei der Menstruation nicht innehält, verzichtet nicht nur auf die persönliche Rückbesinnung, sondern überspringt auch die wichtige innere Aufgabe der Bestandsaufnahme. Wir brauchen Zeit zum Nachdenken, zum Erinnern und um den inneren Kompass neu auszurichten – auf das, was für uns zählt.

Während der Menstruation sind die Grenzen durchlässiger. Das gewährt uns Zugang zu spirituellem Bewusstsein. Wenn sich eine Frau jedoch nicht zurückziehen und vom Druck des Alltags teilweise abschirmen kann, reagiert sie leicht reizbar, weil sie sich überwältigt und fremdbestimmt vorkommt.

Unangenehme Gefühle, die mit der Menstruation in Verbindung stehen (zum Beispiel starke Ängste, Panikattacken, Ärger, Suizidgedanken, das Gefühl, verrückt zu werden, Aufbrausen oder suchtartiges Verlangen), könnten teilweise darauf beruhen, dass die Frau sich nicht in dem Moment zurückziehen kann, in dem sie dies braucht.

♡ Übung: Zeit für die Menstruation freischaufeln

- Markieren Sie die Tage der Menstruation in Ihrem Kalender.
- Finden Sie eine Möglichkeit, diese Tage besonders hervorzuheben. Vielleicht möchten Sie eine Kerze für sich anzünden oder Sie gönnen sich einen Blumenstrauß. Vielleicht gibt es auch ein Schmuckstück oder Kleidungsstück, das Sie dann tragen möchten.
- Reservieren Sie sich etwas Zeit, um zur Ruhe zu kommen und nichts zu tun.
- Was auch immer der Tag fordert, lassen Sie es bitte langsam angehen.

Der innere Frühling (Präovulation)

Im inneren Frühling ruht das natürliche Potenzial für:

- Zärtlichkeit
- Unschuld
- Selbstbeherrschung
- Neugier
- Verspieltheit
- Phantasie und Möglichkeiten
- Energieschub
- sexuelles und emotionales Verlangen
- konzentriertes Vorgehen
- Motivation und Enthusiasmus
- Verwegenheit
- Positivität
- Selbstsicherheit

»Ein Energieschub: Es fühlt sich so an, als würde sich etwas Bahn brechen. Alles ist wie aufgeladen. Ich komme mir vor, als würde ich durch etwas hindurchbrechen.«

Sjanie, Tag 9

Nach der Ruhepause der Menstruation erreichen Sie den inneren Frühling körperlich und seelisch gereinigt und sind zum Neustart bereit. Unschuldig wie ein unbeschriebenes Blatt tauchen Sie wieder in der Welt auf und plötzlich erscheint wieder alles möglich: Die alte Haut ist abgestreift, Sie sind neu geboren und frei, sich ganz neu auf Ihr Leben einzulassen. Jetzt sind Sie wieder abenteuerlustig und unbeschwert, umhüllt von der Liebe und der Rückbestätigung, die Sie während der Menstruation erfahren haben.

Einerseits tut es gut, sich von anderen inspirieren und anspornen zu lassen. Doch die Entdeckung, dass wir uns selbst motivieren können, ist etwas Wunderbares und eines der kostbaren Geschenke der Zeit vor dem Eisprung. Nach dem Winter kommen im inneren Frühling Ihre tiefsten Sehnsüchte zum Vorschein und gehen mit natürlicher Motivation einher.

So verstärken sich der Wunsch und die Lust, die Ideen und Eingebungen umzusetzen, die Sie während der Menstruation empfangen haben. Es ist, als kämen diese Ideen mit einer eingebauten Rakete und ausreichend Treibstoff, um sie in die Welt zu katapultieren.

Während des inneren Frühlings spüren Sie deutlich, auf welch schlichte, aber tiefgreifende Weise die Menstruation Sie ermuntert hat, Ihrer Berufung und Ihrem wahren Wesen treu zu bleiben. Ohne diese Pause, den Reset und das Neuaufladen würden Sie sich wie versteinert fühlen und bald die Freude daran verlieren, Ihre Visionen und Ihr Potenzial lustvoll in die Tat umzusetzen.

Der innere Frühling ist eine Zeit des Aufbaus und der wachsenden Erwartungshaltung. Vielleicht merken Sie auch, dass Ihre sexuelle Energie erwacht, und stellen plötzlich fest, wie anziehend eine bestimmte Person erscheint. Auch Sie selbst fühlen sich eventuell attraktiver, und zwar besonders gegen Frühlingsende.

Es ist, als würden Sie zu Ihrem Wesen als Frau erwachen, und damit erwacht auch der Instinkt, sich mit anderen zu verbinden. Mit dem Interesse an anderen Menschen kehrt auch die Fähigkeit zurück, sich bereitwillig um deren Bedürfnisse zu kümmern, die Ihnen im letzten inneren Herbst abhandengekommen ist.

Plötzlich könnten Ihnen praktische Einzelheiten auffallen, während Sie gleichzeitig große Pläne schmieden. Ohne große Mühe bleiben Sie konzentriert bei der Sache und können dadurch die aufkeimenden Ideen und Ihr neues, noch nicht ganz ausgereiftes Selbstgefühl festhalten, bis die rechte Zeit gekommen ist, beides zu enthüllen. Es kann sich wunderbar anfühlen, wie sich das Leben öffnet und die eigene Energie ansteigt, eine alles durchdringende Freude, die zum Greifen nahe ist.

Zu diesem Zeitpunkt sind Frauen eher für Unfug zu haben und genießen die Leichtigkeit des Seins. Eine Weile können sie wieder die unbeschwerte Freiheit kleiner Kinder nachempfinden, jene Präsenz, die ihnen gestattet, sich ohne Eile ganz in die endlosen Möglichkeiten des Spielens, Experimentierens und Umherschweifens zu vertiefen.

»Oh, so bereit, heute jeden Unsinn zu akzeptieren.«

Sjanie, Tag 11

Die Zeit vor dem Eisprung verschafft Ihnen den nötigen Raum, sich tastend und spielerisch auszuprobieren, herauszufinden, wer Sie sind und was Sie hier eigentlich tun. Das kann sehr befreiend sein, eine Phase der Beweglichkeit, Wendigkeit und Unbeschwertheit. Sie können mal diesen, mal jenen »Hut« aufsetzen, mit unterschiedlichen Stilrichtungen und Vorgehensweisen experimentieren, »so tun als ob« und dabei viel über die Welt der Phantasie in Erfahrung bringen.

Die Initiationsaufgaben des inneren Frühlings

Die Initiationsaufgaben dieses Zeitraums lauten:

- im Zaum halten
- würdigen
- experimentieren und spielen
- etwas riskieren

Diese Aufgaben entwickeln sich im Laufe des Frühlings weiter. Die erste Aufgabe besteht darin, nach dem Auftauchen aus dem Winter achtsam in Gang zu kommen, ohne sich zu früh von dem wachsenden Drang, nach außen zu wirken, davontragen zu lassen. Halten Sie sich vor Augen, dass Sie (oder zumindest Ihr wehrloses, kompromissloses Selbst) einem frisch geschlüpften Küken gleichen, das Zeit braucht, bis es sich im hellen Licht der Welt zurechtfindet. Dieses noch zarte Selbst müssen Sie umhegen, damit es von Tag zu Tag mehr Raum im Alltag einnehmen kann.

Danach sollten Sie sich gestatten, das keimende neue Leben gründlich zu spüren, ohne impulsiv alles auf einmal umzusetzen, damit Ihnen nicht alle Sicherungen durchknallen. Es geht darum, die wachsende Energie so gut im Zaum zu halten, dass Sie dabei stabil bleiben und sich gestatten können, sie spielerisch auszuloten, ohne dabei unterzugehen. Einerseits brauchen Sie ausreichend Sicherheit und Halt, andererseits wollen Sie weiteres Wachstum zulassen.

Der innere Frühling fordert uns zu einer offenen, neugierigen Haltung auf. Verspieltheit hat jetzt einen hohen Stellenwert. Die Frühlingsphase lädt dazu ein, diese jugendliche Haltung unabhängig von den Folgen zuzulassen. Schütteln Sie das Gewicht der Verantwortung ab. Jetzt dürfen Sie einfach aus Spaß an der Freude experimentieren und herumprobieren.

»Volle Fahrt voraus, jetzt geht's los!
Bahn frei, hier kommen wir!«

Sjanie, Tag 9

Und schließlich: Gehen Sie aufs Ganze. Seien Sie mutig, spielen Sie auf Risiko und ignorieren Sie die Stimme der Vernunft – immer in den sicheren Grenzen Ihrer Phantasie. Die aktuelle Energie fordert sozusagen: »Spritz die Farbe auf die Leinwand, mal sehen, wie sie landet.« Gestatten Sie sich diese rückhaltlose Freiheit, um sich Ihre Unschuld zu erhalten. Jetzt sollten Sie sich nicht zu harte Pflichten auferlegen, nichts eisern durchziehen, sondern sich eine gewisse Leichtigkeit bewahren, ohne zu verhärten.

Die Initiationsschwellen des inneren Frühlings

Der innere Frühling ist eine dynamische Phase, die Sie aus der Stabilität der Menstruation in die Erfüllung der Ovulation trägt – von einem Ort des inneren Rückzugs an einen Ort, wo man sich getragen von einer Woge der Energie mühelos präsentieren kann. Jetzt heißt die Aufgabe nicht loslassen (wie im Sommer oder Winter), sondern es geht darum, die Spannung zu halten und all die Energie nicht vorzeitig zu verpulvern.

»Mein Körper ist heute wie elektrisiert.
Ich kann nicht stillsitzen. Es durchströmt mich
und ich fürchte geradezu, gleich abzuheben wie
ein Heißluftballon oder spontan loszutuckern.«

Sjanie, Tag 10

Der Schritt aus der Menstruation in den Frühling birgt die »Gefahr« der Verletzlichkeit. Erinnern Sie sich an das frisch geschlüpfte Küken? Wenn Sie umsichtig mit dieser Rolle umgehen, werden Sie in dieser Jahreszeit problemlos zurechtkommen.

Die Schwierigkeit besteht darin, dass wir lernen müssen, wie man diese Verletzlichkeit in einer so rasanten Kultur wie der unseren bewahrt. Wie eine Amme müssen wir unser empfindsames Selbst behutsam in die Welt zurückführen und genau deshalb sollten wir das Zyklusstadium aufmerksam registrieren. Diese Aufmerksamkeit sorgt für liebevoll abgesteckte Grenzen und damit für die nötige Sicherheit.

Natürlich wartet nach der Rückkehr aus dem menstruellen Winter ein ganzer Stoß Arbeit auf uns. Das Postfach quillt über, der Wäschekorb ebenfalls, der Kühlschrank ist leer und die Kinder brauchen Sie. Zum Beispiel. Da ist die Versuchung groß, schnell wieder alles in die gewohnten Bahnen zu lenken und auf die Tube zu drücken, doch in diesen Tagen schießen wir dabei leicht über das Ziel hinaus. Wenn die Scheinwerfer zu abrupt wieder auf die Außenwelt umschwenken, kann das für den jetzt besonders empfindsamen Organismus wie ein Schock sein, wie ein elektrischer Schlag.

So gerät die gefühlvolle Einkehr des inneren Winters leicht aus dem Blick und wird von Alltagsaufgaben überrannt, die Energie zerstreut sich in zu viele Richtungen und das Nervensystem steuert geradewegs auf einen Kurzschluss zu. Das ist ein Zeichen, dass Sie den Kontakt zu sich selbst verloren haben und damit auch die Orientierung.

Es wäre ein Jammer, in diesem Zustand in die wunderbare Sommerenergie des Zyklus überzugehen, denn so tun Sie am Ende alles Mögliche für andere, nur nicht das, was Ihnen wirklich am Herzen liegt.

Selbst wenn Sie jetzt vor Ideen übersprudeln, sollten Sie Ihre Karten fest an die Brust drücken und Ihr Blatt noch nicht der ganzen Welt offenbaren. Ihre Ideen sollten unter Verschluss bleiben, damit sie gut geschützt vor kritischer Analyse und negativen Kommentaren in Ihnen heranreifen können. Wer eine gnadenlose innere Kritikerin in sich trägt, sollte sich in diesen Tagen besonders gut vor ihr schützen, damit die noch zarten Triebe nicht durch ihr hartes Urteil niedergetrampelt werden.

Die Herausforderung besteht darin, sich einer äußerst kritischen Kultur, die Perfektion und promptes Expertenwissen zu fordern scheint, erneut als unschuldige Anfängerin zu präsentieren. Gegebenenfalls dumm und naiv zu erscheinen ist kein leichter Schritt aber auf dem Weg zur Kompetenz unverzichtbar. Sobald Sie sich etwas abverlangen, indem Sie sich selbst unter Druck setzen, weil »etwas dabei herauskommen« oder ein bestimmtes Ziel erreicht werden soll, besteht die Gefahr, dass Ihre Fähigkeit, zu spielen und neugierig zu bleiben, darunter leidet. Aktuell ist es noch zu früh, auf Ergebnisse zu schielen. Das würde dieser Schnupperphase all ihr Potenzial rauben.

Denise arbeitet in der Traumatherapie und stellte dabei fest, dass der Energieanstieg im inneren Frühling bei Menschen, die in der Kindheit missbraucht, misshandelt oder vernachlässigt wurden, große Angst auslösen kann.

Wenn man sich zu früh im Leben ständig zusammenreißen oder seine Gefühle ausblenden muss und dies zur Überlebensstrategie wird, kann es später schwerfallen, die eigene Energie aufsteigen zu lassen, anstatt sie gleich wieder abzuwürgen. Dann fällt es auch schwer, diese Energie nach außen zu leiten und in Aktion umzusetzen, sodass sie sich nach innen richtet und dort Chaos anrichtet.

♡ Übung: den Schwung des inneren Frühlings steuern

- Gestatten Sie sich, langsam aus der Menstruation aufzutauchen.
- Gewähren Sie sich Zeit zum Träumen, ohne dass die Vernunft sofort eingreift.
- Bleiben Sie in dieser Phase spontan und spielfreudig.

Der innere Sommer (Ovulation)

Im inneren Sommer ruht das natürliche Potenzial für:

- nach außen gerichtete Konzentration
- Liebe für andere
- Sichtbarwerden
- Optimismus
- Verantwortung übernehmen
- Meisterschaft
- hohe Energie
- Charme
- Attraktivität und Anziehungskraft
- Großzügigkeit
- Diplomatie
- Flow-Erfahrungen
- Zulassen
- Dankbarkeit
- Freude und Lust

Ach, der Sommer! Eine Zeit der Fülle und der Leichtigkeit. Sie sind angekommen. Ihre Energie hat ein Allzeithoch erreicht, das Ihnen die Fähigkeit schenkt, »alles« zu haben.

»Ich schippere lächelnd in den Sommer hinein. Immer her mit der Arbeit!«

Freya-Rose, Tag 11

Jetzt gibt es wirklich keine Grenzen – Sie werden allen Ansprüchen gerecht. Superwoman lebt, und zwar in Ihnen. Zumindest für etwa zehn Tage. In dieser Phase sprüht eine Frau nur so vor Produktivität und Lust und kann viele Dinge parallel erledigen. Zugleich ist es eine Phase träger Lässigkeit und tief verwurzelter Präsenz in der Welt der Sinnesgenüsse.

Der innere Sommer bietet die Chance, sich in der Arbeit und an kreativen Projekten festzubeißen und Resultate zu erzielen. Jetzt zu arbeiten kann sich phantastisch anfühlen, besonders wenn man seine Arbeit liebt. Sie können in den Flow geraten und mühelos jede Menge leisten. Dabei entsteht ein Gefühl der Meisterschaft, weil all Ihre Fähigkeiten und all Ihr Wissen zusammenkommen. Die hart urteilende innere Kritikerin tritt zur Seite und gestattet der Kreativität, sich ungehindert Bahn zu brechen, damit das wahre Selbst zum Ausdruck kommt.

Was die anderen denken, rückt in den Hintergrund. Sie haben eher den Eindruck, momentan wären alle auf Ihrer Seite. In diesem Zeitraum glauben wir bereitwillig, dass das Leben uns liebt und uns heimlich unter die Arme greift.

Sie wirken jetzt besonders anziehend auf andere und es kommt zu glücklichen Fügungen und Zufällen, die das, was Sie sich wünschen, näher rücken lassen. Alles, was Sie in sich tragen, wird von Ihrer Umgebung und den Menschen, die Ihnen begegnen, verstärkt.

Wie ein Spiegel wirft das Leben die eigene Freundlichkeit, Großzügigkeit und Unterstützung auf uns zurück. Die Welt bietet Ihnen Ihre eigene Schönheit und Liebe wie in einem kostbaren Kelch, aus dem Sie trinken dürfen.

Es kann wunderbar sein, sich ganz auf den Strom der Ovulationszeit einzulassen und in der berauschenden Überzeugung zu schwelgen, dass alles möglich ist. Ihnen liegt die Welt zu Füßen, Sie fühlen sich rundum wohl in Ihrer Haut und strahlen eine natürliche Zuversicht aus.

Jetzt fällt es leicht, dem Leben zu vertrauen. Auf jedem Schritt scheint der Weg Ihnen entgegenzukommen. Wenn Sie sich treu bleiben und zu Ihrer Berufung stehen, kann sich diese Phase wie ein flotter, lockerer Jive mit dem Leben anfühlen, so sehr sind Sie damit beschäftigt, Ihre Träume zu verwirklichen.

»Aaaah, endlich. Es ist, als hätte sich meine Wirbelsäule gestreckt, als würde mir wieder einfallen, welche Macht mir innewohnt … als Frau. Ich habe das dringende Bedürfnis, dass man mich in jeder Hinsicht sieht und mir begegnet.«

Sjanie, Tag 14

Selbstausdruck

In der Initiationsreise der Menstrualität dient diese Jahreszeit dazu, sich bestätigen zu lassen, wer man ist und was man zu geben hat. Es ist eine Chance, etwas von uns zu geben, unsere Gaben zu teilen und zu sehen, dass die anderen uns schätzen.

Diese Jahreszeit würdigt die Frau, die Sie geworden sind, und fordert Sie auf, Ihre Talente und Ihre Schönheit zu feiern. Wenn Sie an bestimmten Projekten oder Ideen arbeiten, haben Sie jetzt das nötige Urvertrauen, die Ergebnisse Ihrer Anstrengungen zu präsentieren, damit andere die Früchte Ihrer Arbeit kosten und genießen können.

Der Sommer kann eine sehr geerdete Zeit sein, wenn Sie mit sich und Ihrem Zyklus verbunden sind. Der Körper öffnet sich dem Genießen, und Sie lassen sich leichter zu sinnlichem Vergnügen verlocken. Manch eine Frau ist jetzt zärtlicher, berührt andere lieber und lässt sich auch bereitwilliger auf Berührungen und engen Körperkontakt ein. All das kann sich verdammt gut anfühlen.

Sie finden sich attraktiv und wirken so anziehend und interessant wie der Honigtopf für die Biene. Wahrscheinlich verdrehen Sie so manchem den Kopf, weil Sie eine gewisse Kühnheit ausstrahlen. In dieser Phase verstärkter sexueller Energie fühlen manche Frauen sich besonders angetörnt und verführerisch. Der Sexualtrieb kann sehr stark werden und alles durchdringen, ganz als wären Sie von dieser kreativen Kraft aufgeladen.

»Alles ist sexuell. Essen, gehen, sich ankleiden … ich frage mich, wie ich mit einer derart starken Energie arbeiten soll.«

Sam, Tag 15

Das ist auch die passende Zeit zum Bemuttern. Als Mutter können Sie sich jetzt problemlos um Ihre Kinder kümmern und die Interessen Ihrer Familie berücksichtigen, die Bedürfnisse und Wünsche anderer im Blick behalten und großzügig geben.

Wenn Sie den ganzen Monat hier bleiben könnten, wäre die Mutterschaft deutlich weniger mühselig. Allerdings würden Sie Gefahr laufen, sich gänzlich zu verlieren. Zum Glück endet auch diese Phase, wenn wir über die mütterliche Seite hinauswachsen, um andere Teile unseres Wesens zu erhalten, zu nähren und zu offenbaren.

Der Verstand arbeitet jetzt sehr logisch und sauber, die Dinge sind einfach und gut durchschaubar. Sie möchten in allem und jedem nur das Beste sehen. Nichts ist zu aufwendig, und es kann sich vollkommen richtig anfühlen, zu allem, was kommt, einfach »Ja« zu sagen.

Der innere Sommer ist die Zeit, in der wir auch zu uns selbst leicht »Ja« sagen können, ein »Ja« zu dem, was wir erschaffen, umhegen und anbieten möchten. Und gerade weil eine Frau jetzt ganz zu sich und ihren wahren Wünschen stehen kann, verströmt sie ihre gesamte positive Energie nicht ausschließlich über andere, sondern bezieht auch sich selbst dabei ein.

Im inneren Sommer kann einem das Herz aufgehen, denn wir sind von Dankbarkeit und Anerkennung für andere und das Leben als solches erfüllt. Zugleich fällt es uns leicht, uns auf unkomplizierte Art und Weise selbst zu lieben.

Wegen dieser inneren Harmonie und Selbstsicherheit ist das auch der perfekte Zeitpunkt, um aus eigenen Stärken Kapital zu schlagen und sich selbst auf die Schulter zu klopfen. Je großzügiger eine Frau mit sich selbst umgeht, desto weniger kann der innere Herbst sie später aus dem Gleichgewicht bringen.

»Ich dehne mich noch etwas weiter aus. Beanspruche meinen persönlichen Raum. Wohne in meinem Kreis und fühle mich wunderbar gegen alle Übel dieser Welt gefeit.«

Sjanie, Tag 14

Die Initiationsaufgaben des inneren Sommers

Ihre Initiationsaufgaben lauten:

- Den Fuß von der Bremse nehmen.
- Den Mund aufmachen.
- Eigene Projekte vorantreiben.
- Sich freuen und genießen.

Beim Übergang in den Sommer besteht die Hauptaufgabe im »Ja« zu sich selbst und zu dem, worauf wir unsere Energie verwenden wollen. So können wir voll hinter unseren Ideen, Plänen und Zielen stehen und den Elan dieser Phase auskosten.

Sie spüren die Aufforderung vorzutreten, hinein ins Rampenlicht, den Kopf zu heben und sich zu zeigen. Aktuell möchten Sie sich nicht zurückziehen oder in der Masse untergehen. Jetzt ist Ihre Einzigartigkeit gefragt.

Tanzen Sie nach dem Takt der eigenen Trommel, ohne sich vom Tun der anderen ablenken zu lassen und sich auf das große Vergleichen einzulassen. Lassen Sie den nach außen gerichteten Blick dieser Jahreszeit nicht Amok laufen, sondern behalten Sie die eigenen Wünsche im Blick, damit sie sich erfüllen. Nutzen Sie diesen Energieschub, um Ihre Projekte umzusetzen, die großen Batzen der Hausarbeit zu erledigen und Ihr Sozialleben zu befeuern.

Mütter engagieren sich jetzt besonders gern für ihre Familie, nehmen sich mehr Zeit für ihre Kinder, haben Spaß am gemeinsamen Spiel und an Ausflügen oder pflegen bewusst die Paarbeziehung.

Treiben Sie voran, was Ihnen wichtig ist, und genießen Sie das Gefühl, gekonnt viele Bälle in der Luft zu halten. Nehmen Sie sich Zeit für Ihre Freunde, besonders für lange, entspannte Gespräche. Sie dürfen jetzt loslassen und sich vergnügen, wie auch immer das bei Ihnen aussehen mag. Der Sommer ist die richtige Phase, um dankbar zu feiern, wer Sie sind und woran Sie im Leben arbeiten.

»Liebe Leute, menschliche Wesen, wer auch immer. Kommt, gesellt euch zu mir. Ich will einfach nur reden, reden, reden, fröhlich plaudern.«

Sjanki, Tag 13

Die Initiationsschwellen des inneren Sommers

Die Aufgaben des Sommers erscheinen anfangs oft leicht (besonders, wenn Ihnen die Energie um den Eisprung herum gefällt), denn in dieser Phase erfahren wir Frauen die meiste Bestätigung und fühlen uns geliebt.

Normalerweise ergreifen wir die Chance und geben großzügig, ohne die Ansprüche der anderen lange zu hinterfragen. Dennoch kann der

Sommer eine echte Herausforderung sein, denn er fordert zu authentischem Auftreten auf.

Da jeder Mensch ein tiefes Bedürfnis danach hat, sich geliebt und akzeptiert zu fühlen, ist es keine große Überraschung, dass wir instinktiv stets danach streben, uns anzupassen und nicht aufzufallen. Aber um die eigene Urkraft auszuleben, dürfen wir nicht in der Gruppe untergehen und uns als Teil des Status quo verstehen. Die Schwierigkeit besteht darin, sich ohne falsche Scheu zu zeigen.

Das Leben kann sich hoffnungsvoll anfühlen und große Versprechungen mit sich bringen, als würde es ewig so bleiben. Die Energie des Sommers kann übernatürlich und berauschend erscheinen. Dabei besteht die Gefahr, den Boden unter den Füßen und den Kontakt zu sich selbst zu verlieren.

> *»Der Eisprung gleicht einem Höhenflug – wenn ich nicht aufpasse, kommt dieses ›Zu-viel-Kaffee‹-Gefühl. Ich darf mich aber auch zurücklehnen und mich am Wellengang erfreuen, anstatt selbst das Meer aufzuwühlen.«*
>
> *Adele, Tag 15*

Das angenehm Tröstliche dieses Zeitraums kann uns über die schwierigen und lästigen Aspekte des Lebens hinwegsehen lassen. Wir fühlen uns im inneren Sommer mitunter derart unangreifbar und fabelhaft, dass wir gegenüber den Gefühlen anderer unsensibel werden oder sie nicht ernst nehmen. Auch die eigenen Gefühle und Bedürfnisse sind durch die etwas härtere Gangart jetzt nicht ganz so leicht zugänglich.

So kann es passieren, dass der Kontakt zur persönlichen Wahrheit lockerer wird und wir in die Rolle eines sozial akzeptablen Selbst schlüpfen, um eine hübsche, glänzende Oberfläche zu präsentieren.

Dabei kehren wir einige andere Seiten lieber unter den Teppich. Nur das zu zeigen, was wir für unsere Schokoladenseite halten, ist eine der größten Blockaden für Intimität und kann zum Nährboden für Scham werden.

Ihre Urkraft wird von Ihren persönlichen Eigenheiten und Macken angetrieben. Wer diese Eigenschaften hinter einer sozialen Maske verbirgt, verliert den Kontakt zu dem, was die eigene Persönlichkeit so einzigartig macht. Es gibt einen feinen Unterschied zwischen der Freiheit, diese überschäumende Freude zu empfinden, und dem glitschigen Hang der Übertreibung, des Hedonismus und der übertriebenen Nachgiebigkeit. Die Erfahrung, dass zu viel des Guten eben nicht mehr guttut, hat jeder schon einmal gemacht. Jeder Genuss kann in Sucht umschlagen.

»Womit sich die Frage stellt: Wie verhindert man, dass man sich vor lauter Tempo überschlägt und voll gegen die Wand rast? Diese Zykluszeit steigt einem ziemlich zu Kopf.«

Sjanie, Tag 15

Der innere Sommer ist der rechte Zeitpunkt, um Dinge zu erledigen und in die Tat umzusetzen. Das schadet auch nichts, solange Sie wissen, worum es Ihnen geht. Aber was tun, wenn Sie all diese Energie spüren, ohne zu wissen, worauf sie sich richten soll?

In diesem Fall verirren Sie sich möglicherweise in den Plänen anderer und fühlen sich am Ende des Sommers leer und ausgelaugt. Wenn das individuelle Gespür für den eigenen Weg und den Sinn des Ganzen fehlt, kann der innere Sommer eine schmerzliche Zeit sein.

So sehr diese Phase Sie dazu einlädt, sich als Individuum zu zeigen, möchten Sie sich jetzt doch auch nützlich machen, denn Sie sind gerade gutmütig und umgänglich. Daher denken Frauen jetzt gern für die

Gruppe und was das Beste für die Gemeinschaft ist und verlieren sich selbst dabei völlig aus dem Blick. Es kann knifflig sein, die eigenen Bedürfnisse zu sehen, wenn sich alle Aufmerksamkeit auf das richtet, was andere brauchen.

Mit der eigenen Sexualität umgehen

Im inneren Sommer möchte eine Frau herumstolzieren, flirten und ihre Sexualität durchblitzen lassen. Das kann sich (bewusst oder unbewusst) auch gefährlich oder gar »schmutzig« anfühlen. Was wenig überrascht, wenn man bedenkt, wie Frauen von den Medien zum Objekt gemacht werden und wie die Sexindustrie der Sexualität alles Heilige austreibt.

Sexueller Missbrauch ist Ausdruck eines abscheulichen Machtstrebens und es kann sich sehr verletzlich anfühlen, die eigene Sexualität zu zeigen. Falls dies für Sie gilt, bemerken Sie möglicherweise einen inneren Rückzug, eine gewisse Furcht, oder fühlen sich schlecht geerdet, wenn der Sommer naht, weil Ihre sexuelle Energie blockiert ist und nicht fließen kann.

Der innere Sommer kann verführerisch sein. Wir vergessen leicht, dass er nur gut ist, weil er vorübergeht. Wäre sein enormes Tempo von Dauer, so müssten wir bald mit Erschöpfung und Burnout dafür zahlen. Eine Frau, die im Hoch des Sommers festsitzt, erkennt vielleicht nicht, wann diese Jahreszeit endet, und schießt über das Ziel hinaus – ähnlich wie bei einer Zeichentrickfigur, die über eine Klippe hinausrennt und einfach weiter die Beine bewegt, weil sie gar nicht gemerkt hat, dass sie längst über dem Abgrund hängt.

Lassen Sie nicht die Sommerfrau Ihren Kalender führen. Sie ist derart großzügig und energiegeladen, dass sie für den Rest des Zyklus zu viele Verpflichtungen eingeht und jede freie Minute verplant. Am Ende macht schon der Blick in den Kalender müde, ganz zu schweigen von der Mühe, all diese Zusagen zu erfüllen. Denken Sie immer daran, dass im Sommer Superwoman auf den Plan tritt. Dieser Zeitraum umfasst maximal zehn Tage, ehe wir sagen müssen: »Adios, bis demnächst.«

Je nach Neigung stellen Sie vielleicht fest, dass Sie all Ihre Energie in die Arbeit stecken oder sich ganz um andere kümmern und dabei der Spaß und die spielerischen und sozialen Aspekte dieser inneren Jahreszeit zu kurz kommen. Zur Zeit der Menstruation laden Sie sich mit spiritueller Kraft auf, zur Zeit des Eisprungs sind Sie an die Welt der sinnlichen Erfahrungen angekoppelt. Beides ist notwendig.

Die Sommerzeit ist keineswegs eine einzige Partyzeit. Erfüllend wird sie auch durch ein ruhiges Gespräch mit der besten Freundin. Die kleinen Freuden können für die eine so, für die andere anders aussehen. Feiern Sie *Ihre* Version des Vergnügens.

»Ich habe die Begriffe ›Eisprungpanik‹ oder auch ›Eisprungparalyse‹ geprägt. Das bezieht sich auf ein Gefühl, dass ich schon während meines ganzen menstruellen Lebens an mir kenne – ein aufregender Druck, der geradezu erstickend sein kann, ein Drängen vom Zwerchfell in Richtung Kehle, das beim Eisprung eintritt.

Es scheint mit dem Wissen einherzugehen, dass alles möglich ist, obwohl es andererseits den frustrierenden Grenzen von Persönlichkeit, Genetik, Prägung und Karma unterliegt.

Es fühlt sich so an, als hätte ich den Fuß gleichzeitig auf der Bremse und auf dem Gaspedal. Das ist spannend (»Und wenn nun die Bremse ausfällt?«), aber auch furchteinflößend (»Und wenn nun die Bremse ausfällt?«), und an diesem Punkt setzt die Panik ein. Ich bin jetzt 45 und stehe vor der Menopause, aber dennoch frage ich mich, was ich mit dieser Kraft hätte anstellen können, wenn ich schon vor 20 Jahren verstanden hätte, was da los ist.«

Penny

Übung: den Elan des inneren Sommers nutzen

- Halten Sie zu Beginn des Sommers bewusst inne. Fragen Sie sich, wofür Sie diese Energie nutzen möchten, und stehen Sie dazu.
- Nehmen Sie den Fuß von der Bremse. Legen Sie los.
- Gönnen Sie sich etwas, das all Ihre Sinne anspricht und Ihnen Genuss verschafft.

Der innere Herbst (Prämenstruum)

Im inneren Herbst ruht das natürliche Potenzial für:

- Einsicht
- »Nein« sagen
- die Kritikerin
- Überarbeiten
- Spannung halten
- katalytische Provokation
- Wahrheiten aussprechen
- Vollendung
- Durchleiten
- Verlieren
- Abschweifen
- jegliche Verantwortung abschütteln
- Einsicht

Viele Frauen verstehen diese Jahreszeit nicht gut und können nur schlecht mit ihr umgehen. Sie ist ziemlich verrufen, was teilweise daran liegt, dass ihre Kräfte wenig Wertschätzung genießen, denn sie sind ungezügelt, rücksichtslos und provozierend. Das Prämenstruum ist eine harte Schule, und um die jetzt erwachenden Kräfte kreativ und auf gesunde Weise zu nutzen, ist eine verstärkte Aufmerksamkeit erforderlich. So anstrengend dies auch sein mag, laufen manche Frauen in dieser Phase jedoch zu voller Form auf, weil sie ihrer Natur entspricht.

»Fast genieße ich die schroffe Kante des Herbstes. Sie hat eine Klarheit an sich, die ich vorher nicht zu schätzen wusste und die seit den frühen, etwas brüchigeren Herbsttagen zunimmt.

Jetzt sehe ich auch gern auf den Frühling zurück und registriere zufrieden, woran ich in diesem Zyklus gearbeitet habe. Weniger angenehm ist, dass ich den ganzen Herbst hindurch Krämpfe habe und sehr müde bin. Ich glaube, das ist meine Gebärmutter, die lautstark verlangt: ›Heda, hör mir zu!‹«

Janna, Tag 24

Sie hören den starken Ruf, zu sich selbst zurückzukommen, weil diese Phase fragt: »Wer bist du *wirklich?«* Diese Frage bewusst zu beantworten weckt die Macht, sich selbst und die inneren Umbrüche besser wahrzunehmen, denn dabei schubsen wir die Ablenkungen, Forderungen und den Lärm der Außenwelt unwirsch beiseite.

Die Schattenseite

Jetzt erwacht Ihre Schattenseite. Die Dinge, die Sie bei sich vernachlässigen. Die Bedürfnisse, die Sie zur Seite gestellt haben. Die Gefühle, die Sie ständig unterdrücken. Die alten Wunden und die ererbten Verhaltensmuster, die an das Unterbewusstsein delegiert wurden, all das kann jetzt durchbrechen, weil es endlich bewusst wahrgenommen werden will.

Wir haben jetzt die Kraft, die gesamte innere Spannung auszuhalten, ohne sie zu leugnen. Das ist, als würde man Sie auffordern, das »kleine Mädchen« in Ihrem Inneren wahrzunehmen, dessen Bedürfnisse übergangen wurden oder das sich in seiner Not alleingelassen fühlte.

Die prämenstruelle Kratzbürstigkeit und Wut, auch die Selbstverachtung, können unmittelbar damit zusammenhängen.

Anstatt auf jeden Gedanken und jede Empfindung zu reagieren, die in dieser Zeit aufwallen, können Sie jetzt »im Topf sitzen bleiben« und sich durchkochen lassen. Diese Präsenz und das Aushalten des eigenen Selbst ist ein unmittelbarer Akt der Liebe, der solche Abwehrreaktionen in vitale Elemente des eigenen Wesens verwandelt und so zum Mittel wird, ruhiger zu werden und sich der eigenen Urkraft anzunähern. Uns ist klar, dass dies viel verlangt ist. Embodiment-Techniken und andere Heilmethoden können dabei helfen.

Zu unseren persönlichen Favoriten zählen die Movement Medicine, Yoga, EFT-Klopftherapie, Körperarbeit, Zeichnen, Tagebuch schreiben, Zuhörpartnerschaften und die von uns entwickelte Strategie des Menstrual Medicine Circle (MMC). Diese Vorgehensweise erfordert Einzelsitzungen mit einer Mentorin der Red School (*siehe* www.redschool.net/mentors).

Das Prämenstruum (»die Tage vor den Tagen«) ist eine erhellende Zeit, die aufzeigt, was einer Frau wirklich wichtig ist und wo sie noch Nachholbedarf hat. Selbst wenn Sie Ihre Sache wirklich gut machen, gibt es unweigerlich noch Dinge, die Sie noch nicht geschafft haben oder die noch nicht funktionieren. Darum müssen Sie sich kümmern – oder loslassen.

Zum Glück haben Sie jedoch die Macht, selbst zu erkennen, was wichtig ist und was nicht. Jetzt fällt es Ihnen wie Schuppen von den Augen, und alles ist sonnenklar. Falls Sie mit einer Entscheidung gerungen haben, können Sie diese im inneren Herbst so abschließen, dass Sie Ihren Weg deutlich vor sich sehen.

»Aktuell bin ich mit diesem neuen Wissen im zweiten Zyklus. Nach einer Sitzung bei Sjanie, deren Erklärungen, wer und was und wo ich bin, mir die Augen geöffnet haben, weiß ich diese Zeit zu schätzen.

Die Woche, die für mich früher eine reine Qual war, in der ich vor Frust die Wände hätte hochgehen oder mich einfach nur noch ins Bett packen können, steht diesmal unter dem Motto: ›Ich will ich selbst sein.‹ Zeit zum Rückzug.«

Linzi, Tag 25

Der Blick in den Spiegel

Es ist an der Zeit, genau hinzuhören. Es ist an der Zeit, in den Spiegel zu sehen und die Hindernisse anzugehen, vor denen Sie zurückscheuen. Aufschieben klappt nicht mehr, denn Sie stecken knietief in all dem, was Ihre Aufmerksamkeit verlangt. Da müssen Sie jetzt durch! Neben der nötigen Akribie sind Sie jetzt aber auch zäh und motiviert genug, sich durchzukämpfen.

Tief in Ihrem Inneren wissen Sie, dass die Menstruation mit offenen Armen auf Sie wartet. Sie wird die nötige Bestätigung schenken, wird trösten, beruhigen, erneuern und das Gefühl wiederherstellen, dass alles genau richtig ist. Dadurch, dass eine Frau diese zyklische Abfolge Monat für Monat immer wieder kostet, kann sie allmählich Vertrauen in den anstrengenden Ruf des inneren Herbstes entwickeln. Auch wenn dieser sich mitunter gefährlich und erschreckend anfühlt.

Tatsächlich kann diese Phase sensiblen Gemütern schwerfallen. Und wer wäre letztlich nicht sensibel? Hier stehen wir der inneren Kritikerin Auge in Auge gegenüber und sind mit ihrem wenig charmanten

Hagel an Beleidigungen konfrontiert. Aber keine Angst: Was momentan nach einer übermenschlichen Aufgabe aussieht, ist letztlich die stärkste Verbündete auf Ihrer Initiationsreise.

In vielerlei Hinsicht ist die innere Kritikerin der Inbegriff der Macht des Prämenstruums, denn sie demonstriert uns, wie wichtig es ist, das Offensichtliche zu hinterfragen. Ihre innere Kritikerin ist ein derartiges Kraftpaket und zugleich eine derartige Herausforderung, dass wir ihr das gesamte Kapitel 6 (S. 197) widmen.

Im inneren Herbst lernen Sie sich gründlich kennen. Sie sehen Ihre Knackpunkte und erkennen, wo Sie unbedingt Grenzen ziehen müssen. Das ist der beste Zeitpunkt, um »Nein« zu sagen und das eigene Territorium abzustecken.

Die Macht des »Nein« ist Gold wert, und die ist jetzt leicht zugänglich. Mit ihr können Sie die Dinge verbessern oder in Ordnung bringen. Stutzen Sie Ihr Leben so zusammen, dass in der nächsten Runde mehr Wachstum, Ausrichtung und Schlagkraft möglich werden. In diesem Zeitraum registrieren Frauen häufig einen Zwang zum Putzen, Aufräumen und Sortieren, ganz als würden wir vor dem inneren Rückzug noch einmal Bestand aufnehmen. Dieses Verlangen nach Ordnung, Klarheit und Vollständigkeit kann auch dazu dienen, Dinge abzuschließen oder zu beenden – einschließlich unbefriedigender Beziehungen.

»Ich will unbedingt alles zu Ende bringen. Meine Toleranz für Unerledigtes ist gleich null!«

Sjanie, Tag 21

Das ist die Phase, in der man die Dinge angeht, die noch im Hinterkopf lauerten oder auf der To-do-Liste ganz unten standen. Wir räumen im übertragenen Sinne (oder tatsächlich!) den Kühlschrank aus und trennen uns endlich von dem Glas mit der letzten vergessenen Gewürzgurke. Es wird Zeit für die t-Striche, die i-Tüpfelchen und den Punkt.

Während des inneren Herbstes sind die Sinne geschärft und Frauen nehmen besonders aufmerksam wahr, was um sie herum, aber auch in ihnen selbst vorgeht. Ist Ihnen schon einmal aufgefallen, wie laut die Umgebung in dieser Phase plötzlich wirkt und wie stark manche Dinge stinken? Es ist, als wäre die Anästhesie der Sommerzeit verbraucht – auf einmal können Sie viel umfassender beurteilen, was vor sich geht.

Mit dem Wegfall der psychologischen Grenzen werden wir dünnhäutiger und verspüren einen stärkeren Drang, uns äußerlich klar von der Welt abzugrenzen. Und tatsächlich müssen wir unsere Außengrenzen sauber abstecken, um diese Zeit durchzustehen und aus der prämenstruellen Kraft das Beste herauszuholen.

Die animalische Natur lebt auf, auch die Instinkte sind geschärft. Dank einer verbesserten Intuition »weiß« man manches einfach. Wie eine Italienerin in einem unserer Workshops mal sagte: »Ich weiß es, ohne zu wissen, warum ich das weiß.« Das ist das Geschenk des »Sehens«, das erhellend, aber auch beunruhigend sein kann, weil wir Schwachsinn erkennen und durch die Fassade sehen.

Was zuvor absolut akzeptabel erschien, kann jetzt problembehaftet wirken. In dieser Zeit sind wir jedoch akribisch genug, uns in die Dinge hineinzuknien und das Problem bei der Wurzel zu packen. Es kann sehr genugtuend sein, etwas auf den Grund zu gehen, aber auch ziemlich weh tun – als würde man eine Schutzhaut herunterreißen.

Sie sagen jetzt unumwunden die Wahrheit und was Sie zu sagen haben, verträgt nicht jeder gut. Ihre Toleranz erreicht den Tiefpunkt, darum wird alles beim Namen genannt. War jemals jemand beliebt, weil er oder sie Fehler, Lügen und Heucheleien gnadenlos aufdeckte? Aber genau diese Energie unterstützt uns bei der Erkenntnis, was wichtig ist und was nicht, ob innerlich oder äußerlich.

Sie haben jetzt natürliche Autorität und sind fest von Ihrer Wahrheit überzeugt – ein sauber gezielter Pfeil. Und wenn Sie wollen, treffen Sie regelmäßig ins Schwarze. Das ist die Kraft, tiefe Veränderungen anzustoßen, ob in uns selbst oder in der Außenwelt. Und es ist eine Kraft, mit der man rechnen muss, wenn sie klug verwendet wird.

»Grrr.«

Sjanie, Tag 23

Wahrheitsliebend

Adele war ziemlich stolz auf sich, weil sie bis zum 25. Zyklustag jede Menge zusätzlichen Druck bewältigt hatte, der in ihrem neuen Job als Lehrerin an einer weiterführenden Schule auf sie zukam. Sie wusste die Übungen zum Zyklusbewusstsein zu schätzen, mit deren Hilfe sie zugleich auf ihre innere Dynamik und ihre Bedürfnisse achtete. Da erschien die Chefin der Wahrheit in all ihrem Glanz mit der Frage, worum es in diesem neuen Job eigentlich ging.

Adele hatte erste Rückmeldungen zu ihrer Unterrichtsmethode bekommen. »Sie bauen eine gute Beziehung zu den Schülern auf«, hieß es. »Die Schüler machen Fortschritte und sind wissbegierig. Sie wissen aber nicht, wo sie am Ende des elften Jahres stehen sollen (in drei Jahren), und sie wissen nicht, nach welchen Maßstäben sie beurteilt werden«.

Das hielt Adeles gefühlvolle Seele nicht aus. »Neiiiin«, heulte sie in sich hinein. »Ich komme mir vor, als wäre ich am falschen Ort. Natürlich wissen sie es nicht, denn ihrer Lehrerin ist das völlig egal. Sie sieht Menschen in ihnen, keine Zahlen.«

Adeles Prämenstruum hatte ihr unmissverständlich klargemacht, was ihr von Natur aus am wichtigsten war.

»Ernsthaft. Braucht jemand meine unzensierte, ehrliche Meinung? Oder will jemand etwas sagen oder tun und ist zu feige dazu? Komm zu mir! Ich bin die Wahrheitskriegerin!

Doch, ich liebe es. Aber, Gooooott, ich muss bluten.«

Linzi, Tag 29

Über den bewussten Umgang mit der prämenstruellen Kraft lernen wir wie von selbst, komplexe Situationen auszuhalten, bis wir ihre beiden Seiten erkennen können. So können neue Ideen entstehen, und wir entwickeln neue, klarere Perspektiven. Aber seien Sie gewarnt. Wenn Sie sich nicht klarmachen, dass Sie aktuell auf Krawall gebürstet sind, vertreten Sie unversehens mit ebenso starken Worten das Gegenteil Ihrer Ausgangsmeinung.

Klug eingesetzt kann diese Energie für einen erbitterten Kreuzzug für die gute Sache genutzt werden – etwas, das am Status quo rüttelt, die Dinge vom Kopf auf die Füße stellt und anderen schlaflose Nächte beschert. Auch hier gilt: Man wird Sie wegen dieser Energie nicht unbedingt lieben, doch wenn Sie dem dienen wollen, was heilig und wahr ist, ist sie unverzichtbar.

Sjanie erinnert sich, wie diese unruhestiftende Energie während einer Tanzzeremonie in ihr aufstieg. Die Energie ist nicht gerade dezent und bei dieser Gelegenheit brach sie sich mit großer Macht Bahn. Plötzlich hatte sie eine klare Vision des Menstruationszyklus als Dreh- und Angelpunkt in der westlichen Kultur.

Ehe sie lange darüber nachdenken konnte, hörte sie sich in einem sehr sanften Umfeld zu den Waffen rufen: »Lasst uns Ärger machen!« Mit einem derartigen Kreuzzug können wir selbstverständlich dienen.

»Ein grimmiger ›Finger weg!‹-Tag. Ich bin wie besessen vor Empörung und Selbstgerechtigkeit. Es gibt gar nicht genug Schimpfwörter, um das alles rauszulassen. Verdammt!«

Sjanie, Tag 23

Stärkere Intuition

Viele Frauen stellen fest, dass sie in diesem Zeitraum besonders kreativ sind. Sie können sich auf ihre Inspiration und ihr Wissen verlassen und darauf zählen, dass bestimmte Einsichten jetzt umgesetzt werden wollen. Damit werden sie zur Hebamme für das Unausgesprochene, noch nicht Manifestierte.

Die hierin wohnende Kraft ist eine tiefe Verbindung mit dem eigenen Körper. Über die eigene lebendige Präsenz spüren und erkennen wir mehr, als man im Alltag sonst wahrnimmt. So wird eine Frau zur Stimmgabel für die subtilen Kräfte, die die materielle Welt formen, und kann die sich anbahnenden Energien und zurückliegende Muster erkennen, die allem zugrunde liegen.

Solche schamanischen Kräfte, die vielfach gefürchtet und missverstanden werden, können uns mit dem Geist des Elements Leben und der Heilkraft der Natur in Kontakt bringen. Zugleich nehmen wir die Welt, aber auch die Kräfte der Zerstörung und Verzweiflung intensiver wahr. Das ist eine oft übersehene Gabe, die uns mit den Realitäten des Lebens verbindet.

Edveejes Kreativität erreicht im Prämenstruum ihren Höhepunkt, was sie gezielt zu nutzen weiß. Sie spürt die Stimmungs- und Energieumschwünge und begrüßt sie schon immer als ihre »Zeit der Wahrheit«, ohne die üblichen Stereotype zu nutzen. Edveeje sagt dazu:

»Meiner Erfahrung nach ist die Phase vor der Menstruation ausgesprochen kreativ, denn ich tauche in die Tiefen meiner Seele ein. Die tieferen Strömungen des Lebens treten zutage und die Muse stellt sich ein (meist in Form von Gedichten und kreativem Schreiben).

Als Künstlerin und Dichterin schraube ich ab dem 21. Zyklustag mein Tempo bewusst zurück, um abzuwarten, was sich kreative Bahn brechen will. Ich schreibe Tagebuch zu Projekten, für die ich noch Inspiration benötige, identifiziere Bereiche, die meine kreative Aufmerksamkeit benötigen, und versuche, ihnen Raum zu geben.

Nach vielen Monaten und Jahren, in denen ich diese Phase als besonders gefühlsbeladen und kreativ erlebt habe, gehe ich mit einer Erwartungshaltung in sie hinein. Vielleicht entsteht dadurch eine selbsterfüllende Prophezeiung und mit ihr der Raum, in dem die Muse ihre Flügel ausbreiten kann.«

Offen für die eigene Einzigartigkeit

Angesichts der Tatsache, dass die Angst, nicht dazuzugehören und sich nicht anpassen zu können, zu den größten Ängsten des Menschen gehört, ist es sehr heilsam, wenn der innere Herbst dafür sorgt, dass Ihr »höfliches, sozialisiertes Selbst« ins Gras beißen muss.

Ohne die Fähigkeit, ganz wir selbst zu sein, sind wir in Gefahr, den Anschluss an das Einzige zu verlieren, was uns nach Hause führen kann: uns selbst.

Zum Teil ist die eigene Initiationsreise ein Prozess, der herausarbeitet, was uns besonders und einmalig macht. Gleichzeitig jedoch lernen wir dabei ein Mitgefühl, das uns eine tiefe Zugehörigkeit zum Leben vermittelt. Über die Vielfalt und das unausweichliche Strahlen Ihrer Einzigartigkeit wächst die Erkenntnis des Eins-Seins mit allen Aspekten des Lebens. Und genau dieses Einzigartige – Ihre Urkraft – benötigen Sie, um die Herausforderung des Prämenstruums zu meistern.

Im Prämenstruum kommt ein Punkt, an dem wir uns leer und ausgelaugt fühlen. Da das Energieniveau tatsächlich gerade seinen Tiefpunkt erreicht, ist es wenig überraschend, wenn eine Frau sich jetzt emotional und körperlich angeschlagen fühlt. Ihr geht sprichwörtlich der Dampf aus und auch der Kampfgeist ist wie weggeblasen.

Manche Frauen haben jetzt von praktisch allem gründlich die Nase voll. Sie haben es satt! Wenn einem jetzt nicht bewusst ist, dass der Zyklus sich gerade dem Ende zuneigt, fragt man sich, was denn bloß nicht stimmt. Warum fühle ich mich plötzlich so schlapp und kann mich für nichts begeistern? Da Faulsein, Ausspannen und Nichtstun nicht unbedingt große Wertschätzung genießen, zwingen sich viele Frauen durch diese Phase oder wollen diesen Gefühlen partout keinen Raum geben.

Aber, meine Liebe, der Zyklus ist weise, und Sie sollen sich auf etwas vorbereiten. Dieses mangelnde Interesse leitet über zu einer Superkraft: der Kraft, loszulassen und sich hinzugeben. Es geht um die Kraft, loszulassen, sich treiben zu lassen und den Versuch aufzugeben, alles im Griff zu haben. Wir lassen der Natur ihren Lauf. Unterschätzen Sie niemals, welche Macht darin liegt.

In Sjanies Familie kann das beispielsweise so aussehen: In den ersten zwei Zykluswochen hat sie die Oberhand. Wann immer sie ein Spielzeug auf dem Boden oder eine nicht weggeräumte Tasse sieht, räumt sie alles weg. Doch mit der Lethargie und Müdigkeit des Spätherbstes sieht die Sache etwas anders aus. Sie hat einfach nicht mehr die Energie, anderen hinterherzuräumen oder Dinge zu erledigen, die ihr kostbare Kraft rauben.

Doch auch im Loslassen ruht große Macht – aufgeben, alles hinwerfen und dem häuslichen Chaos seinen Lauf lassen. Und genau diese mächtige Kraft, die wir kaum aufbringen, wenn das Ego die Oberhand hat und wir voller Energie stecken, ist an unserem Tiefpunkt leicht zugänglich.

Ganz ähnlich wie die abendliche Müdigkeit Sie in den Schlaf sinken lässt, bereitet die abebbende Energie darauf vor, sich vom Alltag zurückzuziehen und in den tieferen, erweiterten Bewusstseinszustand der Menstruation einzutreten.

Die Energie richtet sich jetzt ganz nach innen und Ihre Psyche weiß, dass sie bald in spirituelle Ekstase eintreten kann. Plötzlich sind das Spielzeug und die Tasse nur noch nervig, eine lästige Ablenkung von den Tiefen, die nach Ihnen rufen. Kein Wunder, dass eine Frau jetzt leicht reizbar ist und bei der kleinsten Bitte aus der Haut fährt.

Gegen Ende des Zyklus fühlen Sie sich vielleicht wie durchsichtig, während Sie alle Masken fallen lassen, mit denen Sie andere normalerweise beeindrucken möchten oder mit denen Sie gefallen wollen. Darunter jedoch liegt eine starke Verletzlichkeit, die mitunter nur schwer zu ertragen ist.

Ihr Inneres sagt jetzt: »Hallo, wo bleibt eigentlich hier die Anerkennung? Ich rüste mich gerade für eine Durchquerung kosmischer Welten und da soll ich für euch die verdammte Tasse wegstellen?«

Jetzt kann die Achillesferse zum Vorschein kommen und schon die kleinste Kritik bringt uns aus der Fassung. Diese zerbrechliche Feinfühligkeit ist im Alltag schwer zu leben und stellt somit eine weitere Aufforderung zum Rückzug dar. Die aktuelle Empfindsamkeit gehört nicht an die große Glocke, kann jedoch dazu führen, dass wir uns und unsere Angehörigen und Freunde besser kennen lernen. Bei einer gefestigten Beziehung zu uns selbst und zum Partner oder zu der Partnerin – wenn Sie sich in einer Beziehung befinden – kann sie das Tor zu einer glücklichen, ehrlichen Verbindung sein.

Darauf gehen wir in Kapitel 5 (S. 151) und Kapitel 7 (S. 218) näher ein. Wenn Sie mit dieser Verletzlichkeit leben können, wird die göttliche Liebe Sie finden. Denn die demütigende menschliche Erfahrung des Prämenstruums geht Hand in Hand mit der Begegnung mit dem Göttlichen.

Die Initiationsaufgaben des inneren Herbstes

Ihre Initiationsaufgaben lauten jetzt:

- in den Spiegel blicken
- Bilanz ziehen (sich der inneren Kritikerin stellen)
- präsent bleiben
- genau hinsehen

Insbesondere zwei Aufgaben gehen Hand in Hand. Einerseits müssen Sie in den Spiegel blicken: Stellen Sie sich Ihrer Schattenseite und entfernen Sie alles, was Ihnen nicht mehr entspricht, alles, aus dem Sie herausgewachsen sind. Und während Sie sich mit Ihrer individuellen Geschichte und ungesunden Verhaltensweisen auseinandersetzen, sind Sie auch dazu aufgerufen (und das ist die zweite Aufgabe), ganz Sie selbst zu sein und Ihrer Wahrheit treu zu bleiben.

Um es anders auszudrücken: Sie müssen sich Ihrem Schatten stellen *und* Ihr Licht beanspruchen. Diese beiden Aufgaben unterstreichen die Widersprüchlichkeit, die Sie während des Prämenstruums aushalten müssen. Ertragen Sie die Wahrheit, die in diesen gegensätzlichen Positionen steckt? Auf irgendeiner Ebene müssen Sie sich bei jedem Gang durch den inneren Herbst mit dieser fundamental menschlichen Herausforderung auseinandersetzen.

Im Grunde genommen lautet der Auftrag, sich als schlichten Menschen und zugleich als etwas Heiliges zu begreifen. Ihre Fehler, Unzulänglichkeiten und Macken ehrlich einzugestehen und zugleich zu spüren, wie perfekt Sie sind – dass alles, was Sie erlebt haben, sich zusammenfügt und dass Sie letztlich über unbegrenztes Potenzial verfügen.

Eine weitere, eng damit verbundene Aufgabe besteht darin, sich auch verstörenden Gefühlen zu stellen, die tief in Ihnen gären, ohne sie als »falsch« einzustufen oder sich dafür zu schämen. Das ist gemeint, wenn wir davon sprechen, »die Spannung zu halten«. In Kapitel 9 (S. 255) gehen wir näher darauf ein.

Können Sie sich zugestehen, auch mal nicht perfekt zu sein und sich unwohl zu fühlen? Können Sie in diese Bereiche hineinarbeiten und sie so lassen, wie sie sind? Ihre innere Kritikerin ist jetzt in Hochform und tendiert dazu, alles niederzuwalzen. Deshalb müssen Sie lernen, wie Sie mit dieser kritischen Stimme umgehen und dem nachspüren, was »nicht klappt«, ohne dass die Kritikerin derart Amok läuft, dass Sie aufgeben.

Es kommt darauf an, sich den schwierigen, kritischen Kräften ernsthaft zu stellen, ohne voreilige Entschlüsse oder vereinfachte Lösungen vom Zaun zu brechen. Wer diese Spannung bewusst halten und erkennen kann, erweitert den inneren Raum und wächst sozusagen in sich selbst hinein.

»Ich lebe in einem Irrenhaus. Gestern hatte ich noch Panik, dass nichts ewig hält. Alles ist ständig im Fluss, blablabla … Und heute kommt es mir so vor, als würde sich nie etwas ändern, also das krasse Gegenteil.

Mein Leben wird noch ewig vom Windelwechseln, irrationalen Menschlein und schlaflosen Nächten aufgefressen werden.«

Sjanie, Tag 25

Zeit für Feedback

Das Prämenstruum ist der Zeitpunkt, an dem der Zyklus Rückmeldung gibt. Es führt uns genau vor Augen, worum wir uns kümmern sollten, was sich verändern muss und was nicht funktioniert. Wir bekommen Feedback zum allgemeinen Gesundheitszustand und Stresspegel, zur Frage, wie gut wir uns um uns selbst kümmern, zu Beziehungen, kreativen Projekten, spirituellen Bedürfnissen und vielem mehr. Die Aufgabe besteht darin, präsent zu bleiben und angesichts dieser Rückmeldungen so freundlich wie möglich mit sich selbst umzugehen.

In den letzten Zyklustagen ebbt die Energie völlig ab. Wir haben das Gefühl, dass uns die nötige Kraft ausgeht, werden müde und unsicher. Kümmern Sie sich daher radikal um sich selbst und gestehen Sie sich einen vorübergehenden Rückzug aus dem Alltagsleben zu.

Je mehr Sie diese wenig glamouröse Phase begrüßen und sich von ihr rupfen lassen, desto geerdeter und authentischer werden Sie sich fühlen. Und das verleiht dem, was Sie tun, mehr Substanz, Bedeutung und Erfolg. Die Aufgaben der »Tage vor den Tagen« stellen von Natur aus eine größere Herausforderung dar. Praktischerweise haben Sie jedoch viele Zyklusjahre Zeit, sie durch stetes Üben zu meistern. Wenn Ihnen das erfolgreich gelingt, ist die Menopause (beinahe) ein Klacks.

Die Initiationsschwellen des inneren Herbstes

Beim Übergang in den inneren Herbst geht es vor allem um die bewusste Erkenntnis, dass Sie eine Macht sind, mit der man rechnen muss. Halten Sie die Augen weit offen und seien Sie sich bewusst, welchen intensiven Nachhall Ihre Gegenwart, Ihre Worte und Ihre Aktionen haben können. Können Sie diese Kraft weise nutzen, ohne mit sich selbst oder anderen zu unsanft umzugehen?

Die Herausforderung besteht im langsamen Vorgehen. Jetzt gehört ein gewisser Abstand zwischen die eigenen Impulse und das Handeln. Das ist nicht immer möglich, und deshalb sollte auch das x-te Stolpern in diesem Dickicht die Erkenntnis untermauern, dass Sie einfach ein menschliches Wesen sind.

Emotionen animieren uns zum Sprechen und Handeln und wenn sie unter Druck stehen (wie kurz vor der Menstruation), erfordert es außerordentlich viel Selbstwahrnehmung und Disziplin, sie langsam durchsickern zu lassen und dann unbeobachtet Dampf abzulassen.

Die zentrale Frage ist: Wie kann ich die zersetzende Kraft des Prämenstruums zulassen, ohne selbstzerstörerisch zu handeln oder in Selbsthass zu verfallen? Der unbewusste Umgang mit dieser destruktiven Macht führt leicht dazu, dass sie sich gegen uns selbst richtet und wir in Alkohol, Drogen oder Medikamenten oder aber Essattacken Zuflucht suchen. Suchtverhalten ist in dieser Phase sehr verführerisch.

Ohne eine gehörige Portion innere Freundlichkeit kann diese Phase eine enorme Hürde darstellen. Man geht jetzt leicht der eigenen Geschichte auf den Leim oder fühlt sich zum ewigen Opfer gestempelt, als hätte jemand einen intensiven Hass auf uns.

»Ich hüpfe herum wie Willy Wonka … Alles ist so bunt. Das Geschrei, das Weinen und die Verzweiflung von vor drei Nächten ist ein Gespenst. Und was ist mit der Nacht davor, wo ich bloß noch Sex oder Schokolade wollte? Die Schokolade hat gesiegt! Als hätte ich eine Wahl gehabt.«

Zee, Tag 1

Feiern Sie am Übergang vom inneren Sommer in den Herbst sich selbst. Das ist wichtig, denn es liefert den nötigen Puffer, um sich den eigenen Versäumnissen, blinden Flecken, der Schattenseite und der inneren Kritikerin zu stellen. Jetzt müssen Sie gerüstet sein und aufmerksam registrieren, wann die Kritikerin das Wort ergreift. Hören Sie ihr gut zu.

Als Sofortmaßnahme raten wir zu der Einstellung: ruhig bleiben und zuhören. Das, was die innere Kritikerin zu sagen hat, mag schwer erträglich sein. Das Körnchen Wahrheit darin ist mitunter jedoch Gold wert. Weitere Hinweise zum klugen Umgang mit der Kritikerin finden Sie in Kapitel 6 (S. 197).

Es kann in dieser Phase schon schwierig erscheinen, eigene Bedürfnisse zu haben – besonders, wenn einem beigebracht wurde, dass es selbstsüchtig oder falsch ist, eigenen Wünschen Priorität einzuräumen. Oder wenn kleine Kinder in der Familie unablässig ihre widerstreitenden Bedürfnisse anmelden.

Um diese Zeit fällt es Frauen schwerer, darauf einzugehen, weil ihre eigenen Bedürfnisse sich lauter melden. Wenn diese nicht gestillt werden, versinkt die Frau leicht in einem Sumpf aus Reaktionen, Selbstkritik und Emotionen. Dabei geht der Kontakt zu dem übergeordneten Zusammenhang verloren, der jetzt Unterstützung und Sinnhaftigkeit gewährt.

Klassischerweise kommt dieser Moment der Überwältigung während des inneren Herbstes (als ob das eigene kleine Ich ganz allein das Gewicht von allem schleppen müsste). Interessanterweise bietet uns die unsichtbare Welt jedoch gerade jetzt mehr Unterstützung.

Das verlangt uns viel ab und scheint unsere Fähigkeiten zu übersteigen. Es handelt sich um eine Phase, in der sozusagen unsere psychologischen Muskeln gedehnt und gestärkt werden, um seelische Weiterentwicklung zu ermöglichen.

Allen Müttern sei ans Herz gelegt, dass Sie sich nicht mehr im natürlichen Reich der Mutter befinden, dem inneren Sommer, wo die eigenen Bedürfnisse leiser sind und es leichter ist, eine »gute Mutter« im herkömmlichen Sinne zu sein und sich ganz der Familie zu widmen. Diese Form der Mutterschaft gilt als sozial akzeptabel und erwünscht, weil die Frau ihren Kindern jetzt *alles* geben kann.

Doch für diese Momente des mühelosen Gebens müssen Sie zwischendurch wieder zu sich selbst zurückkehren, den eigenen »Garten« umhegen und Ihren eigenen Bedürfnissen etwas Aufmerksamkeit schenken. Das Prämenstruum ist der perfekte Zeitpunkt dafür. Wer sich vor dem Herbst sperrt und versucht, den ganzen Monat eine »Sommermutter« zu sein, reagiert am Ende trotzig, ausgelaugt und überwältigt, was es immer schwerer macht, gegenüber den Kindern präsent zu bleiben.

Während des inneren Herbstes besteht die Aufgabe auch darin, sich bewusst zu machen, dass zwar manches der Heilung bedarf, wir aber dennoch liebenswert sind. Wenn diese Wahrheit während des Prämenstruums nicht greifbar wird, erfolgt bei der Menstruation eine umso lautere Erinnerung.

So bringt Sie der Zyklus dazu, sich im nächsten Prämenstruum mehr inneren Raum und Wertschätzung zu gönnen, damit die Kräfte der Einsicht, der genauen Analyse und des Selbstausdrucks sich besser entfalten können.

Übung: die Kraft des Prämenstruums steuern

- Halten Sie beim Übergang in den inneren Herbst bewusst inne. Was können Sie an sich selbst und Ihrem Tun anerkennen und würdigen?
- Gehen Sie das Leben etwas langsamer und achtsamer an.
- Sagen Sie häufiger »Nein«.

Die Gaben des Prämenstruums

Allen, die in der Hölle der Tage vor der Menstruation festsitzen, können die nachfolgenden Punkte als kleine Erinnerung daran dienen, was jetzt *wirklich* los ist. Ob Sie es sehen können oder nicht.

- Es geht um die Rückkehr zu sich selbst. Die Innenwelt bekommt einen höheren Stellenwert und erinnert an die eigenen Bedürfnisse und Wünsche.

- Das Betäubungsmittel lässt nach. Die provozierend laute, kritische, komplexe Energie, die sich Bahn bricht, zeigt in Wahrheit, dass Sie wieder zu sich kommen. Versuchen Sie, diese Herausforderung nicht als »PMS-Symptome« abzuwehren oder sich damit herauszureden, sondern sie als die ungeschminkte Wahrheit zu betrachten. Die Lernaufgabe lautet, sie besser zu verstehen und zu nutzen.
- Die Seifenblase ist zerplatzt. Jetzt löst sich eine Frau aus ihren Rollenzuweisungen und findet zu einer tieferen Wahrheit zurück. Anstatt alles zu glauben, was man ihr auftischt, durchschaut sie beispielsweise plötzlich, wo und wie sie manipuliert wird.
- Unvollendetes wird fertiggestellt. Sie räumen innerlich und äußerlich gründlich auf.
- Die innere Kritikerin fordert Rechenschaft. Gehen Sie darauf ein, damit Ihre innere Autorität wachsen kann.
- Eine wilde, rohe, instinktive Elementarkraft erwacht. Ohne sie verlieren wir womöglich den Kontakt zur Natur und werden zur ausgedörrten Hülse.
- Sie werden auf neue Offenbarungen während der Menstruation vorbereitet.

♡ Übung: Zugang zu den Inneren Jahreszeiten durch Zyklusbewusstsein

Damit Sie *Ihre* Inneren Jahreszeiten besser erkennen können – typische Eigenschaften, zentrale Bedürfnisse, Neigungen und sexuelle Wünsche –, können Sie gleich anfangen, Ihr Zyklusbewusstsein weiter zu schärfen. Überlegen Sie:

- In welcher Jahreszeit befinde ich mich gerade?
- Welche Eigenschaften habe ich in welcher Jahreszeit?
- Was sind jeweils meine zentralen Bedürfnisse?
- Wie wirkt sich die jeweilige Jahreszeit auf meine Beziehung aus?
- Ist meine Sexualität immer gleich?
- Was könnte ich ändern, um mich in jeder Jahreszeit authentisch auszudrücken und zu akzeptieren?

Wie verläuft der Übergang?

Übergangstage sind die Momente im Zyklus, an denen wir innerlich von einer Phase oder Jahreszeit in die nächste übertreten, ähnlich den »magischen Tagen« des keltischen Kalenders wie Lichtmess, Beltane, Lughnasadh und Samhain (wobei das Geschehen im weiblichen Zyklus nicht unbedingt dem entspricht, was bei den keltischen Jahreszeitenwechseln geschieht).

Manche Frauen bemerken diese vier Übergangstage deutlicher, weil sie dadurch auf ganz bestimmte, mitunter drastische Weise ins »Stolpern« geraten oder aus ihrem Trott gerissen werden. Frauen, die ein Trauma durchgemacht haben, können gewisse Übergangstage als desorientierend oder verstörend empfinden.

Am besten stellen Sie sich diese Schwellentage als kleine Löcher im Stoff des Lebens vor, wie einen Moment der Leere. Tatsächlich können sie uns mit Leere konfrontieren und mit dem Gefühl, uns würde sozusagen kurz der Boden unter den Füßen weggezogen. Emotional ist das ziemlich unbehaglich und bringt uns ins Wanken. Dieser Eindruck ist in der Regel schnell vorbei, wie ein kurzes Signal im Armaturenbrett, wenn wir schalten. Falls er stärker ausfällt, kann er ein Hinweis auf tiefere Bedürfnisse oder aktuelle Probleme sein.

Generell spüren Sie die Übergangstage stärker, je müder oder gestresster Sie sind. Denken Sie bitte daran, dass der Zyklus mitunter jedes Mal diesen Moment mit sich bringt, der Sie kalt erwischt. Sie brauchen nur zu lachen und diese Anwandlung mit Liebe zu betrachten.

»Wenn wir uns dem Umbruch der Jahreszeit widersetzen, kommt es eher zur ›Scheidung‹ als zum gewünschten Abschluss.«

Rob Bell[6]

Bitte beachten Sie, dass eine Grenzverletzung in den prägenden Jahren (ob sexuell, emotional oder körperlich) dazu führen kann, dass Sie bestimmte oder alle Übergangstage als problematisch und angsteinflößend einstufen. Sie sind wie eine kurzfristige Schwachstelle in der Rüstung, über die sich unterdrückte Gefühle zu Wort melden.

Es lohnt sich, den Zyklus so aufmerksam zu beobachten (also aufzuschreiben), bis eine Frau die eigenen Übergangstage kennt. Neben Selbsterkenntnis führt dies zu einer neuen Ebene der Integration. So wie jede Jahreszeit ihre Aufgaben hat, so verlangen auch die Übergangstage etwas Bestimmtes, und damit sollten wir uns nach Möglichkeit achtsam auseinandersetzen. Es geht um kurze Bestandsaufnahmen, in denen wir uns sammeln, um aufmerksam die nächste Phase anzutreten. Mehr ist nicht erforderlich, aber diese kurze Pause können wir uns zugestehen.

Die Übergangstage aus der Nähe

Nachfolgend beschreiben wir jeden Übergangstag (wie auf der Schatzkarte der Inneren Jahreszeiten auf S. 88 dargestellt) separat. In Kapitel 5 (S. 151), bei den Fünf Kammern der Menstruation, gehen wir auf zwei davon näher ein. Dort widmen wir uns dem Übergang vom inneren Herbst zum inneren Winter (der Vorkammer) und dem Übergang vom inneren Winter zum inneren Frühling (der Auslasskammer). Dargestellt ist dies in der Schatzkarte der Fünf Kammern der Menstruation (S. 154).

Im folgenden Abschnitt nennen wir eine ungefähre Schätzung, wann der jeweilige Übergangstag in einem 28-tägigen Zyklus auftreten kann. Wir erklären, was energetisch abläuft, was von einer Frau verlangt wird und was unserer Meinung nach (gemäß unserem bisherigen Wissensstand) los sein könnte, wenn Sie mit diesem Tag zu kämpfen haben. Denken Sie bitte immer an die Rote Regel, falls Ihre Erfahrungen zum Zeitpunkt der Übergangstage von unserer »Lehrbuchversion« abweichen.

Aus der Menstruation in die Präovulationsphase (Tag 5/6)

Der Übergang von der Menstruation zur Präovulation fordert, dass wir den liebevollen Blick nach innen während der Zeit der Menstruation bewahren und unsere kostbaren Einsichten und Visionen abschirmen, wenn wir nun in den ungefilterten rasanten Alltag zurückkehren.

Jane sieht darin »ein Aufwallen, einen Weckruf, einen Stimmungsheber«, und sagt: »Nach einer bewussten, positiv erlebten Blutung merke ich, wie Körper und Psyche sich ein Tauziehen um mich liefern. Der Körper drängt zum Aufbruch, aber die Psyche mahnt, nichts zu überstürzen und lieber noch ein wenig im Zustand der Menstruation zu verharren.«

Das ist eine ziemlich typische Reaktion. Wer jedoch im Gegensatz zu Jane an diesem Punkt in ein Loch fällt, wo Gefühlsarmut, Angst, Überwältigung, Depression, Leere oder Trauer aufwallen, sollte prüfen, ob einer der folgenden Punkte zutrifft:

- Hatten Sie während der Menstruation nicht genug Zeit für sich, um Körper und Seele ausreichend zu nähren und dem Geist dieser Zeit ehrlich gerecht zu werden?
- Liegt eine allgemeine Abgeschlagenheit vor, zum Beispiel wegen einer Nebennierenschwäche oder chronischer Müdigkeit (Fatigue)? Die Monatsblutung kann weiter auslaugen und dann reichen die Energiereserven möglicherweise nicht aus, um Sie in die Welt zurückzutragen.
- Fühlen Sie sich in der Welt der Menstruation besonders daheim? Manche Frauen lieben es, ganz bei sich zu sein, die Nähe zum Heiligen, das Gefühl der Erdung und Zugehörigkeit. Sie fühlen sich beraubt, wenn das vorbeigeht, besonders wenn diese Kräfte in der eigenen Umgebung nicht anerkannt oder gewürdigt werden.
- Vielleicht sind Sie hochsensibel und fühlen sich von der »realen« Welt überstimuliert und überwältigt. Sie ist Ihnen einfach zu grell.
- Manchmal hat eine Frau eine mächtige Vision empfangen, weiß aber nicht, wie sie damit umgehen soll. Oder sie findet in der Außenwelt wenig Unterstützung für ihre Eingebung. Das kann ein Gefühl der Trostlosigkeit auslösen.

- Mitunter verläuft die Rückkehr zur Normalität so überstürzt, dass man sich zu schnell zu viel zumutet. Jane nimmt diesen Zwiespalt deutlich wahr, wie wir oben lesen konnten. Gut ausgeruht sind wir in der Lage, die neue Energie noch eine Weile unter dem Deckel zu halten. Ansonsten stürmt man vielleicht los und stellt dann fest, dass die Energie zu rasch verpufft. Manche Frauen scheuen auch davor zurück, sich mit ihrer Verletzlichkeit und dem gerade erlebten wehrlosen Selbst auseinanderzusetzen und es in die Welt hinauszutragen. Es ist gut möglich, dass sie dabei einen kleinen, aber wichtigen Anteil ihres Selbst im Stich lassen.
- Im Einzelfall kann auch ein ungelöstes Problem im Zusammenhang mit der Menarche dahinterstecken.

»Kann mich mal bitte jemand in Watte packen? Das Leben tut weh.«

Sjanie, Tag 5

Aus der Präovulation in die Ovulationsphase (Tag 11/12)

Beim Übergang in die Zeit des Eisprungs gibt es genau eine entscheidende Aufgabe für die Frau: Sagen Sie »Ja« zu sich selbst, zu einer Idee, zu *etwas*. Der Zyklus verlangt, dass Sie Farbe bekennen und zu etwas stehen, in das Sie Ihre Sommerenergie verströmen wollen.

Ohne sich einer Sache zu verschreiben, könnten Sie in den Orbit katapultiert werden, weil Ihnen die Hitze des Sommers zu Kopf steigt, oder herumrennen wie ein aufgescheuchtes Huhn.

Sjanie hat herausgefunden, dass ihr Übergang in den Sommer meist an Tag 12 stattfindet. In den Tagen zuvor merkt sie, wie ihr Selbstvertrauen und Wohlbefinden erheblich zunehmen, und sie fühlt sich sehr begehrenswert. An Tag 12 kommt jedoch wie aus dem Nichts ein

Rückschlag. Die untere Körperhälfte fühlt sich schwach an und ihre Beine sind wie Pudding – ganz als würde sie den Kontakt zu ihrem Körper verlieren. Sie lässt sich ablenken, ist in Gedanken ganz woanders und kurzfristig vergesslich.

Als sie dieses Gefühl erstmals registrierte, war ihr noch nicht bewusst, dass dies ihr Übergangstag war. Sie reagierte verwirrt und frustriert, denn sie konnte es nicht einordnen. Als ihr jedoch klar wurde, an welcher Stelle im Zyklus es eintrat, fügte sich alles ineinander. Im Rückblick enthüllte diese Erfahrung, wie sehr sie davor zurückschreckte, sich ganz auf ihre körperliche und sexuelle Attraktivität einzulassen.

Den meisten Frauen fällt dieser Übergang am leichtesten, doch bei Frauen wie Sjanie, die ein spürbares Tief oder innere Unruhe feststellen, kann Folgendes dahinterstecken:

- Angst vor der Energie der Eisprungphase und Unsicherheit, wie man damit umgehen soll
- keine ausreichende Erdung oder keine Verbindung zum eigenen Lebensziel. Vielleicht fällt es Ihnen auch schwer, daran zu glauben und sich voll darauf einzulassen.
- Scheu vor dem Schritt ins Rampenlicht, Scheu davor, sich ungeniert zu zeigen. Hierzu gehört auch die nötige Sicherheit, um die eigene sexuelle Macht zuzulassen. Frauen, die sexuelle Übergriffe oder sexuelle Gewalt erlebt haben, kann das besonders schwerfallen.
- eigene Erfahrungen als junge Frau beim Übergang aus dem familiären Nest ins Erwachsenenleben samt der damit verbundenen größeren Verantwortung

»Ein bisschen komme ich mir vor wie ein leicht verwundetes Tier, das auf die Lichtung stolpert, wo schon die Jäger lauern.«

Sjanie, Tag 13

Aus der Ovulation in die prämenstruelle Phase (Tag 19/20)

Nach der Aktivität des Sommers folgt die Bestandsaufnahme. Was haben Sie geschafft? Worauf können Sie stolz sein? Dieser Übergang dient der Anerkennung eigener Erfolge.

Das ist das große Erntedankfest, ohne das wir für die Begegnung mit der inneren Kritikerin in der Zeit vor der Menstruation schlecht gewappnet sind. Jetzt geht es darum, das Tempo zu drosseln. Veronica verpasst diesen Übergang nie, ob sie ihren Zyklus aufzeichnet oder nicht. »Das ist so eine Energie, die ich gar nicht richtig beschreiben kann. Sie taucht auf und ich weiß, es ist der 21. Tag«, sagt sie. »Mein Bauch ist ›sehr präsent‹ und das innere Grollen baut sich auf. Es ist eine sehr mächtige Energie, die ich nicht kontrollieren kann.«

Auch bei Maisie ist dieser Zeitpunkt sehr ausgeprägt. Sie will sich dann einfach zurückziehen und die Stille genießen. Wenn es ihr möglich ist, geht sie ins Bett und liest und steigt für 24 Stunden aus allen Alltagsverpflichtungen aus. Sie ist keineswegs krank, sondern das ist ihre Methode, ihrer sensiblen Seele das Umschalten zu gestatten und ganz präsent ins Prämenstruum überzutreten.

»Wie auf Kommando werde ich von Nostalgie übermannt. Sehnsucht. Erinnerungen. Die leere Hülle von dem, was war. Es ist sehr auffällig, wie dieses Gefühl mich jeden Monat um diese Zykluszeit getreulich heimsucht. So viel von dem, was uns zufällig erscheint, ist ausgesprochen zyklisch.«

Sjanie, Tag 19

Wenn Sie an diesem Punkt Schwierigkeiten haben, könnte es um Folgendes gehen:

- Sie betrauern, dass Sie die umsetzende Kraft der Ovulationsphase nicht ausreichend genutzt haben.
- keine oder keine vollständige Verbindung zum eigenen kreativen Potenzial
- Sie wünschen sich ein Kind, haben aber keines empfangen oder können keine Kinder bekommen.
- ein Unbehagen, sich mit der eigenen kritischen Energie und der Schattenseite auseinanderzusetzen
- Manche Frauen fühlen sich im inneren Sommer wie zu Hause. Sie wollen sich nicht davon lösen, möchten weiter ihr Leben genießen und über die Stränge schlagen.
- unzureichende Erdung
- Sie können nicht feiern und sich zufrieden auf die Schulter klopfen.

»Den Übergang vom Hochsommer zum Herbst spürte ich so deutlich, als hätte ich plötzlich von einer zur anderen Seite geblickt. Ich habe mich ein wenig in mich selbst zurückgezogen, denn eigentlich wollte ich mich noch nicht von meinem strahlenden, tatkräftigen, sympathischen Ich abwenden.

Aber jetzt entdecke ich den Teil von mir, der die Dinge durchschaut und die Wahrheit sagt, ob zu mir oder zu anderen. Den Teil, der die rosa Brille in die Ecke pfeffert.«

Tessa, Tag 20

Aus der Prämenstruation in die Menstruationsphase (Tag 27/28)

Während Sie im Prämenstruum das Tempo drosseln und offene Punkte unter die Lupe nehmen, müssen Sie sich auch innerlich von der Welt verabschieden, ehe Sie sich sozusagen in der »Höhle der Menstruation« verkriechen. Ohne langsamer zu werden und die Verbindung zum Alltag ausreichend zu kappen, wird es schwer, das Bündel abzulegen und das wahre Glück der Menstruation zu empfangen.

Karim stammt aus einer sehr konservativen Familie, wo der Vater das Sagen hatte. Sie ist eine intelligente, zurückhaltende Frau mit viel Selbstbeherrschung, doch kurz vor der Blutung stiegen in ihr regelmäßig starke Ängste auf, was natürlich sehr unangenehm war. Dann zog sie sich stark zurück und hatte mitunter sogar Suizidgedanken.

Diese Art von Übergangstag kann eigentlich keine Frau übersehen, denn seine Auswirkungen sind im Einzelfall sehr extrem. Typische Beispiele sind:

- starke Erschöpfung
- nicht loslassen können
- geringe Selbstachtung und Perfektionismus
- Schlimme Kindheitsverletzungen kommen wieder hoch, darunter Missbrauch, Misshandlungen, Vernachlässigung oder gar traumatische Geburtserlebnisse.
- keine ausreichende Unterstützung für uns selbst
- Trauer, falls Sie sich ein Kind wünschen und diesen Monat keines empfangen haben
- nicht in einer Beziehung leben, obwohl Sie sich eine wünschen
- zu viel auf dem Schirm haben und sich verausgaben
- ohnmächtig werden (das passiert leichter, weil Frauen jetzt in einen traumartigen, veränderten Bewusstseinszustand übergehen)
- Man unterwirft sich bereitwillig der Zeitplanung anderer, anstatt selbst das Tempo anzugeben.
- Angst vor den tiefen, spirituellen Kräften der Menstruation: dem Tod des Egos und dem Kontakt mit etwas Heiligem

»Gestern wurde alles unglaublich intensiv. Ich wurde von einer automatischen, unbewussten Selbstzerstörungsreaktion kalt erwischt und lag dann die ganze Nacht hellwach im Bett. Wie eine Minidepression. Der heute die süße Unschuld meiner Blutung folgte.«

Sjanie, Tag 1

Übung: die Übergangstage erforschen

- Achten Sie bei Ihren Zyklusaufzeichnungen darauf, wann bei Ihnen die Übergangstage stattfinden.
- Bemühen Sie sich bewusst darum, an diesen Schwellen innezuhalten und sie aufmerksam zu beobachten.
- Lesen Sie anschließend noch einmal den Abschnitt über die Übergangstage, um zu entschlüsseln, welche Botschaft sie mit sich bringen.

Die Inneren Jahreszeiten als Verbündete

Die Inneren Jahreszeiten fordern dazu auf, sich radikal auf die eigenen Erfahrungen einzulassen, und helfen uns, ganz bei uns zu bleiben, damit wir uns nicht übermäßig mit den Grenzen der Frau identifizieren, für die wir uns halten, oder mit den Erwartungen an die Frau, die wir unserer Meinung nach verkörpern sollten.

Die eigenen Inneren Jahreszeiten zu kennen erdet uns in der Komplexität und dem Paradox des eigenen Wesens und ermöglicht uns, ein weites Netz der Liebe über bisher verwaiste Anteile unseres Wesens zu spannen. Aus der entschlossenen Umarmung der eigenen Schattenseite und der eigenen Unvollkommenheit erwächst eine zarte Sanftheit, etwas Weiches, das mehr Leben zulässt. So können wir immer wieder den nächsten Entwicklungsschritt angehen.

Das Lauschen auf die Inneren Jahreszeiten, bei dem wir unser Leben immer wieder bewusst auf unsere Natur abstimmen und ihrem Ruf Folge leisten, ist ausgesprochen nachhaltig und ein zentraler Aspekt der praxisorientierten Spiritualität der Frau.

Kapitel 5 – Die Fünf Kammern der Menstruation

Wenn Sie dem Zyklus den ganzen Monat hindurch treu geblieben sind und sich durch Respekt vor und aktive Arbeit mit Ihrer sich veränderten Energie an ihn gehalten haben, sind Sie seelisch auf das vorbereitet, was wir als den inneren Tempel der Menstruation bezeichnen.

Bisher haben Sie zwei Schatzkarten durchgearbeitet, die Zwei *Viae*, die den Rahmen für den Zyklusprozess bilden und eine erste Kapsel um uns legen. Sie öffnen den Zugang zu den Inneren Jahreszeiten, die uns Einblick in unsere Natur, unsere individuellen Kräfte und in Aufgaben gewähren, mit denen Hilfe wir diese Kräfte nutzen können. Dieser Weg hat Sie an die Schwelle des inneren Tempels geführt, ins Zentrum eines Entwicklungsprozesses und damit ins Allerheiligste – den Sitz Ihrer Urkraft im Vorgang der Menstruation.

Die Schatzkarte der Fünf Kammern

Die Menstruation ist ein Schlüsselmoment der Initiation. Hier durchläuft eine Frau eine »Amputation«, eine Zeit der Unwissenheit, eine Zeit des Erinnerns, des Wiederfindens und der Erkenntnis, wer sie wirklich ist. Endlich kann sie sich wieder an eine besser integrierte und verkörperte Version ihres Selbst anbinden.

Diese Stadien der Menstruation sind in *allen* Initiationsprozessen widergespiegelt, auch in Entbindung und Menopause. Wir bezeichnen sie vollmundig als die Fünf Kammern der Menstruation.[7] Im Einzelnen sind das:

- Kammer 1: Trennung
- Kammer 2: Hingabe
- Kammer 3: Erneuerung
- Kammer 4: Eingebung
- Kammer 5: klare Anweisungen

Die folgende Abbildung (S. 154) zeigt die »Schatzkarte der Fünf Kammern der Menstruation«, die in den inneren Winter eingebettet sind *(siehe Schatzkarte der Inneren Jahreszeiten, S. 88)* und zugleich von der Grundkarte der Zwei *Viae* (S. 69) gehalten wird.

Wie die Inneren Jahreszeiten birgt auch jede der Fünf Kammern bestimmte Kräfte und Aufträge, die einer Frau, die diese erspürt und achtet, Zugang zu einem inneren Heiligtum gewährt, dass ihr einen Sinn für wahre Ganzheit und Zugehörigkeit vermittelt. Die Menstrualitätsübungen aus diesem Kapitel liefern Vorschläge, wie Sie diese Kräfte kultivieren können.

Was sind die Fünf Kammern?

In **Kammer 1, Trennung,** geht es um den Rückzug vor der Welt. Es ist der Moment des »Todes«, eine Amputation des Egos und damit der Übergangsmoment, in dem wir den inneren Tempel betreten. Das ist der wohl spirituell mächtigste Ort im gesamten Zyklus, den wir als den Heiligen Gral bezeichnen.

Kammer 2, Hingabe, betreten wir mit dem Beginn der Blutung (ohne die Schmierblutungen, die bei manchen Frauen vor der eigentlichen Blutung auftreten). Diese Kammer verlangt, dass wir loslassen, uns ganz dem Moment hingeben, die Ungewissheit annehmen und nichts tun.

Die Frau ruht aus, löst sich von allem, was sich im Alltag angesammelt hat, und schafft so Raum für das Neue, das kommen wird. Während sie sich innerlich leert und reinigt, erfolgt eine Rückbindung an den Grund ihres Wesens und ihren ganz speziellen Platz in der *Welt*, ja, im Kosmos. Das Gefühl, gelandet zu sein, ist das sichere Signal, dass Sie in **Kammer 3, Erneuerung,** angekommen sind und die Zeit des Großen Erinnerns einsetzt.

Während der Erneuerung docken wir an unseren Ursprung an. Das kann mit dem Gefühl einhergehen, in einer Gebärmutter zu schwimmen und von Wogen der Liebe überschwemmt zu werden. Es ist der

Zeitpunkt, an dem wir empfangen und eine unglaubliche Bestätigung unseres Wesens in uns aufnehmen. Die dritte Kammer ist der erste Hinweis auf neues Leben und den neuen Zyklus.

Hier regt sich der innere Frühling und die Urkraft spannt vorsichtig die Muskeln an. Wenn Sie Kammer 1 und 2 gut bewältigen, erledigen sich die Kammern 3, 4 und 5 (fast) von allein.

Aus Kammer 3 geraten Sie in den überwältigenden Zustand von **Kammer 4, Eingebung,** mit seiner ganzen ekstatischen Macht. Das ist für Frauen die natürliche Zeit der Visionssuche. Die Urkraft meldet sich zu Wort und Sie können die eigentliche Bedeutung Ihres Lebens wiederfinden, Ihre Berufung. Normalerweise ist sie viel zu groß, aber dennoch unser ureigenes Selbst. In dieser Kammer empfangen Sie auch Antworten auf wichtige Lebensfragen, mit denen Sie gerade ringen. Mit Ihren Visionen können Sie jetzt für sich selbst und Ihre Gemeinschaft zum Orakel werden.

Zuletzt spüren Sie einen erneuten Wandel der Energie. Wenn das Hochgefühl abebbt, folgt **Kammer 5, klare Anweisungen.** Sie stehen kurz davor, den inneren Tempel der Menstruation wieder zu verlassen. Eines dürfen Sie jedoch noch empfangen und das sind klare Anweisungen. Der Zyklus ist nämlich unglaublich praxisnah. Und nach der ekstatischen Offenbarung folgt nun der konkret umsetzbare Auftrag für den kommenden Monat.

Danach kehren Sie in die Welt zurück, um im Einklang mit den übrigen Inneren Jahreszeiten zu leben und mehr über sich zu lernen, bis die nächste Menstruation ansteht, bei der Sie sich erneut mit dem Grunde Ihres Wesens kurzschließen können.

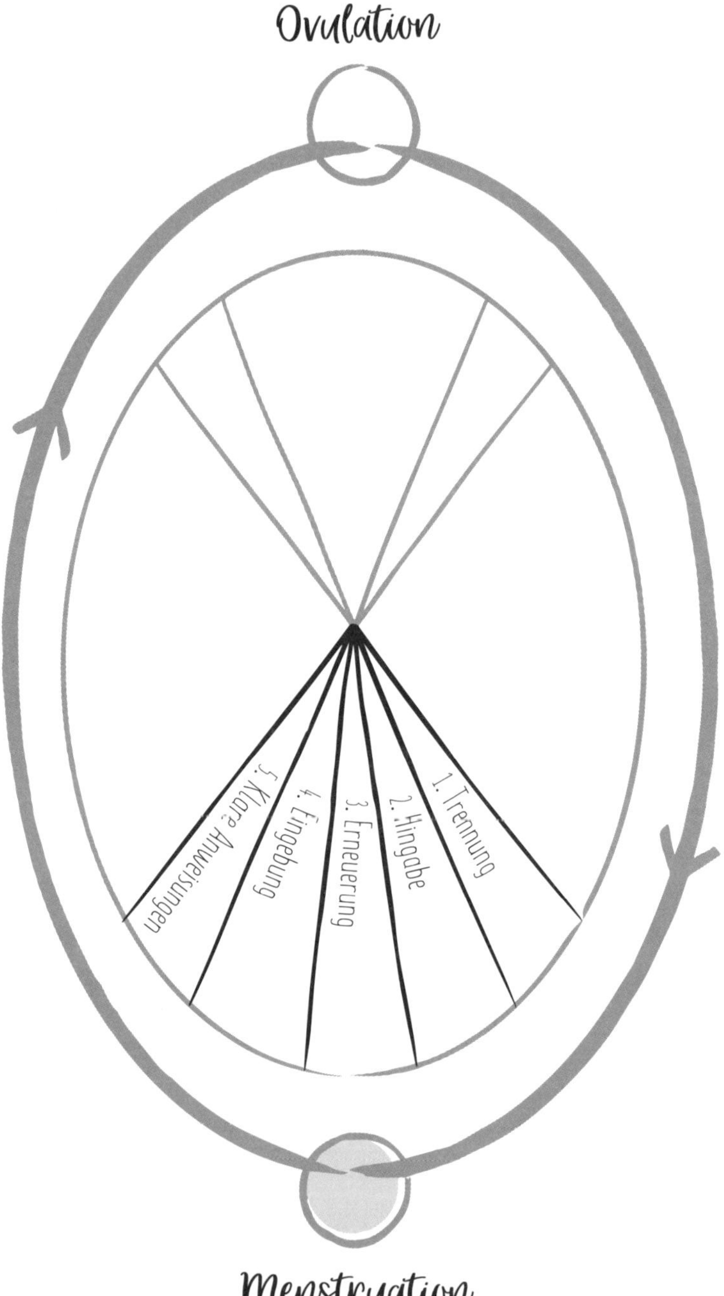

DIE SCHATZKARTE DER FÜNF KAMMERN DER MENSTRUATION

Das eigene Menstruationsmuster entdecken

Abgesehen vom archetypischen Ablauf der Menstruation können bestimmte Eigenschaften einer Kammer jederzeit aufflackern. Sobald eine Frau den archetypischen Ablauf versteht, kann sie daran arbeiten, all die segensreichen Bewusstseinszustände, die damit einhergehen, bewusster und eingehender für sich zu nutzen.

Wenn Sie zu einer dieser Kammern keinen Zugang haben, können Sie selbst feststellen, was fehlt oder angegangen werden sollte. Die meisten Frauen gönnen sich beispielsweise schlichtweg nicht ausreichend Ruhezeit, in der Körper und Seele heilen können. Erst dann kann ihre Fähigkeit zur Visionssuche (Kammer 4) erwachen.

»Die Nuancen und Unterschiede zwischen den Kammern lassen sich am ehesten mit dem Erlernen einer Fremdsprache vergleichen. Die Hochsprache ist das weibliche Prinzip an sich. Die Fünf Kammern sind wie fünf verschiedene Dialekte davon.

Diese Dialekte ähneln einander und weisen zugleich unverkennbare Eigenheiten auf. Sie haben die gleiche Beschaffenheit und Grundstruktur, aber jeder hat seine eigene, authentische Stimme, die nach mir ruft.«

Edveeje

Wichtig ist auch, diesen Ablauf nicht zu wörtlich zu nehmen und jeden Tag der Blutung einer bestimmten Kammer zuzuordnen, ganz als würden Sie diese Bereiche strukturiert und lehrbuchmäßig durchlaufen. Derart ordentlich ist die Psyche (glücklicherweise) nicht.

Jede Frau fühlt oder spürt die Fünf Kammern im Einklang mit ihrer Natur und ihren Bedürfnissen. Womit wir wieder bei unserer Roten Regel wären. Unsere Beschreibungen sind Metaphern. In manchen

Fällen können die Kammern der Menstruation tatsächlich bestimmten Tagen bei einer Frau entsprechen. Sie sind aber auch sehr subtile Seinszustände, die mitunter gleichzeitig zu kommen scheinen.

Das gilt besonders für die Kammern 2, 3 und 4, die leicht miteinander verschwimmen. Wir haben diese Bereiche dennoch bewusst voneinander getrennt, weil es um drei unterschiedliche Funktionen geht – Loslassen und Reinigung, Bestätigung empfangen und eine Vision empfangen –, die sich vielleicht nur kurz und unscharf zu erkennen geben. Je stärker Sie Ihr Tempo drosseln und sich Zeit nehmen, desto besser können Sie sich auf die ganz spezielle Organisation Ihres Wesens einlassen, das ein großes, heiliges Territorium darstellt.

»Meine spirituellen Übungen wie Yoga werden mir mitunter langweilig, doch der spirituellen Praxis der Menstruation werde ich nie überdrüssig.«

Sophie

Ehe wir detaillierter auf die einzelnen Kammern eingehen, noch ein Wort zur Macht. Die Macht, die in allen Kammern spürbar wird, ist die Macht der Präsenz: Es geht um die Fähigkeit, sich auf die unbeschreiblichen, immensen Kräfte einzulassen, die unser Leben durchwirken. Bei der Menstruation erreicht die Akzeptanzkraft ihr Maximum und übergibt uns der Wiederkehr der Wirkkraft.

In **Kammer 3, Erneuerung,** spüren wir die ersten Vorboten des Erwachens unserer gesunden Ego-Anteile und damit auch der Wirkkraft. Wir empfehlen jedoch, dieser Kraft jetzt nur lächelnd zuzuzwinkern und weiterhin loszulassen. Überlassen Sie sich noch ein Weilchen der Präsenz. Auch wenn die Wirkkraft jetzt wiederkehrt, ist sie noch lange nicht erstarkt. Es ist die Kraft der Präsenz, die Ihnen Zugang zu tiefen Einsichten und zu Ihrem Weg gestattet.

Der geheime Pfad zum inneren Tempel

Um den inneren Tempel der Menstruation zu betreten, muss eine Frau vorbereitet sein. Sie können nicht mit Ihrem Alltagsbewusstsein oder der Energie der *Via positiva* über die Schwelle treten. Bei dem Versuch würden Sie gegen eine Wand laufen und sich seelisch, vielleicht auch körperlich, eine blutige Nase holen. Denken Sie einmal an all die dummen Unfälle, die Frauen kurz vor der Menstruation zustoßen.

In seiner Weisheit bereitet der Zyklus Sie vor, indem er versucht, Sie etwas langsamer werden zu lassen, damit Sie den Schritt in den Tempel bewusster vollziehen können.

Die erste Aufgabe besteht darin, sich über Übungen für mehr Zyklusbewusstsein mit Ihrem Zyklusmuster vertraut zu machen. Eine Frau, die den Energiewandel während der Inneren Jahreszeiten berücksichtigt und die Übergangstage wahrnimmt, entwickelt einen feineren Sinn für diese Prozesse und kann sich besser führen. Beides ist entscheidend, um den Brotkrumen zu folgen, die den Weg zum Tempel weisen.

Mit profundem Zyklusbewusstsein in der Tasche ist der erste dieser Brotkrumen der Übergang vom inneren Sommer zum inneren Herbst. Die Menstruation ist hier zwar noch ein Stückchen entfernt, aber dieser Tag ist der erste Hinweis auf den bevorstehenden Abstieg in den Tempel. Besonders wenn eine Frau die Sommerenergie liebt, kann das wie ein kräftiger Ruck sein. Nehmen Sie ihn zur Kenntnis und schalten Sie einen Gang zurück.

Clare ist eine Frau mit Hang zur Ekstase. Bei ihr beginnt der Umgang mit dieser Zeit mit der Berücksichtigung der Schwelle zum Prämenstruum um den 21. Tag herum. Wenn dieser Schritt gut gelingt, ist sie bereits auf halbem Weg zur absoluten Präsenz für die Kammer der Trennung.

Der Prozess des Prämenstruums besteht in der Lernaufgabe, immer mehr Tiefe, Komplexität und Widersprüche in sich aufzunehmen. Je besser Sie Ihre Gefühle ausdrücken können, desto besser lässt sich die

Schattenseite integrieren. Wer nicht ausreichend realisiert, was gerade abläuft, oder sich nicht achtsam genug darum kümmert und liebevoll entwirrt, was sich da Bahn bricht, kann auch von PMS-Symptomen sprechen.

Mit der nötigen Zeit, diese abgespaltenen Anteile anzusehen und zu integrieren, bildet sich eine innere Logik heraus, die den Kanal verfeinert, durch den das Göttliche strömen will. Intensive Gefühle sind manchmal nur Ausdruck für die Souveränität (im Sinne von Autorität) der eigenen Seele, die gesehen werden will, um sich auf diese heilige Zeit vorzubereiten.

Je mehr dies geschieht, desto ebener verläuft der Weg zum Tempel. Ab Tag 25 bekommt Clare von ihrem Innersten Hinweise, bei der Selbstfürsorge keine falschen Kompromisse einzugehen. Sie muss achtsam bleiben und bewusst auf ihre tägliche Zykluserfahrung eingehen, indem sie ausreichend schläft, sich gut ernährt, ihre Bedürfnisse nachvollziehbar anmeldet und nichts tut, was ihr nicht voll und ganz entspricht. Wenn sie sich daran hält, wird sie reich belohnt.

Das Großreinemachen

Kennen Sie den Drang, kurz vor der Menstruation noch einmal gründlich sauberzumachen? Hier dürften sich ziemlich viele Frauen angesprochen fühlen. Der plötzliche Energieschub, der uns saubermachen oder liegengebliebene Tätigkeiten erledigen lässt, ist sehr verbreitet und kann ausgesprochen produktiv und befriedigend sein.

Diese Energie lässt sich auch verwenden, um emotionale Blockaden oder offene Punkte in Beziehungen zu klären. Manch eine Frau schießt in dieser Hinsicht leicht übers Ziel hinaus, besonders wenn sie sich gefühlstechnisch den Rest des Monats zu sehr zurückgenommen hat.

Vor der Menstruation werden wir zur hemmungslosen Wahrheitsfanatikerin, die ohne Umschweife alles auf den Tisch bringt – unser höfliches, sozialverträgliches Selbst ist längst Schnee von gestern.

Was für eine erstaunliche Energie, aus der man so viel machen kann. Sie ist enorm wichtig, um sich für das Betreten des Tempels zu rüsten. Der Impuls, vor dem Rückzug alles in Ordnung zu bringen, entspricht unserer Natur. Verstehen Sie jetzt, wie Ihr Wesen jeden Monat dafür sorgt, dass Sie den Tempel erreichen?

Womöglich putzen Sie etwas, was Sie sonst nie anfassen würden. Alexandra erinnert sich, wie ihre Freundin und Kollegin Laura vor der Menstruation loslegte. Alexandra wohnte während eines Workshops in Italien bei ihr und obwohl ihre drei Söhne hungrig in der Küche hockten, begann sie plötzlich, den Küchenschrank auszuräumen.

So etwas macht man nicht jeden Tag, vielleicht nicht einmal alle paar Monate, und in diesem Augenblick war es ziemlich verrückt. Aber sie tat es trotzdem. Sie steckte in ihrer ganz privaten Blase, der Vorkammer zur Menstruation. Wir lachten. Aber sie zog sich auch für ein ganz privates heißes Bad zurück und schloss die Tür ab – ihre Ein-Prozent-Lösung angesichts eines damals sehr vollen Terminplans.

Die zunehmende Empfindlichkeit, die uns im Prämenstruum langsamer werden lässt, dient der Vorbereitung auf einen problemlosen Eintritt in den Tempel. Jegliches Drängen und jede bewusste Anstrengung Ihrerseits bedeutet Sabotage.

Wenn Sie Ihrem inneren Prozess treu bleiben und zusehen, wie jetzt ein Rädchen ins andere greift, Ihr Spiegelbild betrachten und alle starken, auch unangenehmen Gefühle als den Anspruch Ihrer Seele betrachten, in dieser wichtigen Zeit Gehör zu finden, werden Sie einen sehr deutlichen Ruf vernehmen, sich von der Welt zu trennen. Das ist das Signal für die Vorkammer zur Menstruation.

Der westlichen Kultur ist es sehr wichtig, Dinge umzusetzen. Dann ist die Wirkkraft aktiv. Aber diese Kraft erreicht in diesem Moment ihren Tiefpunkt, ja, sie boykottiert die bewusste Wahrnehmung der besonderen Veränderungen während der Menstruation.

Der letzte Willensakt der Wirkkraft ist daher das »Nein« zur Welt, wenn die Frau den Ruf in den Tempel registriert und sich (hoffentlich) gelassen zurückzieht, um sich einer anderen Macht hinzugeben.

Der »Ruf« zum Tempel

Ähnlich dem Ruf des Muezzins zum Gebet oder dem jüdischen Gebot, freitags bei Sonnenuntergang die Arbeit niederzulegen, vernehmen Frauen einen Ruf in den Tempel der Menstruation. Dieser Zeitpunkt, alles wegzulegen und zu gehen, wird jedoch nicht von einem äußeren Kalender oder der Uhrzeit vorgegeben, sondern von der inneren Uhr. Typische Signale sind:

- Manche Frauen fühlen sich plötzlich leer, verloren, entwurzelt, abgelenkt, abgeschnitten, entfremdet oder empfinden Angst, Panik oder Langeweile. Oder sie wollen einfach alles hinwerfen, ohne Rücksicht auf Verluste.
- Es kann zum Aufschrei im Sinne von »Holt mich hier raus!« kommen, zu übermäßiger Müdigkeit oder zum Tränenausbruch. Manche Frauen fühlen sich bedürftig und möchten getröstet oder im Arm gehalten werden. Andere wollen bloß nicht berührt, vielleicht nicht einmal angesehen werden.
- Manche Frauen sind plötzlich sehr verträumt, scheuen das Rampenlicht und reagieren schüchtern. Die eine erlebt eine durchwachte Nacht, in der sie wie im Rausch und voller Energie vor Ideen nur so sprudelt. Die andere verspürt ein derartiges sexuelles Verlangen, dass ihr nahezu gleichgültig ist, mit wem sie es stillt.
- Möglich ist auch das Gefühl, mit extrem geschärften Sinnen und einer Art Rundumblick in einen stillen inneren Raum überzutreten, eine innere Kathedrale. Oder eine eigene Version davon.

»Eine alte, schmerzhafte Einsamkeit, die der rationale Verstand nicht nachvollziehen kann, weil ich schließlich nie allein bin.«

Sjanie, die zwei kleine Kinder hat, Tag 27

Was jetzt geschieht, hängt sowohl mit der persönlichen Veranlagung und den Bedürfnissen zusammen als auch mit dem, was in Ihrem Leben gerade los ist. Je mehr Leistungs- und Zeitdruck Sie ausgesetzt sind, desto stärker ist der Bruch. Umgekehrt werden die ureigene Schönheit und das Glück dieser Zeit umso spürbarer, je besser Sie Ihr Tempo drosseln und präsent bleiben können.

Eine Frau, die wir kennen lernten, bekommt einen metallischen Geschmack im Mund. Einmal kam diese Empfindung hoch, als sie gerade für ihren Mann und die Kinder das Abendessen zubereitete. Sie wandte sich an ihren Mann und sagte: »Übernimm du. Ich bin hier raus«, und verließ den Raum.

In einem solchen Moment ist ihre Autorität so stark, dass ihr Mann nicht aufbegehrt. Es wird spürbar, dass es nur Ärger gibt, wenn sie bleibt: Das Essen brennt an, ihre Großmütigkeit löst sich in nichts auf und die Spannungen in der Familie kochen hoch, weil sie etwas derart Mächtiges und Ursprüngliches unterdrücken würde, das sich ohnehin Bahn bricht.

Ein anderes Beispiel ist Edveeje, die am Abend von Tag 27 zufrieden mit ihrer Zwillingsschwester und ihrem Partner ein Glas Wein genoss und plauderte. Plötzlich (und doch wie in Zeitlupe) schweifte ihre Aufmerksamkeit ab. Sie konnte sich nicht mehr konzentrieren, war nicht bei der Sache und hörte nur noch mit halben Ohr zu. Je länger sie blieb, desto müder wurde sie, bis das Gespräch ihr völlig uninteressant erschien.

Am liebsten wäre sie mitten im Satz aufgestanden, ohne ihr plötzliches Bedürfnis, allein zu sein, auch nur zu erklären, hätte eine Kleinigkeit gegessen und sich schlafen gelegt. Stattdessen blieb sie sitzen, um niemanden zu enttäuschen, verspürte aber weiterhin den Aufruf zum Gehen. Schließlich sah ihr Partner sie an und sagte: »Du siehst aus, als hättest du Schmerzen. Was brauchst du?«

Seine Frage war ihr Tor zur Wahrhaftigkeit und sie trat hindurch, weil sie wusste, dass der Ruf nur noch lauter werden würde, wenn sie es nicht täte. Nachdem sie beiden mitgeteilt hatte, dass sie den »Ruf zum Rückzug« vernommen hatte, ging sie aus dem Zimmer. Ganz einfach.

Clare bemerkt zuerst einen Anflug extrakorporaler Wahrnehmung. »Ich fühle mich verändert, als ob meine Wahrnehmung umschlägt«, berichtet sie. »Ich stehe ein wenig neben mir, als wäre mein Bewusstsein größer als der Körper. Wenn ich das zulassen kann, in mich gehe und würdige, was da gerade geschieht, anstatt in Panik zu verfallen, bin ich überglücklich.«

Die Fünf Kammern aus der Nähe

Falls die Vorstellung, den Stadien im inneren Tempel der Menstruation einen Namen zu geben, Ihnen bisher neu ist, könnten Sie feststellen, dass sich bereits durch das Wissen um diese Karte erste Einblicke in die verborgenen Zusammenhänge der Menstruation ergeben. Unsere genauere Beschreibung der archetypischen Phasen auf den nächsten Seiten kann ebenfalls dazu beitragen, diese bei sich selbst genauer wahrzunehmen und die Kraft anzuzapfen, die in jeder Kammer ruht.

Kammer 1: Trennung

Himmel und Hölle – der Schritt in die Ungebundenheit

Diese Kammer bietet Zugang zu Erfahrungen wie:

- Ablösung
- Stille

- Verträumtheit, Glück, Freude, Staunen
- Voraussicht
- starke Verbundenheit mit dem Leben; alles fühlt sich heilig an
- das Gefühl, verliebt zu sein, ob Sie in einer Beziehung sind oder nicht
- Verschmelzung
- Einblick in eigene Wunden
- Kreative »Downloads« werden möglich.

Diese Eintrittskammer öffnet sich einige Stunden bis Tage vor dem ersten Tag der Blutung. Nachdem Sie sich von Ihrer üblichen Alltagsrolle gelöst haben, folgt die am wenigsten körperliche und zugleich sensibelste, verletzlichste und schrankenloseste Zeit im ganzen Zyklus.

Potenziell bietet die erste Kammer die gesamte Palette der spirituellen Kräfte der Menstruation. Alles ist grenzenlos, möglich und perfekt. Normalerweise sind wir jedoch nicht ausreichend geerdet, um alles auf einmal zu erfassen. Spirituell ist dies ein besonders exponierter Ort, weshalb die erste Kammer auch als die gefährlichste, gefräßigste, verstörendste Zeit empfunden wird. Es ist ein absolut heiliger Moment, der uns in tiefste Finsternis versinken lassen kann.

Der archetypische Tod des Egos kann plötzliches Entsetzen auslösen, ein Gefühl der Verlassenheit, das umso schlimmer ist, weil man sich plötzlich selbst von allen Göttern und Göttinnen im Stich gelassen fühlt. Dieses Gefühl des Verrats ist ein sicheres Zeichen, dass das Ego gestorben ist und man sich mutterseelenallein dem großen Unbekannten stellen muss.

Der gesamte Zyklus bereitet Sie auf diesen Moment des Ausgeliefertseins vor und die folgenden Kammern ermöglichen Ihnen, ihn voll zu integrieren. Wenn Sie den Weg in diese erste Kammer sehr bewusst gehen, während des Erlebnisses in der Präsenz bleiben und sich die Zeit und den Raum geben, darin zu versinken, können Sie die folgenden Kammern noch intensiver erfahren.

»Die Illusion, das Leben würde ewig weitergehen und der Körper wäre unbesiegbar, zerplatzt wie eine Seifenblase. In Wahrheit ist das Leben im ständigen Wandel begriffen, jeder Körper verwundbar und der Tod Gewissheit.

Das ist nicht etwa ein Gedankenspiel, sondern ein Gefühl, das mich durchströmt. Und das alle unverrückbaren Grundsätze aufwühlt.«

Sjanie, Tag 26

Aufgaben abgeben

Die Menstruation fordert uns auf, uns aus dem normalen Alltag zurückzuziehen, weil es jetzt auf andere Erlebnisse ankommt, die aus der allgemeinen Geschäftigkeit des Lebens heraus nicht zugänglich sind. Sobald Sie sich vom Alltagsbewusstsein lösen, reisen Sie durch die Leere in Ihren ureigenen Tempel.

Dies ist nicht nur eine Passage in fremdes Territorium – das Land des Bluts –, sondern in dieser Leere und durch den Tod des Egos begegnen Sie der Macht des *Weiblichen*. Unser weiblicher Anteil entspringt aus dem Dunkel, aus der absoluten Verwundbarkeit und Leere. Deshalb sehen wir in diesem radikalen Moment das größte Verwandlungspotenzial im ganzen Zyklus.

»Beim Aufwachen hatte ich heute ein besonderes Gefühl. Ich hatte kurz den Verdacht, das Leben hätte sich verschworen, mich zu lieben. Einige Stunden später ging meine Blutung los.«

Sjanie, Tag 1

Weil die Trennung, die wir auch als die Große Leere bezeichnen, so grenzenlos ist, ist das, was hier geschieht, so schwer zu erfassen. Manchmal ist es die Hölle, denn es kann Gefühle der Verlassenheit, der Verzweiflung, ja, des Entsetzens auslösen. Und manchmal ist es der Himmel – dann fühlen wir uns beglückt, geliebt, verbunden. Immer geht es darum, dass wir den Ruf erkennen und darauf reagieren können, dass wir das, was uns gerade bewegt, aufmerksam annehmen und dabei ganz bei uns bleiben.

Erinnern Sie sich an Clare, die nur durch absolute Achtsamkeit in ihren Himmel gelangt? Wenn sie präsent bleibt und sich wichtig genug nimmt, wird sie bei Beginn der Trennung mit einem Glücksgefühl belohnt, das sie folgendermaßen beschreibt:

»Vom vielen Lächeln tun mir schon die Wangen weh. Es ist, als trüge ich jenes tiefe Geheimnis wie einen Schatz in mir.

Ich spüre eine intensive Sinnlichkeit und Erfülltheit, ähnlich einem Orgasmus. Als mir das zum ersten Mal widerfuhr, habe ich geweint. Es hat mich so berührt, dass meine Wahrnehmung und meine Einstellung einfach offen waren. Einen Vorgeschmack darauf hatte ich in den Tagen zuvor mehrfach erhalten.

Selbst wenn ich viel zu tun habe, ist es immer noch gut. Ich bewege mich wie auf Wolken, sinnlich und geschmeidig. Solange ich dieses Gefühl bewahre, kann mich nichts erschüttern, und es kann (bei einem 28-Tage-Zyklus) von Tag 26 bis Tag 2 anhalten.«

Die Dunkelheit der Trennung

Charlotte fühlte sich dieser Kammer früher hilflos ausgeliefert. Sie reagierte verstört und verunsichert. Als sie ihr Lebenstempo zurückschraubte und ihren Zyklus aufmerksam beobachtete, entdeckte sie darin aber auch eine tiefe Authentizität und Wahrheit, die bis zur Geburt ihres ersten Kindes anhielt.

Angesichts der neuen Verantwortung für ihre Tochter und der Rückkehr an den Arbeitsplatz nach einem Jahr Erziehungszeit versank sie in einem bestimmten Monat bei der Trennung in unerwartet tiefe Seelenqualen. Ihre Erfahrung beschreibt sie so:

»Es war Tag 30 und plötzlich erfüllten mich eine Wut und Trauer, wie ich sie seit Jahren nicht mehr erlebt hatte. Die ganze Nacht konnte ich nicht schlafen und war unfassbar wütend, dachte an die drohende Wasserstoffbombe in Nordkorea, den Dschungel von Calais, alles Leid dieser Welt.

Ich war unglaublich traurig. Am liebsten hätte ich mich unsichtbar gemacht. Niemand sollte mich mehr sehen. Und dann kam schließlich das Blut, aber das brachte keine Erleichterung. Nichts. Nur noch mehr Schmerz und das Gefühl, einfach überhaupt nicht zu wissen, was ich brauchte.

Ich verkroch mich im Bett, während mein Partner sich um meine Tochter kümmerte. Aber ich konnte trotzdem nicht loslassen. Ich machte mir Sorgen um die Welt, Sorgen um sie, Sorgen darum, was zur Hölle ich mit meinem Leben anstellte … einfach nur Sorgen. Als würde ich gerade verrückt.

Es ist viele Jahre her, dass ich eine derartige Leere und eine solche Blutung erlebt hatte, und das erschreckt mich, denn ich dachte, ich hätte die Geschichte gut im Griff. Normalerweise waren diese Tage für mich pures Gold.«

Charlotte hatte das Gefühl eines Rückschritts. In Wahrheit jedoch stand sie an der Schwelle zu Veränderung und Weiterentwicklung. Nachdem sie lange ausschließlich für ihr Kind dagewesen war, ging es nun um die Rückkehr in den Beruf und zugleich um die ernsthafte Frage, was sie tatsächlich wollte.

Jeder Übergang im Leben ist für die Psyche eine »Gefahr« und im Verein mit der starken Verletzlichkeit in der Kammer der Trennung war Charlotte davon überwältigt. Es war wie ein Orkan: eine Initiation unter Hochspannung, bei der sie ein neues Territorium in sich selbst erkundete. Um sich in solchen Phasen zu stabilisieren, braucht eine Frau den nötigen Rückhalt in Form von Freundinnen oder Verbündeten.

Generell kann eine Frau ins Loch der Trennung rutschen, wenn sie erschöpft ist, zu viel für andere tut (auf Kosten der eigenen Bedürfnisse und Ambitionen), ein geringes Selbstwertgefühl hat, hochsensibel ist oder in einer Übergangsphase im Leben steckt. Die Verzweiflung kann auch daraus erwachsen, dass aller Schmerz und alles Böse auf der Welt auf uns einstürmen, während wir uns dem eigenen Schatten stellen. Je sensibler jemand ist (und letztlich sind wir alle sensibel), desto stärker leidet man mit der Welt.

Besonders schwer kann die Kammer der Trennung Frauen fallen, die als Kind vernachlässigt, misshandelt oder missbraucht wurden oder frühe Traumata hinter sich haben. Hier kann es an diesem Punkt zu extremer Verzweiflung bis hin zu Suizidgedanken kommen.

Weil man beim Übertritt in die Trennungskammer alle Verteidigungsmechanismen herunterfährt, macht sich der psychologische Einfluss oder die Nachwirkung eines Traumas akuter bemerkbar. Es ist nicht so, dass der Zyklus die Depression oder die Suizidgedanken erzeugt, sondern er legt den Finger in die Wunde. Erforderlich ist hier eine einfühlsame, professionelle Unterstützung in Kombination mit Zyklusbewusstsein, um das Trauma loszulassen und zu heilen.

Wer mit Suchttendenzen jeglicher Art zu kämpfen hat, neigt zum Zeitpunkt der Trennung zu Rückfällen. Das gilt besonders, wenn zusätzlich ein emotionales Trauma vorliegt. Die extreme Verletzlichkeit in dieser Phase kann derart überwältigend sein, dass das jeweilige Suchtmittel helfen soll, der Intensität die Spitze zu nehmen.

Vermutlich kennt jede Frau den Griff zu bestimmten Lebensmitteln in den Tagen vor den Tagen. Sucht hin, Sucht her, so gehen wir mit dem Ausgeliefertsein um. Diese Zeit ist stark aufgeladen und potenziell ekstatisch, birgt aber im Zusammenspiel mit Suchtmitteln auch eine destruktive Tendenz und kann die tieferen Freuden der Menstruation verwässern.

»Der Schmerz der Trennung beruht nicht auf der Trennung von der Welt oder von geliebten Menschen, sondern auf der Erkenntnis, dass wir vom Ursprung getrennt sind, von der Liebe als solcher.«

Tessa, Tag 28

Spirituelle Aufgaben in Kammer 1: Trennung

Ihre spirituellen Aufgaben lauten:

- Sagen Sie »Nein« zur Welt und »Ja« zu sich selbst.
- Halten Sie die Unsicherheit aus, stellen Sie sich dem Unbekannten, der fruchtbaren Leere, ohne sofort nach der Auflösung zu greifen.

Um zu diesem heiligen Boden Zugang zu bekommen, müssen Sie zu anderen »Nein« und zu sich selbst »Ja« sagen, sich vor der Welt zurückziehen und langsamer werden, fast wie in Zeitlupe. Die nächste Aufgabe besteht darin, die Spannung der Unwissenheit, des Unbehagens oder der Unannehmlichkeiten auszuhalten, die Sie jetzt empfinden. Letztlich geht es um die Fähigkeit, sich selbst zu ertragen, wenn alle äußeren Aufgaben wegfallen.

Dieser Prozess verläuft subtil und stark beschäftigte Frauen versuchen gern, ihn abzukürzen. Wenn Sie jedoch wenigstens kurz innehalten und eine Pause einlegen, kann das Gefühl durchdringen, dass Ihnen gerade eine ganz andere Welt voller Liebe und Glückseligkeit winkt. Sjanie erlebte ihre eigene Version einmal in dieser Weise:

»Ich war vollständig von kühler Ruhe durchdrungen, und der Lärm des Lebens schien in den Hintergrund zu rücken. Mein Körper war müde und erschöpft, aber ich registrierte eine lebendige Schwingung auf der Haut, in der Luft um meinen Körper herum.

Mein Energiekörper fühlte sich wunderbar an und schien vor Farbe und Licht zu vibrieren, war jedoch eng um mich geschlungen, denn er schützte mich.

Mir wurde deutlich bewusst, wie stumpf, leblos und leer mein physischer Körper sich fühlte – im Gegensatz zu dieser konzentrierten Lebenskraft in meinem Energiefeld.«

Weil diese Zeit derart aufgeladen ist und Frauen so verletzlich sind, kann der Kontrast zwischen Licht und Schatten frappierend sein. Wer jetzt nicht gut achtgibt, schwankt leicht zwischen den Extremen. Die eigentliche Magie findet statt, wenn Sie beides umarmen können. Dann kann die Leere eine erhellende Zeit sein.

♡ Übung: den Ruf zur Trennung registrieren

- Falls Sie es wagen, Ihren Zeitplan hier und da ein wenig zu verändern, um in der zweiten Zyklushälfte einen Gang zurückzuschalten – an welchen Stellschrauben könnten Sie drehen?
- Welches Signal ruft Sie persönlich in den Tempel?
- Malen Sie sich aus, wie es wäre, diesem Ruf Folge zu leisten.
- Nehmen Sie sich vor, bei der nächsten Blutung den Ruf zu registrieren und bestmöglich darauf zu reagieren.

Kammer 2: Hingabe

Der Schlüssel zu Ihrem Zuhause – loslassen, reinigen und wieder an den Grund Ihres Wesens andocken

In dieser Kammer werden folgende Erfahrungen möglich:

- Entgiftung oder Freisetzung von Spannungen, Müdigkeit und negativen Gefühlen
- tief empfundenes Loslassen
- Trauer
- Erleichterung
- Rückkehr zur Erde und zum Grunde unseres Wesens

»Heute singt die Welt. Letzte Nacht habe ich meine Periode bekommen.«

Alexandra, Tag 1

Diese Kammer betreten Sie am ersten Tag der Blutung. Vermutlich haben Sie ein starkes Bedürfnis danach, jetzt zur Ruhe zu kommen oder zumindest ganz langsam zu machen. Wir betrachten diese Kammer als den Schlüssel zur Tempeltür.

Manche Frauen weinen in diesem Augenblick, was einem plötzlichen Gefühlsausbruch entspricht. Plötzlich fühlt man sich sehr winzig, und es ist, als würde man um die spezielle Grenzenlosigkeit oder Unermesslichkeit der Entkörperung in Kammer 1 trauern. Gleichzeitig werfen Sie alle verbliebenen Hüllen oder Schleier ab, um sich ganz dem Göttlichen zu überantworten.

Solange wir in der Außenwelt unterwegs sind, sammelt sich »Zeug« an, Gefühle, ein »Festsitzen«, Spannungen, Verletzungen, Ängste und Befürchtungen, Kämpfe mit uns selbst. In diesem Moment lassen wir all das heraus, ganz mühelos. Die Freisetzung erfolgt in dem Moment, wo wir uns den Bedürfnissen des Körpers unterwerfen. Alles, was eine Frau tun muss, ist nachgeben – und das fällt vielen besonders schwer.

Sie glauben, sie könnten sich die Verschnaufpause einfach nicht leisten, denn es gibt doch so viel zu tun. Sie fühlen sich schuldig, weil sie nicht genug geschafft und die Pause nicht verdient hätten. Oder sie sind schlichtweg davon überzeug, dass der Wunsch nach einer Atempause eine Schwäche wäre. Schlimmer ist es jedoch, sich keine Ruhe zu gönnen.

In unserer Kultur der *Via positiva* wird die Kraft, die dem Nichtstun innewohnt, ignoriert. Jetzt können Sie diese Kraft entdecken. Wir sollten hinzufügen, dass der Drang zum Innehalten ohnehin unvermeidlich ist. Entweder legen wir bewusst eine Pause ein oder wir werden durch Krankheit, Suchtverhalten oder einen anderen teuflischen Plan des Körpers dazu gezwungen.

Eventuell stoßen Sie auch auf einen anderen Grund, nicht loszulassen, nämlich Furcht. Eine Furcht davor, dass Sie – wenn Sie denn innehalten – unerwünschten Gefühlen ausgeliefert sein könnten, oder das Wissen, dass Sie den Kern Ihres Lebens und Ihrer Lebensweise infrage stellen könnten. Deshalb wagen Sie es nicht, den Schlüssel zu drehen.

Dieses Zögern ist zu respektieren und damit meinen wir, dass man es auf sanfte Weise angehen sollte.

Veronica liebt ihre Menstrualitätsaufgaben und sorgt dafür, dass sie Zeit und Raum dafür schafft. Um die Hingabe jedoch macht sie einen Bogen, indem sie sich mit diesem und jenem ablenkt und sich nie wirklich darauf einlässt. Im Laufe der Jahre hatte sie mit Depressionen zu kämpfen und solange sie sich proaktiv mit der Welt befasst, kann sie diese Neigung in Schach halten.

Sie ist eine feinfühlige, integre Frau, und es ist, als ob sie in ihrem Innersten wüsste, dass hier wahre Tiefe auf sie wartet, die respektvoll und im eigenen Tempo anzugehen ist. Ergänzen möchten wir hier, dass manche Frauen sich erst absolut sicher fühlen müssen, ehe sie loslassen können.

»Ich tauche aus meiner Höhle auf, um euch mitzuteilen, wie sehr es mich überrascht, dass es mir derart schwerfällt, mich dem Reiz der völligen Untätigkeit zu überlassen.«

Veronica, Tag 2

Ein sanfter Umgang mit sich selbst

Gehen Sie bitte liebevoll mit sich um und vertrauen Sie der Weisheit Ihres Körpers, den es in der Regel nach weichen Kissen, dem Sofa oder dem Bett verlangt, nach sanfter Musik, gedämpftem Licht und niemandem (wirklich niemandem), der etwas von Ihnen will.

Sobald Sie loslassen, offenbart sich das Geheimnis der Hingabe: Das Leeregefühl ist in Ordnung und geradezu erleichternd. Die Psyche schaltet auf neutral und Sie können mühelos pausieren.

Allenfalls heben Sie noch gelegentlich die Hand, um wie einst die reichen Römer gelassen eine gesunde Leckerei in den Mund zu schieben. Wenn das gerade nicht möglich ist, lösen Sie sich wenigstens von allem Druck: Zeitdruck, Leistungsdruck, sportlichem Druck, Perfekte-Familie-Druck, Gute-Freunde-Druck, was auch immer! Lassen Sie es hinter sich. Heute ist ein Tag, um sich treiben zu lassen, herumzutrödeln und nur zu *sein*.

Letztlich geht es darum, jede Alltagsrolle abzulegen, die an Ihnen zerrt, um sich dem tatsächlichen Rhythmus des eigenen Wesens anzupassen. Und der ist jetzt deutlich langsamer. So kann Ihr wunderbarer Körper seiner Aufgabe nachgehen, loszulassen und zu heilen.

Es ist möglich, dass Sie gerade sehr empfindlich sind und sich am liebsten gründlich ausweinen möchten. Oder Sie werden wütend. Oder Sie stellen fest, dass Sie sich einfach nicht mehr rühren können. Was es auch ist: Lassen Sie es zu. Manche Frauen wollten über nichts nachdenken und keine Entscheidung treffen. Dann lassen Sie es. Sie können Ihre Antworten auch später finden.

»Es fühlt sich so an, als wenn mich eine einfühlsame Präsenz liebevoll betrachtet, und ich kann nicht anders – ich zerfließe in Tränen.

Ich habe das Gefühl, gesehen und verstanden zu werden. Ganz als würde die große Mama ihre Arme nach mir ausstrecken, bis meine tiefsten, geheimsten Gefühle sich entwirren. Es lösen sich Gefühle, die mein Herz umhüllen und Intimität und Verbundenheit verschleiern.«

Sjanie, Tag 1

Zeit zu heilen

Nachdem Laura in Italien einen der ersten Workshops von Alexandra organisiert und gedolmetscht hatte, blutete sie am folgenden Tag. Ja, tatsächlich. Trotz aller Bemühungen fand der Workshop unglaublicherweise in den zwei Tagen vor ihrer Blutung statt, also in der Kammer der Trennung. (Einer jener Momente, in denen Frauen ihre Periode vielleicht doch einmal verfluchen!)

Am Morgen nach der Veranstaltung konnte sich Laura kaum noch rühren und auch nicht mehr sprechen. Sie war nicht mehr ansprechbar, jedoch innerlich auf einer wichtigen Spur, bei der ihr nahezu wie im Traum eine Selbsterkenntnis nach der anderen kam.

Nach zwei Stunden tauchte sie wieder auf, als wäre etwas abgeschlossen, aß eine Kleinigkeit und fuhr (wenn auch vorsichtig und langsam) zu ihrem Teilzeitjob. Die tiefe wort- und reglose Versenkung in sich selbst hatte viel von der Spannung gelöst, die sich durch die Organisation der Veranstaltung in ihr aufgebaut hatte. Danach war sie beinahe wie neu geboren, wenn auch nach wie vor müde und sehr ruhebedürftig.

Was diese Geschichte illustriert ist, dass die Menstruation uns auch gründlich reparieren kann, wenn wir sie lassen. Sich hinzugeben ist der erste Schritt des Antistressangebots der Menstruation und je gestresster eine Frau ist, desto deutlicher wird sie feststellen, dass sie sich nicht mehr bewegen kann. (Der zweite Schritt erfolgt in der Erneuerungsphase.)

In der Kammer der Hingabe verweilen Frauen je nach Energieniveau und üblicher Belastung unterschiedlich lange. Zwischen 20 und 30 verläuft der Übergang von der Hingabe zur Erneuerung relativ nahtlos, dringt aber nicht unbedingt so tief. Mit Ende 30 oder Anfang 40 – und besonders, wenn noch Kinder zu versorgen sind – kann dieses Stadium gefühlt auch mehrere Tage dauern. Es kommt Frauen so vor, als kämen sie nicht genug zur Ruhe, und damit fällt es ihnen schwer zu erkennen, wann die Erneuerung einsetzt.

Das ist teilweise dem Ausmaß der Müdigkeit geschuldet. Zugleich erschließt sich uns mit zunehmendem Alter immer mehr, wie groß das Territorium der Menstruation doch ist. Die Seele scheint tiefer vorstoßen zu wollen. Hungrig wühlt sie in den innersten Winkeln unseres Seins, um aus dieser Reinigungsphase möglichst viel herauszuholen.

Interessanterweise ist es trotz des Bedürfnisses loszulassen keineswegs ungewöhnlich, dass Frauen am ersten Tag der Blutung einen geradezu berauschenden Energieschub erleben. Der erfolgt dann genau zum Einsetzen der Blutung, noch ehe sie richtig in Gang kommt.

Dieses Phänomen wurde mit dem Erwachen der Kundalini-Energie verglichen und scheint nicht unbedingt körperliche Energie, sondern ein ekstatisches Aufwallen zu sein. Dann besteht die Tendenz, loszuziehen und diese Energie zu nutzen, wie es die Dominanz der *Via positiva* unserer Kultur verlangt.

Eine Frau erzählte Alexandra, dass sie beim Korbball an diesem Tag ihre Bestleistung vollbracht hätte. Dennoch warnen wir davor, diese Energie im Sinne der *Via positiva* einzusetzen, weil wir davon überzeugt sind, dass sie der Erneuerung von Körper und Seele dienen sollte. Und damit die stattfinden kann, müssen Frauen sich eher hingeben, als sie aktiv zu nutzen.

Spirituelle Aufgaben in Kammer 2: Hingabe

Die spirituellen Aufgaben lauten jetzt:

- die To-do-Liste verbrennen
- ausruhen, herumtrödeln und den eigenen Rhythmus wiederfinden
- dem nachgeben, was in uns hochkommt
- dem Prozess vertrauen

Aktuell verlangt der Kosmos erstaunlich wenig. Es reicht schon, wenn Sie sich ausruhen, schlafen und darauf vertrauen, dass die Welt nicht stehenbleibt, nur weil Sie nicht voll einsatzfähig sind. Dazu gehört das gar nicht so einfache Urvertrauen, dass jemand oder etwas für Sie sorgen wird (was auch immer das bedeuten mag).

Wenn wir aufgeben und die rote Fahne hissen, dreht sich der Schlüssel zur inneren Heimstatt (unsere zweite Bezeichnung für die Kammer der Erneuerung) und erdet eine Frau im Grunde ihres Wesens, also in ihrem Selbst. Der schlichte Akt des Nachgebens führt dazu, dass das Liebes- und Bindungshormon Oxytocin ausgeschüttet wird und die Frau in ein beruhigendes, beglückendes Energiefeld hüllt, das sie rundum umschließt.

Der zweite Teil des Stressabbauprozesses, den die Menstruation bietet, fühlt sich an wie eine Rückkehr in den Mutterleib und ist das Zeichen, dass Sie die Kammer der Erneuerung betreten haben.

»Wenn ich beim Aufgeben ankomme, folgt bald das intensive Gefühl, von meinem Körper unterstützt zu werden. Das Blut ist wie eine Nabelschnur, die nährt, Wachstum ermöglicht und mir gestattet, den Neuaufbau in der nächsten Kammer anzunehmen.«

Sjanie, Tag 1

Übung: So provozieren Sie das Aufgeben

- Wenn Sie keinerlei Verpflichtungen hätten – was würden Sie gern tun, wenn die Periode einsetzt? Lassen Sie Ihrer Phantasie freien Lauf.
- Können Sie sich ein Prozent davon zugestehen?
- Setzen Sie das eine Prozent um: Es ist immer machbar und es hat eine Wirkung.

Kammer 3: Erneuerung

Endlich daheim. Liebe tanken und die Umarmung der Mutter annehmen.

In dieser Kammer winken folgende Erfahrungen:

- der Oxytocinschub, die Umarmung der Mutter, das Gefühl, geliebt zu sein
- die Erinnerung an das eigene Selbst: »Ich habe einen Platz im Leben. Ich gehöre dazu.«
- Erdung, Bedeutung und Ganzheit

Jetzt sind Sie ganz im inneren Tempel eingetroffen. Das ist zugleich der Ort größter Tiefe und der Beginn des Aufstiegs in den neuen Zyklus, auch wenn Sie nicht aktiv dazu beitragen müssen. Es reicht, wenn Sie sich hingeben und empfangen. Psychisch ist es ein Moment der Empfängnis, in dem Ihr göttlicher Funke sich mit Ihrem irdischen, körperlichen Selbst verbindet.

Etwas Heiliges hat in Ihnen eine Heimstatt gefunden und vermittelt eine bedingungslose Bestätigung, dass Sie genau richtig sind – so wie Sie sind. Alles fühlt sich gut und zutiefst bedeutsam an. Hier besteht etwas Schützendes, das einer Frau gestattet, sich in jeder Hinsicht als »ganz« zu empfinden – ein dickes, fettes »Ja« zu sich selbst zu sagen, das weder Scham noch Zweifel durchdringen können. Stellen Sie sich einmal vor, Frauen würden sich wirklich allmonatlich eine Dosis davon abholen!

Die Hingabe in der vorherigen Kammer hat metaphorisch die Falltür zur Liebe entriegelt, die Sie jetzt übermannt. Sie sind von Liebe erfüllt: Das ist eine Oxytocinflut in Reinkultur. Oxytocin wird über Berührungen aktiviert, über sexuelle Begegnungen, bei der Entbindung, beim Stillen und wenn die Gebärmutter sich während der Blutung zusammenzieht. Während der Menstruation trägt es zu den erstaunlichen Empfindungen von Glück, Verschmelzung, Zugehörigkeit, Sicherheit und Heilung bei.

Tief in der Frau beginnt jetzt alles zu heilen, was zerbrochen oder verletzt ist. Jetzt wird sie gehalten und ihr wird nur eine einzige Fähigkeit abverlangt, nämlich Liebe zuzulassen. Während sie gleichzeitig ihre Energiespeicher wieder füllt.

> *»Ein Gefühl, liebevoll zurechtgehämmert zu werden. Ein alchimistischer Prozess. Wie ein kostbares Kunstwerk, an dem Monat für Monat weitergearbeitet wird. Ich fühle mich so im Reinen mit mir selbst und meinem Körper und mit dieser Welt. Alles ist exakt so, wie es sein muss.«*
>
> *Sjanie, Tag 2*

Die Liebe einlassen

Manchen Frauen kann es schwerfallen, ausreichend loszulassen, um die Liebe einzulassen. Der Grund dafür kann zum Beispiel eine gewohnheitsmäßige Abwehrhaltung sein, Mangel an psychischer Sicherheit oder zu wenig Zeit und Raum. Wenn man sich jedoch darauf einlässt, gibt es kein Zurück mehr, und das will man auch gar nicht. Frauen mit angekratztem Selbstbewusstsein, die sich bewusst mit dieser Phase auseinandersetzen, erleben, dass hier der Glaube an sie selbst und die Selbstakzeptanz neu gefestigt werden.

Von Jane stammt eine kostbare Geschichte, die ihr eines Tages bei der Arbeit geschah. Jane ist Ingenieurin und inspizierte damals Eisenbahnbrücken in Nordwales. Als einzige Frau im Team stand sie bei diesem Erlebnis gerade auf der Leiter und führte die Inspektion durch, während ihre Kollegen unten warteten.

Jane verschwand in einer anderen Welt. Eben noch prüfte sie mit ihrem Ingenieurshelm auf dem Kopf die Brücke, in der nächsten Minute verfiel sie in eine Art Ekstase, weil ihr ganzes Wesen von Wogen der Liebe übermannt wurde. Sie kam sich vor wie von der großen Mutter selbst geliebt. Als die Empfindung abklang, widmete sie sich wieder der Brücke, doch dann folgte die nächste Woge oder Umarmung. Einfach herrlich.

Die Männer unten bekamen natürlich nichts von den kosmischen Mächten mit, die über ihnen am Werk waren, weil Jane nach wie vor ihre Aufgabe erfüllte. Seit sie uns diese Geschichte erzählte, bezeichnen wir die Kammer der Erneuerung auch als die Umarmung der Mutter.

Während Jane diese Liebe während der Arbeit auf einer Leiter empfing, ringt die dreifache Mutter Mandy, die ihr Jüngstes noch stillt, um Zugang zu diesem Moment, weil ihr nicht ausreichend Zeit und Rückzugsmöglichkeit dafür bleibt.

Sie erinnert sich jedoch an seine Kraft vor der Geburt des letzten Kindes, als sie etwas Zeit für sich fand, in der sie ganz präsent sein konnte: »Einfach zulassen und plötzlich bin ich da, ohne es zu erzwingen. Und dann der ehrfurchtgebietende, überwältigende Moment der bedingungslosen Selbstakzeptanz.«

Charlotte geht es ähnlich. Ehe sie Kinder hatte, hatte sie ein gutes Gespür für ihre inneren Kammern, doch jetzt sind diese Empfindungen schwer zugänglich. Ihr aktueller Hinweis auf die Erneuerung ist »ein Gedanke an etwas, das mir gerade zu schaffen macht, aber jetzt geht es nicht mit Sorge, sondern mit einem Hoffnungsschimmer einher. Oder mir fällt plötzlich ein, wie ich mit etwas weiterkomme, das mich irritiert oder beschäftigt hat. Ich muss jedoch betonen, wie unterschwellig das läuft. Die Ideen rieseln wie Blätter in einen stillen See – sachte, sachte. Sie sind etwas Besonderes, und es sind wenige.«

Andererseits sind sie etwas, an dem Charlotte sich in den ersten Jahren ihrer Mutterschaft festhalten kann. Breeda wiederum entdeckte die Menstrualitätsarbeit erst, nachdem sie diese frühen Elternjahre hinter sich hatte. Hier kommt ihre Erfahrung mit der Erneuerung im Zusammenhang mit den ersten beiden Kammern:

»Vor der Blutung sondere ich mich stark ab und bin kaum noch zurechnungsfähig. Andere Leute sind mir völlig egal und ich vernachlässige die Kinder und mein Leben. Wenn ich dann blute, ergebe ich mich. Allerdings stelle ich fest, dass die Erleichterung der Hingabe immer schwächer ausfällt, je mehr ich mich der Menopause nähere. Die Erneuerung ist zum Glück noch da.

Die Erneuerung habe ich immer als sanften Segen empfunden und mich darauf verlassen, dass er mich irgendwie liebevoll auf den Monat vorbereitet. Das ist eine sehr expansive Phase, voller Liebe und sehr speziell, die nach ungefähr zwei Tagen abebbt. Ich hoffe inständig, dass sie noch nicht so bald verschwindet. Solange ich nicht reden muss, empfinde ich sie deutlich, wobei es viel angenehmer ist, dann allein zu sein.«

Die Kammer der Erneuerung gleicht den ersten Vorboten des Frühlings – neues Leben sprießt. Es kann verführerisch erscheinen, diesen Moment zu ergreifen und wieder in die Welt zurückzustürmen. Fallen Sie lieber nicht auf diesen Impuls herein. Noch haben Sie den Tempel nicht verlassen und es gibt noch weitere Kammern zu erforschen. Diese Erweckungsmomente gehören nach wie vor in die Tiefen, damit der initiatorische Segen der Menstruation sich vollständig entfalten kann.

Archetypisch betrachtet ist die Erneuerung der Moment der Entschlussfassung, denn jetzt stehen Sie im Herzen des Tempels, sozusagen unmittelbar vor dem Altar. Auf diesen Altar können Frauen ihre tiefsten Sehnsüchte legen. Hierher gehören die Fragen, die einer Antwort harren, und jeder feste Entschluss, den man im eigenen Leben umsetzen möchte.

Selbstverständlich können Sie sich zu jeder Tages- und Nachtzeit etwas vornehmen. Die Phase der Erneuerung ist jedoch stark aufgeladen, weil die spirituellen Kräfte jetzt besonders leicht zugänglich sind. Diesen Versuch, während der Menstruation der inneren Führung zu vertrauen, nennen wir die »Überbluten-Methode«. Wie das abläuft, wird in Kapitel 9 (S. 255) erklärt.

Und schließlich wird in dieser Kammer die bewusste persönliche Macht wieder eingeschaltet. Bis zu diesem Augenblick heißt es: »Dein Wille geschehe.« Auch wenn die Frau weiterhin im Zustand der Akzeptanz verharrt und dies noch etwas länger andauern sollte, regt sich jetzt doch wieder »mein Wille«: die persönliche Wirkkraft mit dem Egoanteil des Selbst, die – bei Anbindung an etwas Größeres – so notwendig ist, um loszuziehen und Dinge in die Tat umzusetzen. Es ist das tiefe Empfinden, sich rechtmäßig zu erneuern, das den Ruf in die Kammer der Visionen auslöst.

»Gestern wurde ich von der Mutter gehalten. Neu wie ich war, empfindlich, zerbrechlich. Denn ich brauchte einen Kokon aus Liebe, der mir Form und Sinn verlieh. Heute fühle ich mich gefestigt: zum Individuum gereift. Ich weiß, dass ich mich von Ihr lösen kann. Aber ich bin noch nicht bereit dazu.«

Tessa, Tag 3

Spirituelle Aufgaben in Kammer 3: Erneuerung

Ihre spirituellen Aufgaben lauten:

- ruhen, noch mehr ausruhen und weiterhin nicht viel machen
- empfangen

Das sollten wunderbare Aufgaben sein. Gönnen Sie sich so viel Ruhe wie möglich oder gehen Sie geruhsam und ohne zu drängeln vor. Ihre Aufgabe besteht darin, die Segnungen und alles Nährende aus diesem Stadium in sich aufzunehmen: Liebe und Selbstbestätigung.

Gestehen Sie sich zu, jetzt etwas entgegenzunehmen, ganz gleich, wo Sie sind oder was gerade geschieht. Gestehen Sie anderen zu, etwas für Sie zu tun. Unterwerfen Sie sich der Gegenwart, wie sie auch aussehen mag. Treten Sie nicht vor, sondern lassen Sie andere vortreten und Ihnen gewissermaßen dienen.

Übung: die Umarmung der Mutter annehmen

1. Halten Sie weiterhin Zeit und Raum für sich selbst frei.

2. Gestehen Sie sich gewisse Schlüsselelemente zu, die das Oxytocin (die Umarmung der Mutter) in Gang setzen, zum Beispiel gedämpftes Licht (Kerzen sind perfekt!), beruhigende Geräusche sowie Stille, Langsamkeit, Sicherheit. Verlangen Sie sich weder innerlich noch äußerlich viel ab.

Kammer 4: Eingebung

Bereit für die Offenbarung. Die Urkraft meldet sich zu Wort.

In dieser Kammer warten folgende Erfahrungen:

- Ekstase: Eine Frau fühlt sich derart geliebt, dass sie ihrem Wesen spontan Ausdruck verleiht.
- Eingebung: Eine Frau erkennt, wer sie ist, was sie zu tun hat, hört ihren Ruf, lässt sich inspirieren, erlebt ihren »Aha«-Moment.
- sich randvoll aufladen

Nach der »Empfängnis« im Zuge der Erneuerung erfolgt sozusagen die erste Zellteilung: Der Weckruf für Ihren einzigartigen Beitrag zur Welt. Ihre Berufung. Beim Durchwandern der vorherigen Kammern ist in Ihnen ein Bereich entstanden, in dem Sie daran erinnert werden, wer Sie wirklich sind. Während der Eingebung sind Sie bereit, das anzunehmen, was die Weltenseele von Ihnen erwartet – die eigene Rolle im Dienste des Ganzen.

Hier meldet sich die Urkraft zu Wort. Die Frau wird zur natürlichen Visionärin, zum Orakel, dessen ekstatische Worte nicht nur für sie, sondern für ihre Gemeinschaft und die Welt bestimmt sind.

Die persönliche Berufung, die Urkraft – jene geheimnisvolle Macht, die dem eigenen Leben die Richtung weist und dafür sorgt, dass sich durch unser ganz spezielles Wesen etwas absolut Einzigartiges entfaltet –, ergreift jetzt mit aller Macht das Wort.

»T. S. Eliot hat es wohl am besten erfasst: Am steten Punkt ist der Tanz.«

Sjanie, Tag 4

Für Frauen ist dies die Zeit der Visionssuche und so ungeheuer die Vision auch erscheinen mag – sie müssen ihr folgen. Alexandra hatte immer das Gefühl, hingerissen ein Feuerwerk an Ideen und Bildern in ihrem Kopf zu beobachten.

Wenn sie bei Neumond blutete, war das stille Glückseligkeit, bei Vollmond eher ein begeistertes Hochgefühl. Frauen, die ohnehin hochsensibel sind oder leicht außer sich geraten, können bei Vollmond die Sicherungen durchknallen, wenn sie nicht aufpassen.

Die jetzt empfangene Vision oder Inspiration kann ein Bild oder eine Vorstellung im Kopf sein, ein tief empfundenes Wissen, aber auch eine Erkenntnis, die sich still und heimlich bemerkbar macht. Vielleicht werden Sie auch mit überraschender Klarheit davon überfallen, so machtvoll, dass Sie augenblicklich aktiv werden müssen. Einerseits ist es wichtig, diese Botschaft zu registrieren (sozusagen das Diktat des Göttlichen niederzuschreiben), andererseits ist dies *nicht* der geeignete Moment zum Handeln.

Ihr Wesen ist jetzt extrem sensibel und steht weit offen, denn es übt nach wie vor, den inspirierenden, heiligen Funken in Ihren Körper zu integrieren. Zielgerichtetes Handeln (die Wirkkraft) unterbricht an diesem Punkt einen unterschwelligen Integrationsprozess und könnte dazu führen, dass Sie am Ende die Orientierung verlieren, sich zu leicht von den Ideen und Vorstellungen anderer vereinnahmen lassen oder einfach erschöpft reagieren.

Lisa wurde in einem Monat, bei dem ihr viele geniale Ideen kamen, sehr schmerzhaft mit dieser Erschöpfung konfrontiert. Sie ist eine sehr ehrgeizige Frau, der es nie an kreativen Einfällen mangelt, doch während der Menstruation wird ihr direkter Draht zur kreativen Eingebung zum Glasfaserkabel. Einmal konnte sie nicht mehr an sich halten und begann begeistert, die Ideen auszuarbeiten, die sie durchschossen.

Zum Zeitpunkt ihres Eisprungs war sie ausgelaugt und hatte jegliche Energie verpulvert. Es folgte ein verheerendes Prämenstruum mit einer schlimmen Menstruation, bei der ihre Endometriose wieder aufflackerte. Seit sie begonnen hatte, im Einklang mit ihrem Zyklus zu leben, hatten ihre Schmerzen nachgelassen.

Für sie war es sehr erhellend, dass sie die Ruhepause der Menstruation nicht abkürzen darf. Denn diese Zeit ist keine Einschränkung, sondern schenkt ihr insgesamt mehr Energie und Resilienz, um ihre Ziele zu erreichen.

Bei der Visionssuche sammelt das Ego neue Energie. Mitunter herrscht bereits eine gewisse Aufbruchsstimmung, besonders, wenn Sie zuvor gut zur Ruhe gekommen sind. Dennoch möchten wir dazu raten, nichts zu überstürzen. Lassen Sie dem Leben weiterhin seinen Lauf. Aktuell balancieren Sie auf einem dünnen Seil zwischen der Person, die Sie sind (Akzeptanz), und der, die Sie werden sollen (Wirken). Diese gesunde Spannung ist genau, wie sie sein soll und wie die alchimistische Magie der Menstruation arbeitet. Bleiben Sie also dabei, denn das ist es wert.

»Oh Mann, gerade hat sich meine Berufung gemeldet.«

Alison, Tag 4

Spirituelle Aufgaben in Kammer 4: Eingebung

Ihre spirituellen Aufgaben lauten:

- präsent sein
- weiterhin loslassen

Wenn Sie in der Lage waren, die bisherigen Kammern ehrfürchtig anzunehmen, gehen Sie nun in eine tiefe Verbindung mit sich selbst über, die Ihnen gestattet, die Inspirationen und Enthüllungen zu verarbeiten, die Ihnen nun widerfahren. Dazu müssen Sie lediglich weiterhin ganz präsent und offen bleiben und den Kontakt zu sich aufrechterhalten.

Übung: das Diktat des Göttlichen aufnehmen

1. Legen Sie Notizbuch, Block, Stifte, Diktiergerät oder was auch immer bereit. Das, was für Sie das Beste ist. Und wenn die Ideen kommen, dann mischen Sie sich nicht ein, sondern halten Sie alles fest. Aktuell sollten Sie nichts hinterfragen, sondern einfach alles annehmen.
2. Halten Sie die Spannung, bleiben Sie ganz bei sich, atmen Sie weiter und lassen Sie Ihr Nervensystem zur Ruhe kommen. Tanzen Sie, wenn das hilft.

Der innere Winter geht allmählich zu Ende, aber es fehlt noch eine letzte Erfahrung, um ihn abzuschließen und sich auf den neuen Menstruationsmonat vorzubereiten: die Kammer der klaren Anweisungen.

Kammer 5: klare Anweisungen

Anweisungen für den bevorstehenden Weg. Konkrete Vorgaben für die nächsten Schritte.

Rechnen Sie in dieser Kammer mit folgenden Erfahrungen:

- Klarheit und Führung für den nächsten Schritt, oft ganz konkret
- stilles, inneres Wissen
- erhöhte Konzentration und Entschlossenheit
- Impulse, etwas in Gang zu bringen

Diese Kammer ist die Zeit der Rückkehr aus der Visionssuche. Wie eine Frau in den Alltag zurückkehrt, spielt eine große Rolle. Klare Anweisungen prägen die Ausgangskammer aus dem inneren Tempel. Sie ist ein Übergangsszenario, das dem der Trennung gleicht und ebenfalls pures Gold enthält.

Während der Menstruation wurden Sie liebevoll gehalten und haben dabei einen tiefgreifenden Prozess durchlaufen, bei dem Sie Ihr wehrloses Selbst erkennen konnten. Jetzt müssen Sie mit dieser Erfahrung und diesem Wissen in die oft als unsensibel empfundene Realität des Alltags zurückkehren. Ohne Achtsamkeit und eine gewisse Geschmeidigkeit kann das ziemlich wehtun und dazu führen, dass Sie sich vor Ihrer inneren Majestät verschließen und übergangslos die Rolle des kultivierten Selbst überstreifen.

Mitunter ist die eigene Vision so gewaltig, dass man sie gar nicht richtig in Worte fassen kann. In dieser Kammer jedoch finden Sie einen Wegweiser, der Ihnen sagt, worum Sie sich als Nächstes kümmern sollten. Das kann eine stille Gewissheit sein oder Sie erkennen glasklar, welche Schritte nötig sind. Wer jetzt jedoch losrennt oder sich nur auf diese Punkte konzentriert, kann das innere Wissen leicht übergehen.

Diese Kammer ähnelt dem Zustand zwischen Schlafen und Wachen, in dem man noch versucht, die eigenen Träume festzuhalten. Wenn Sie zu schnell erwachen, geht der Traum leicht verloren. Manchmal weiß man auch nur noch das Ende und muss ganz still daliegen, um vielleicht doch noch das Gesamtbild zu erfassen.

So ist es mit der Klarheit dieses Augenblicks. Diese Phase ist sehr real, aber dennoch subtiler als die vorherige Eingebung, und man muss vorsichtig vorgehen, um die eindeutigen Anweisungen wahrzunehmen, die hier häufig auftauchen.

Plötzlich denken Sie bei sich: *Mach jetzt dies oder jenes.* Sjanie rang einmal mit einem bestimmten Thema, das sie dann in die Zeit der Blutung mitnahm, weil sie auf innere Führung hoffte. Eine unmissverständliche Stimme verlangte in dieser Phase von ihr: *Hör auf zu jammern. Zieh aus und suche Freude.* Sie begriff sofort, verschrieb sich dieser neuen Philosophie und konnte sich damit beträchtlich von dem Thema lösen, mit dem sie kämpfte.

»Hurraaaa! Klarheit. Ich tauche auf. Diese Einsicht ist phantastisch. Ich spüre, dass ich die nächsten zwei Wochen voller Phantasie und Aktion wirklich im Griff haben werde. Ich komme mir vor, als würde ich schon hektisch mit den Hufen scharren. Es kann losgehen.«

Linzi, Tag 4

Normalerweise sind die Anweisungen pragmatisch, spezifisch, machbar und geradezu banal, wie ein Befehl an uns selbst. Fynn kamen sie vor wie »ein scharfes Messer aus Glas, das alles Überflüssige abschneidet; eine wunderbare, sachliche Sicherheit, was geht und was nicht, mitsamt einem Energieschub, der ein irritiertes, verstörtes Gefühl hinterlässt, wenn man ihn ignoriert«.

Die eigentliche Herausforderung dieser Phase besteht darin, dem eigenen Zeitplan treu zu bleiben, anstatt sich dem der Gesellschaft zu unterwerfen. Sie tauchen aus einem gebärmutterähnlichen Energiefeld auf, fast wie ein frisch geschlüpftes Küken oder wie ein Schmetterling aus seinem Kokon. Momentan sind Sie verwundbar, doch Sie tragen bereits die gesamte Magie eines neuen Lebens in sich. Und zu dieser Verwundbarkeit kommt die sich steigernde Ego-Energie mit ihrem natürlichen Hang zum Handeln und Wirken.

Sie können einen Drang verspüren, endlich loszuziehen, und haben vielleicht den Eindruck, Sie hätten es sich viel zu lange gut gehen lassen. Lou (verheiratet, Mutter und Yogalehrerin) stellte plötzlich fest, dass sie es so eilig hat, weil sie davor zurückschreckt, ganz bei sich zu bleiben womit sie letztlich sich selbst und ihre Wahrheit verrät.

Die Verbindung erhalten

Inzwischen vermuten wir, dass diese Neigung, Dinge zu überstürzen, gar nicht so sehr mit Zeitdruck zusammenhängt, sondern eher mit unserer mangelnden Bereitschaft, an jener eingehenden Selbsterkenntnis festzuhalten, während wir in die Welt zurückkehren.

Frauen sind keine Maschinen. Sie springen nicht automatisch von der einen Welt in die andere, sondern brauchen meist den allmählichen Übergang. Die äußeren Scheinwerfer werden langsam heller, die inneren verlöschen langsam. Ihre äußerliche »Haut«, die Ihnen beim Betreten des Tempels freundlicherweise abgenommen wurde, muss jetzt wieder dicker und härter werden.

Das Wort »härter« verwenden wir nur zurückhaltend, denn wir möchten nicht, dass Sie so sehr verhärten, dass Sie den Kontakt zu sich selbst verlieren oder überlebte Abwehrmechanismen hochfahren, die Sie gar nicht mehr brauchen. Dennoch brauchen Sie ausreichend Schutz, um es mit der Welt aufnehmen zu können.

Keine Sorge: Oberflächlich betrachtet sehen Sie ganz normal aus. Innerlich jedoch achten Sie derzeit aufmerksam auf dieses frisch geschlüpfte Selbst, das still und leise wieder auf die Beine kommt.

Manchen Frauen fällt dieser Übergang schwer. Sie verfallen in Depressionen, trauern oder erleben einen Energieeinbruch, während sie doch eigentlich zur Tat schreiten sollten. Frauen, die in dieser Phase leiden, sind oft hochsensibel und fühlen sich in den Zeiträumen vor oder während der Menstruation wohler. Deshalb verlassen sie diese Kammer so ungern. Alexandra erging es so. Die Rückkehr erschien ihr wenig verlockend, weil sie keine Anerkennung für das zu erwarten hatte, was sie empfunden hatte. Sie durchlebte intensive spirituelle Momente und kehrte in eine Welt zurück, die all dies verleugnete, bis sogar sie selbst sich gelegentlich hinterfragte.

Wie bereits im letzten Kapitel erwähnt, kann eine Frau auch gegen die Wand fahren, wenn sie insgesamt wenig Energie hat, zum Beispiel weil sie mit chronischer Müdigkeit (Fatigue) zu kämpfen hat. Falls Sie eine Frau sind, der dieser Übergang in den inneren Frühling zu schaffen macht, seien Sie gnädig mit sich. Das geht vorbei. Am Ende siegt der Impuls des neuen Zyklus und trägt Sie weiter.

Wenn Sie sich in der ersten Zyklushälfte besonders wohl fühlen, fällt dieser Übergangstag Ihnen vermutlich besonders leicht. Er birgt jedoch gewisse Gefahren. Sie neigen jetzt dazu, Vollgas zu geben, und könnten dabei die intime Verbindung zu sich verlieren. Um den Kontakt zu Ihrem wahren Selbst zu behalten, kommt es entscheidend darauf an, ob Sie präsent bleiben und sich zügeln können. Sind Sie dazu in der Lage, empfangen Sie hier die nötige Führung und erkennen den nächsten Schritt, um das Ungeheure, was Sie ausmacht – Ihre Vision –, ins reale Leben zu tragen.

> *»Neu. Frisch und durchlässig. Die perfekten Ausgangsbedingungen, um wahrhaft zu sehen. Jetzt kommen die Einsichten in rascher Folge.«*
>
> *Zee, Tag 5*

Spirituelle Aufgaben in Kammer 5: klare Anweisungen

Spirituell geht es aktuell um Folgendes:

- Zügeln Sie sich. Und lassen Sie sich nicht den Zeitplan anderer überstülpen.
- Achten Sie weiterhin auf Ihre innere Wahrheit und erhalten Sie die Verbindung zu Ihrem wahren Selbst.

Die Ausgangslounge ist ein Übergangsbereich. Mit einem Bein stehen wir im geschützten Raum der eigenen Tiefe, mit dem anderen bereits draußen im Freien. Beide Welten sind auf ihre Weise wunderbar.

Um erfolgreich abzuwarten und die Aufmerksamkeit nicht zu früh nach außen zu richten, müssen Sie achtsam bleiben. Man hat jetzt regelrecht den Eindruck, man könnte spüren, wie die komplexe Mechanik der eigenen Psyche hochfährt, während sie die Bedingungen für die aktuelle *Via positiva* neu aushandelt.

♡ Übung: Aufmerksamkeit

- Planen Sie möglichst großzügig und mit Freiräumen.
- Begrenzen Sie freiwillig die Außenreize durch Fernsehen, soziale Medien, Nachrichten und so weiter.
- Schreiben Sie Tagebuch oder notieren Sie sich Stichworte, um Ihre Gedanken festzuhalten.
- Manche Frauen schließen die metaphorischen Tempeltüren des aktuellen Monats gern mit einem Ritual. Wenn Sie während der Menstruation beispielsweise bestimmte Ohrringe tragen, wäre dies der passende Moment, sie abzulegen. Falls Sie einen Menstruationsaltar aufgebaut haben, können Sie ihn umgestalten.

Der Kreis schließt sich

Im »Menstrualitätsdiagramm« (S. 193) sind die archetypischen Kräfte der Zwei *Viae*, die natürlichen Kräfte der einzelnen Inneren Jahreszeiten sowie die jeweiligen Initiationsaufgaben, die Forderungen der Übergangstage und die spirituellen Aufträge und Kräfte der Fünf Kammern der Menstruation dargestellt. Es dient dem schnellen Überblick über die Kräfte, die im Menstruationszyklus zum Ausdruck kommen.

Die große Blutzeit

Mit guter Planung zur idealen Menstruationserfahrung

In diesem Teil des Buches haben wir die enormen Möglichkeiten der Menstruation beschrieben. Nachdem Sie all dies gelesen haben, fühlen Sie sich möglicherweise ziemlich entmutigt. Denn wer hat schon die Zeit und den Raum, dieses phantastische Potenzial wirklich auszuleben? Uns ist bewusst, dass ein allmonatliches umfassendes Erleben der Menstruation in der Praxis nahezu unmöglich sein dürfte.

Doch dagegen besitzen wir eine Geheimwaffe, die wir als »die große Blutzeit« bezeichnen. Im Grunde genommen geht es dabei um eine ultimative Menstruationserfahrung. Da Frauen meist völlig fasziniert aus diesem Erlebnis hervorgehen, sind die Chancen groß, dass Sie anschließend so schnell wie möglich eine weitere Blutzeit einplanen.

»Ich weiß das Leben wieder zu schätzen, dieses überaus kostbare Leben.«

Sjanie, Tag 6

Das Zitat unten stammt von der Mutter eines kleinen Kindes, die auch viele kreative Projekte am Laufen hat. Sie hat wenig Zeit und Raum für den Luxus einer besonderen Blutzeit. Nach einer persönlichen Beratung bei Alexandra wurde ihr jedoch schlagartig klar, dass sie sich genau das gönnen musste. Also zog sie sich kurz vor Einsetzen ihrer Blutung auf eigene Faust in die Natur zurück, wurde am ersten Tag jedoch von der Kälte wieder ins Haus getrieben. Am zweiten Tag versuchte sie es noch einmal im Freien:

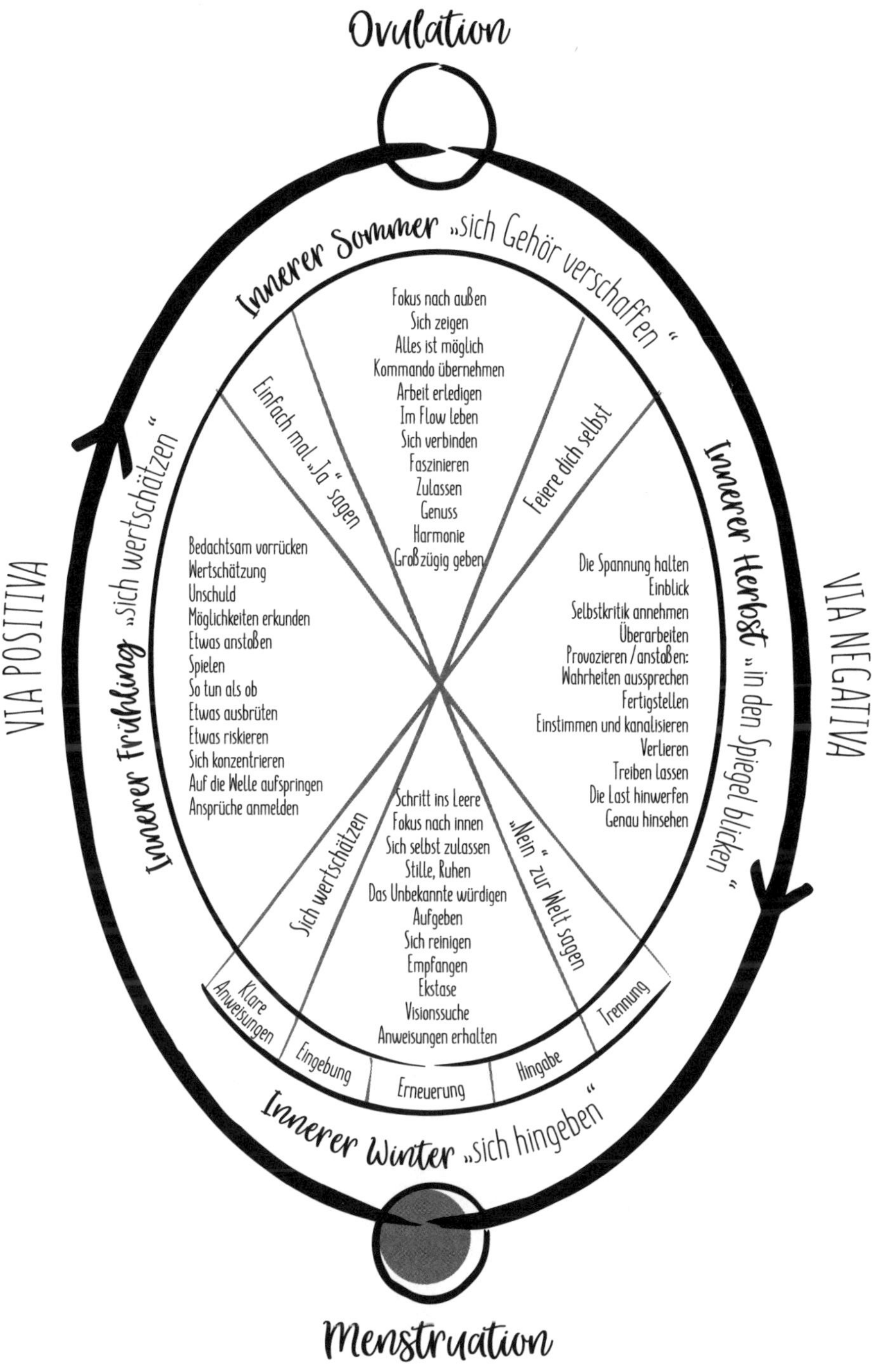

DAS MENSTRUALITÄTSDIAGRAMM

»Ich saß allein draußen auf meinem Berg und plötzlich wurde mir vieles über mich selber klar. Endlich verstand ich einen Aspekt an mir, der mich mein Leben lang beschäftigt hatte, den ich aber bisher nicht hatte sehen können, meinen blinden Fleck.

Die tiefe Klarheit, die ich dabei erlebt habe, macht mich nach wie vor sprachlos. Diesen Punkt hätte ich womöglich weiterhin mein Leben lang übersehen. Und hätte deshalb in meinen persönlichen Beziehungen weiterhin gelitten, ohne zu begreifen, wo das eigentliche Problem lag.«

Kate

Eine andere Mutter mit zwei kleinen Kindern, die ein eigenes Yogastudio betreibt und selbst ausbildet, bekam den nötigen Raum einmal unabsichtlich. Sie wurde zum Zeitpunkt ihrer Menstruation so krank, dass sie sich nicht mehr rühren konnte. Von der Krankheit niedergestreckt merkte sie, wie sie immer tiefer vorstieß, in ganz spezielle innere Räume. Dafür fand sie diese Worte:

»Ich glaube, diese Erfahrung wird mich auf ewig begleiten. Alles war so offensichtlich: warum ich krank geworden war, wie ich gesund werden könnte, wohin es von dort aus weiterging. Es war ein absolut intuitives Wissen: als ob ich wüsste, dass ich es weiß.

Es war so schön und es hinterließ eine Art Stempel in meinem Körper, wie wichtig es ist, mir diese Zeit zu nehmen.«

Laila

♡ Übung: Vorbereitung auf eine große Blutzeit

- Nehmen Sie sich fest vor, sich für eine bestimmte Zeit (wie lang auch immer) von jeglicher Verantwortung zu lösen. Das Ziel ist *mehr* Eigenzeit als bisher. In dieser Zeit ziehen Sie sich vollständig zurück – auch keine Internetverbindung –, um ganz loslassen zu können.
- Ideal ist es, sich (wenn möglich) in die Natur zurückzuziehen.
- Planen Sie ruhig zwei bis drei Monate voraus, damit Sie ohne Verpflichtungen bluten dürfen. Wenn Kinder betreut werden müssen, sollten Sie alle Verbündeten zusammentrommeln: Partner, Freunde, Familie, Babysitter.
- Erwerbstätige können vielleicht einen oder zwei Gleitzeittage anmelden.
- Ideal ist eine Auszeit ganz für sich allein, bei der die Frau sich um nichts kümmern muss. Im Vereinigten Königreich kennen wir einzelne Frauen, die gegen Entgelt ein solches »Rotes Zelt« über andere spannen.

Nachdem wir nun die verschiedenen Stadien im Menstruationszyklus vorgestellt haben, erwartet Sie noch eine weitere sehr spezielle Erfahrung. Sie dürfte der Dreh- und Angelpunkt in diesem Prozess sein, weshalb wir sie als den Heiligen Gral bezeichnen.

Bevor wir uns jedoch näher mit diesem Phänomen auseinandersetzen, müssen wir uns noch mit der, nun ja, »Torhüterin« auseinandersetzen. Diese Torhüterin ist innere Kritikerin. Und ob Sie es glauben oder nicht: Sie steht auf Ihrer Seite und will Ihnen helfen, die Tür zu öffnen und den Heiligen Gral zu finden. Also rüsten Sie sich für die Begegnung mit der Torhüterin.

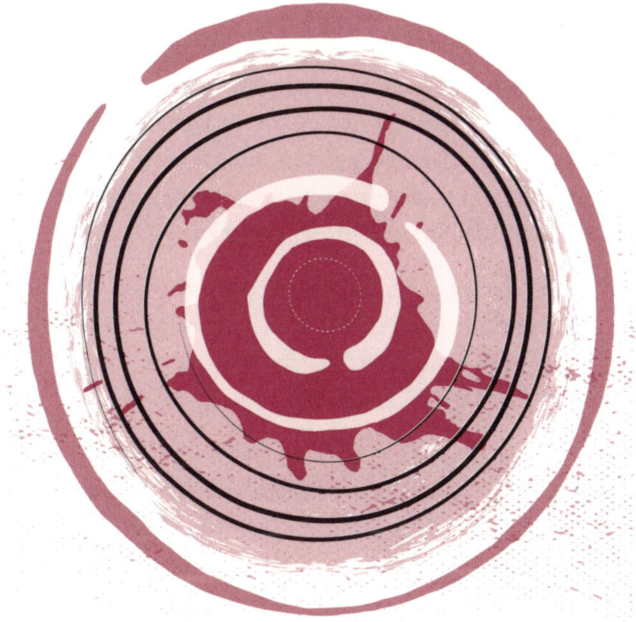

Teil III: Die Urkraft ins Leben integrieren

Zyklusbewusstsein hilft Ihnen, neue spirituelle Tiefen auszuloten und das eigene Leben völlig neu auszurichten, sodass die Urkraft voll zum Tragen kommen kann.

Kapitel 6 – Die innere Kritikerin

Oberflächlich betrachtet scheint ständige Selbstkritik eine Geißel zu sein, die das Selbstvertrauen unterminiert, Hoffnungen und Träume zerplatzen lässt und ganz allgemein unsere Energie aufzehrt. Wenn wir unsere innere Kritikerin erwähnen, beziehen wir uns auf den Teil von uns, der all das benennt, wo wir versagen und »nicht gut genug« sind, einen Anteil, der im Leben stets präsent ist.

Als Frauen werden wir zudem von allen Seiten kritisiert, denn die Gesellschaft hat unglaubliche Erwartungen, wie wir sein sollten. Bis wir uns dies bewusst machen, nährt sich die Selbstkritik prächtig aus diesem Konglomerat von »sollte« und »müsste«.

So vergiften wir uns innerlich mit Gefühlen wie Scham und Selbsthass. Für unsere Erfolge hat die innere Kritikerin keinen Sinn. Sie werden von ihr ignoriert. Wenn wir uns nicht selbst daran erinnern, was wir erreicht haben, und dies in die Waagschale werfen, sind wir am Ende wie gelähmt.

Oberflächlich betrachtet versucht die Kritikerin, uns zu schützen, indem sie uns klein hält, damit wir brav der Mehrheitsmeinung folgen. Sobald wir beschließen, den Kopf aus dem Panzer des üblichen Konsenses zu strecken und unseren eigenen Impulsen nachzugeben, läuft sie zu Hochform auf. Intensive Selbstkritik ist daher oft ein sicheres Anzeichen, dass Sie etwas Bedeutsames vorhaben, das Ihnen wichtig ist. Unter diesen Bedingungen hat die Kritikerin Hochkonjunktur.

Kann sich in dieser häufig sehr destruktiven Energie auch etwas Nützliches verstecken? Dazu sagen wir eindeutig »Ja«. Durch praktizierte Techniken zum Zyklusbewusstsein können Sie die innere Kritikerin in den ihr zustehenden Bereich zurückschicken, das Prämenstruum. Hier kann sie ihre unverzichtbare Rolle für Ihre Initiationsreise übernehmen. Das kann Ihnen helfen, innere Autorität aufzubauen, Ihre Urkraft auszuleben und die heiligen Orte der Menstruation in sich zu erkunden.

Eine gesunde Portion Freundlichkeit

Kritik ist eine zweischneidige Sache, denn sie kann einem entweder den Todesstoß versetzen oder eine neue Ebene der Selbsterkenntnis und der Kraft eröffnen. Ihre Wirkung ist abhängig vom eigenen Bewusstsein und der Fähigkeit, für sich selbst Verantwortung zu übernehmen, aber auch von einer gesunden Portion Freundlichkeit und liebevollem Umgang mit unseren verletzlichen, chaotischen Anteilen.

Ein paar Jahrtausende Patriarchat, die uns eingeredet haben, wie schwach, schlecht und minderwertig wir als Frauen sind, haben einiges zu verantworten. Der Umgang mit der inneren Kritikerin kann somit unangenehm sein und man sollte sich nicht allein auf den Weg machen. Holen Sie sich Verbündete, zum Beispiel eine aufmerksame Zuhörerin (wie das funktioniert, erklären wir in Kapitel 9, S. 255), einen Frauenkreis oder eine weise Beraterin, die Sie unterstützt, solange Sie lernen, der Kritikerin standzuhalten.

Die in diesem Buch vorgestellten Ideen sind ein Anfang, ein Fundament, das unserer Meinung nach dazu beitragen kann, das destruktive Verhältnis zur inneren Kritikerin allmählich kreativ zu gestalten. Und vieles von dem, was wir über diese Gestalt und den Umgang mit ihr sagen, lässt sich auch auf Kritik anwenden, die man von anderen erhält.

In diesem Kapitel beschreiben wir die entscheidende Rolle der inneren Kritikerin für Ihre Entwicklung (wobei wir Bezug auf die Karte der Inneren Jahreszeiten nehmen, wo jede Phase wichtig ist, um die Kritikerin auf ihren rechtmäßigen Platz zu verweisen). Wir erklären, wie die Kritikerin die Blase der Illusion platzen lässt, um dafür zu sorgen, dass wir den Spiegel blank putzen und unsere Schattenseite angehen, und wie man ihre kreativen Gaben auf sinnvolle Weise annimmt, zügelt und verwertet, um sich auf die Begegnung mit dem Heiligen Gral der Frauen vorzubereiten.

Die Rolle der Kritikerin auf der Initiationsreise

Archetypisch ist die Kritikerin das »Monster«, dem die Frau sich auf ihrem Initiationsweg stellen muss. Bestimmte Phasen – die Inneren Jahreszeiten – bereiten jedoch auf diese Begegnung vor. Betrachten wir diese noch einmal der Reihe nach.

Innerer Frühling

Im inneren Frühling Ihrer Menstruationsreise brechen Sie voller Unschuld auf. Sie sind optimistisch und schwelgen in Möglichkeiten. Aber trotz aller rosiger Versprechungen sind Sie und Ihre Ideen noch verwundbar und nicht bereit, sich zu früh der Kritik zu stellen. Sie brauchen mehr Zeit zum Wachsen.

Wer sich diese Verletzlichkeit bewusst macht und zugleich die Energie und die Aufgaben des inneren Frühlings auslebt, präsentiert der Kritikerin wenig Angriffsfläche. Die ansteigende Zyklusenergie bietet eine Art Puffer gegen negative Einflüsse zur Unzeit.

Frauen, die in ihrer Jugend heftig zu kämpfen hatten oder misshandelt wurden, fällt es mitunter jedoch schwer, in dieser Phase ganz präsent zu bleiben. Dann kann die Kritikerin einmarschieren und das ohnehin empfindliche Selbst unterminieren.

Ein solches Erleben gleicht einem späten Frosteinbruch, der die zarten neuen Frühlingstriebe absterben lässt. Auf das Wetter haben wir keinen Einfluss, aber mit der Zeit können Frauen lernen, sich dem kalten Wind der Selbstkritik zu stellen und ihn von diesen empfindsamen Anteilen wegzulenken, die ihn nichts angehen.

Innerer Sommer

In der nächsten Phase, dem Sommer, ist eine Frau normalerweise auf dem Höhepunkt ihrer Vitalität. Die überschwängliche Aktivität in dieser Zeit, die mit natürlichem Selbstvertrauen einhergeht, bremst jegliche Negativität aus.

Jetzt sind Sie wahrscheinlich am unempfindlichsten und damit weniger empfänglich für die Pfeile der Kritikerin. Es geht darum, eigene Pläne zu verwirklichen, sich der Welt zu zeigen und einige Ideen und Ambitionen umzusetzen. Das ist zugleich die entscheidende Vorbereitung auf die Begegnung mit dem »Monster«, der Kritikerin, im inneren Herbst. Wenn sie sich einen Zugang verschaffen und Ihre blühenden Ideen zertrampeln kann, kann der natürliche Fluss verebben. Dann fühlen Frauen sich wie gelähmt, verunsichert oder verloren.

Manche Frauen erleben jetzt Anwandlungen von Scham, anstatt im freien Selbstausdruck ihres Sommers zu schwelgen. Wenn eine Frau das Geschenk des Sommers nicht nutzt, weil sie vielleicht nicht anerkennen und umsetzen kann, was ihr wirklich wichtig ist, wird ihr die Kritikerin genau dies im Prämenstruum vorwerfen.

Innerer Herbst

Im inneren Herbst nimmt die Kritikerin den ihr gebührenden Platz ein. Hier ist sie zu Hause, hier kommt sie zur Geltung. Also hören Sie gut zu. Der Übergang vom inneren Sommer in den inneren Herbst kann Sie durchschütteln wie eine übersehene Straßenschwelle. Plötzlich sieht alles weniger sonnig aus, der Optimismus bricht ein, die Energie lässt nach und es regen sich erste leise Zweifel.

Es ist, als würde der Körper uns mit einem kleinen Ruck wieder in die Realität zurückreißen, falls wir nicht mehr voll präsent waren. Jetzt erreichen wir den Bereich der Initiationsreise, in dem wir uns dem »Monster« stellen müssen, unseren Schattenseiten. Hier müssen wir darüber Rechenschaft ablegen, was wir gerade mit unserer kostbaren Lebenskraft angestellt haben.

Keine Frau kann es sich leisten, diesen Übergang auf das Terrain der Kritikerin zu übergehen. Hier wird sie erwartet. Die innere Kritikerin übermittelt eine Botschaft aus dem eigenen, tiefen Selbst, fordert zur Bestandsaufnahme auf und sorgt dafür, dass wir aufmerksam mit uns selbst und unserer *ureigenen* Berufung in Kontakt bleiben. Anstatt das zu tun, was andere von uns verlangen.

»Plötzlich ist es an der Zeit, sich zu stellen. Kein Versteckspiel mehr, keine Selbsttäuschung, kein Übertünchen mit Optimismus. Ich sehe der harten, kalten, sehr unangenehmen Wahrheit ins Gesicht.

Fast, als würde ich in einen Pistolenlauf sehen. Bäh, mir wird ganz schlecht.«

Sjanie, Tag 24

Eine Frau, die mit leeren Händen vor die Tür des inneren Herbstes tritt, mit ihren Ideen und Plänen also keinen Schritt weitergekommen ist und ihre wertvolle Lebenskraft verschleudert hat, kann der mitunter gnadenlosen Macht der Kritikerin weniger entgegensetzen.

Doch je besser Sie auf die Kritikerin hören und bewusst die Aufgaben angehen, die jeden Monat auftauchen, desto besser können Sie diese Gestalt respektieren. Und desto mehr Weisheit, Selbstachtung und innere Stärke können Sie aus den Begegnungen mit ihr mitnehmen. Die Kritikerin kommt jetzt lauter durch, weil Frauen einerseits dünnhäutiger reagieren und zugleich der rechte Zeitpunkt für die Bestandsaufnahme gekommen ist. Ähnlich wie im Frühling sind sie jetzt verletzlicher und offener. Es fehlt jedoch die schützende Unschuld. Zum Ausgleich sollten Sie psychisch stabiler und widerstandsfähiger geworden sein.

Manche Frauen sehen das sicher anders. Immerhin sind sie gerade einem gefährlichen Ringen widerstreitender Kräfte ausgesetzt, die von einem instinktiven, ursprünglichen Bauchwissen bis hin zu geradezu hellsichtigen Fähigkeiten und einer zunehmend bloßliegenden Psyche reichen. Und genau in diesem Moment sollen sie der inneren Kritikerin Rechenschaft ablegen.

Das ist der Inbegriff der Initiation. Indem Sie sich Monat für Monat immer bewusster und gelassener der Kritikerin stellen und dabei all diese komplexen Gefühle und Energien aushalten, erhalten Sie die »Schlüssel« zum Reich Ihrer spirituellen Souveränität, dem unendlichen Glück, ganz Sie selbst zu sein.

»Mir wurde der Teppich der Verleugnung unter den Füßen weggezogen. Ich kann der ungeschminkten Wahrheit, wie es mir geht, nicht entrinnen. Es ist die volle Wucht der Gefühle.«

Sjanie, Tag 25

Innerer Winter

Am Ende erreichen Sie das letzte Stadium Ihrer Initiationsreise, die Menstruation. In dem Moment, wo das Gefühl aufkommt, man könnte die Kritikerin nicht mehr länger ertragen, beruhigt sich die Sache. Sie scheint sich zurückzuziehen. Für diesen Monat hat sie ihre Aufgabe erfüllt.

Das ist ein sicherer Hinweis, dass Sie die erste Kammer der Menstruation erreicht haben, die Trennung. Das Loslassen, die Erdung, die schützende Hülle der Menstruation und die Woge der Liebe halten die kritischen Energien in Schach.

Wenn diese Linderung ausbleibt, sind Sie möglicherweise müder, empfindlicher und durchlässiger als sonst. Vielleicht bekämpfen Sie den

Impuls zum Innehalten oder Sie können sich nicht lösen. Wer während der Menstruation nicht rückhaltlos auftanken kann, empfängt auch anschließend mitunter noch einen Peitschenhieb der Kritikerin.

Doch je besser Sie sich das Loslassen gestatten können, desto deutlicher werden Sie registrieren, wie sich die Menstruation wie ein schützender Balsam über Ihre Wunden legt und diese repariert. Und desto stärker werden Sie sich fühlen.

Eine besonders harte Kritikerin kann die Fähigkeit boykottieren, die heilenden Kräfte der Menstruation anzunehmen. Das geht mit doppeltem Schmerz einher: Es bleibt nicht nur die Erlösung von ihren unablässigen Kommentaren aus, sondern auch die spezielle Selbstbestätigung, die mit der dritten Kammer der Menstruation, der Erneuerung, und der Verbindung zur persönlichen Vision oder Berufung in der vierten Kammer einhergeht.

Je aufmerksamer Sie Ihrer Kritikerin im inneren Herbst begegnen, desto eher zieht sie ihrer Wege und gestattet Ihnen den ungehinderten Übergang in die Menstruation. Nach einer anständigen Portion der Segnungen der Blutung ist Ihr Wesen bereit, der Kritikerin beim nächsten Mal erneut ihre kreative Rolle im Entwicklungsprozess zuzugestehen.

Die Kritikerin auf ihren Platz verweisen

Wie alle Tyrannen kennt auch die innere Kritikerin keine Grenzen. Sie glaubt, sie könne das Leben rund um die Uhr kommentieren, *wenn man sie lässt.* Eine permanente Gegenwart der inneren Kritikerin ist die Folge von unzureichenden oder fehlenden inneren Grenzen: kein Selbstschutz.

Anstatt sich an der Vielfalt innerer Seinszustände und Perspektiven zu erfreuen, die mit wachsendem Zyklusbewusstsein einhergehen, wird das innere Ökosystem der Psyche darauf reduziert, ständig aktiv, auf Sendung und Rückmeldung, also auf Interaktion aus zu sein. Mit anderen Worten: Man klammert sich an die Rolle der »Sommerfrau«.

(Unter dem inneren Ökosystem der Psyche verstehen wir den natürlichen Ablauf im Menstruationszyklus, die Zwei *Viae*, die Inneren Jahreszeiten und die Fünf Kammern. Dieses ausgewogene System wird durch Zyklusbewusstsein gestärkt, *siehe auch Kapitel 1, S. 36 und Kapitel 8, S. 230*).

Wer die anderen Inneren Jahreszeiten übergeht, erzeugt sozusagen eine Monokultur, die nicht ausreicht, um die innere Kritikerin auf ihren rechtmäßigen Platz zu verweisen, an dem sie ihre sinnvolle, entwicklungsfördernde Rolle spielen darf.

Wenn eine Frau mit ihrem Zyklus arbeitet, erweckt sie dabei mit der Zeit den in Kapitel 2 (S. 53) beschriebenen Gebärmutterprozess und baut an ihrer inneren Kapsel. Sie entdeckt, dass jede Zyklusphase einen speziellen Beitrag zu ihrem Gesundheitszustand und kreativen Selbstausdruck leistet und somit nicht übergangen werden sollte. »Zyklusbewusstsein gibt mir Struktur«, beschreibt Desi diese Erkenntnis.

Die Inneren Jahreszeiten und ihre Grenzen profitieren von der persönlichen Fähigkeit, jede einzelne Phase zu leben, ihre Forderungen zu erfüllen und ihr Tempo aufzunehmen. Mit der Zeit werden Sie echte Demarkationslinien erspüren, die den Übergang von einer Jahreszeit zur nächsten kennzeichnen. Diese Übergangstage haben wir in Kapitel 4 (S. 87) dargestellt.

Aus der individuellen Kunst, diesen Prozess bewusst wahrzunehmen und die Spannung der unterschiedlichen Energieströme aufzunehmen, die eine Frau im Laufe des Monats erfassen, erwächst die Fähigkeit, die innere Kritikerin auf den ihr zustehenden Platz und ihre unverzichtbare Rolle in der Initiationsreise zu verweisen. Das geschieht nicht über Nacht, doch mit der Zeit und dank zunehmender Selbstfürsorge durch Zyklusbewusstsein geschieht dieser Wandel wie von selbst.

Der große Weckruf

Kennen Sie das? Das Leben scheint einigermaßen rund zu laufen, doch dann schlägt plötzlich das Prämenstruum zu und wie aus dem Nichts stellen Sie *alles* infrage. Plötzlich kommen die großen Fragen des Lebens hoch: *Worum geht es in meinem Leben? Bin ich noch in der Spur? Tue ich das, was ich wirklich will? Stelle ich mich den Dingen, die tatsächlich anstehen? Funktioniert meine Beziehung noch?* Oder: *Warum bin ich überhaupt in dieser Beziehung?*

Alternativ könnten Sie auch wenig schmeichelhafte Kommentare über sich registrieren: *Dein Leben ist sch...* oder gar: *Ich bin sch...* Und andere abfällige Bemerkungen. Die Kritikerin hat normalerweise kein Interesse an charmanten Floskeln. Ihr zentraler Auftrag besteht darin, die Seifenblase Ihres Lebens und Ihres naiven Selbst zerplatzen zu lassen. Sie benennt jede einzelne Illusion und fordert dazu auf, sich in Bezug auf das eigene Leben nichts vorzumachen. Damit rüttelt sie uns wach.

Wie die 13. Fee bei Dornröschen verdirbt die Kritikerin das rauschende Fest und bringt die Prinzessin (das unschuldige Selbst) dazu, sich in den Finger zu stechen und zu »sterben« (was in der Geschichte nebenbei auch Symbol für die Menarche ist). Die Blase des kindlichen Selbst zerbirst und das Mädchen tritt die Reise zur Erwachsenen an.

In der Geschichte schläft Dornröschen 100 Jahre, bis es vom Kuss des Märchenprinzen geweckt wird. Auch eine Frau von heute kann die tiefere Bedeutung ihres Lebens verschlafen, wann immer sie dieser kritischen Provokation ausweicht. Doch wenn wir im Menstruationszyklus diesen Weckruf wahrnehmen und der inneren Kritikerin bewusst begegnen, *werden* wir wach. Ist sie womöglich der verkleidete Märchenprinz?

Es ist, als hätte die Kritikerin die Hand am Puls der Berufung, auch wenn uns noch nicht klar ist, worum es dabei geht. Sie weiß, wann wir vom Weg abkommen. Die innere Kritikerin kann schmerzhaft, ja, destruktiv sein, wenn man auf ihre Bedürfnisse nicht ausreichend eingeht und eigene Grenzen aufbaut. Wer sich ihr jedoch bewusst stellt, und wenn auch nur mit einer kleinen Geste, kann eine produktive Erfahrung machen, die viel Energie freisetzt.

Hinzu kommt, dass Selbstkritik den Passierschein in ein reifes, achtsames Leben darstellt, in dem wir unsere eigene Wahrheit anerkennen und mutig dazu stehen, wie holprig der Weg auch erscheinen mag.

Den Spiegel putzen

Die Kritikerin wirkt als Katalysator, der dazu verhilft, das Leben klarer auszurichten und zum Grunde des eigenen Wesens vorzustoßen. Sobald sie das Kommando übernimmt, wird alles, was sich im Leben überholt hat, aufgeräumt, zurechtgestutzt, überarbeitet und sauber hergerichtet, um den Zugang zum wahren Wesen freizulegen. Das ist ein spezieller Prozess, der sich im Laufe der Menstruationsjahre entfaltet und während der Menopause gipfelt.

Der entscheidende Punkt beim Zurechtstutzen liegt in der Kunst, sich nicht so radikal zu beschneiden, dass die eigene Regenerationsfähigkeit darunter leidet. Denn das wäre gefährlich. Bedenken Sie, dass die Kritikerin leicht übers Ziel hinausschießt und jegliche Grenze übergeht. Wenn Sie ihr begegnen und sagen: »Das reicht«, ziehen Sie eine Grenze. Und gleichzeitig erhalten Sie ein Geschenk von ihr: den Anspruch auf persönliche Erkenntnis und Autorität.

Es kommt also darauf an, der Botschaft ernsthaft zuzuhören und dann die Spreu vom Weizen zu trennen, das Relevante vom Absurden. Manche Kommentare der Kritikerin sind ziemlich verrückt. Doch abgesehen von solchen Ausrutschern und dem häufig schmerzhaft abfälligen Tonfall hat sie bestimmte Wahrheiten zu übermitteln.

Können Sie ihren Tonfall ertragen und dabei die eigentliche Botschaft annehmen und angehen? Manchmal gelingt das und am Ende denken wir: *Das war kreativ und nützlich.* Dann wieder gibt es Zeiten, wo die Kritikerin die Oberhand behält und man nur noch aus dem Ring humpelt und seine Wunden leckt.

Im Extremfall ist die Kritikerin so mächtig, dass wir uns gar nicht erst in die Arena wagen. All das sind ganz normale Reaktionen. Fassen Sie sich daher ein Herz: Bleiben Sie liebevoll und vergeben Sie sich Ihr Versagen.

Die Kritikerin und der Schatten

Die Arbeit der Kritikerin und die eigene Schattenseite gehen Hand in Hand. Praktischerweise sind im Prämenstruum beide verstärkt. Die Schattenseite ist (wie der Name verrät) der Teil von uns, der im Schatten bleibt.

Normalerweise versteht man darunter die weniger angenehmen Charaktereigenschaften wie Habgier, Niedertracht, Kleinlichkeit, Oberflächlichkeit, Leichtgläubigkeit, Bitterkeit oder Engstirnigkeit – kurz, all das, was wir an uns selbst und anderen verurteilen.

Natürlich können wir auch unsere »besseren« Eigenschaften in den Schatten verbannen, zum Beispiel Talente, die wir nicht auszudrücken wagen, insbesondere wenn diese nicht allgemein anerkannt sind. In diese Kategorie fallen Begabungen, die in jüngeren Jahren nicht anerkannt und unterstützt wurden.

Sobald die Zyklusenergien sich im Prämenstruum zurückziehen und Sie durchlässiger werden, wird in jedem Menstruationsmonat der ungeschützte Unterbauch und damit die Schattenseite sichtbar. Indem Sie allmählich lernen, diese abgespaltenen Anteile zu sehen und anzunehmen, liefern Sie der inneren Kritikerin immer weniger Angriffsfläche, in die sie ihre Klauen schlagen kann. Bei Schattenarbeit geht es um Selbstakzeptanz, die den ultimativen Puffer gegen überzogene Selbstkritik bildet.

Wenn Sie herausfinden, wo Sie fehlbar, nicht besonders erfahren oder überempfindlich sind, und sich zugestehen, dass dies nicht schlimm ist (oder gar vollkommen in Ordnung, weil niemand in jeder Hinsicht genial sein muss, da die Begabungen glücklicherweise unterschiedlich verteilt sind), können Sie mit Kritik bald besser umgehen und sie sauber verarbeiten.

Die Kritikerin wird natürlich weiterhin auf Ihren Schwachstellen herumhacken, doch jetzt können Sie ihr in die Augen sehen und erklären: *Stimmt. Ich bin nicht besonders gut im* (bitte eintragen). *Das ist nicht mein Ding und es stört mich nicht. Ich weiß jetzt, dass meine Stärke eher im* (bitte eintragen) *liegt. Und das liebe ich.*

So nehmen Sie der Kritikerin optimal den Wind aus den Segeln und schützen sich vor ihrem Genörgel. Denn eigentlich will sie wissen, ob jemand »zu Hause« ist, also wie präsent Sie sind. Ungereimtheiten wittert sie auf eine Meile Abstand. Zum Beispiel tritt sie auf den Plan, wenn Sie etwas sagen, obwohl Sie eigentlich anders denken.

Beim Umgang mit dieser inneren Gestalt geht es weniger darum, was man zu ihr sagt, als darum, wie man ihr gegenübertritt, wie man auf sie reagiert und wie stark (oder wie wenig) man an sich glaubt.

So stellen Sie sich der Herausforderung

Es fühlt sich so an, als würde die Kritikerin uns jeden Monat aufs Neue den Fehdehandschuh hinwerfen. Unsere Aufgabe besteht darin, ihn aufzuheben. Ein gutes Beispiel dafür ist Ambers Geschichte, die sich am 24. Zyklustag abspielte. Sie fühlte sich übermäßig ans Haus gebunden und auf ihre Mutterrolle beschränkt. Das war das perfekte Einfallstor für ihre innere Kritikerin.

Amber spürte ihr Nahen, als sie vor dem Kalender stand und die Pläne für das Homeschooling am Folgetag durchging. So hat sie ihre Erfahrung festgehalten:

»Ihr Eintreten ist kristallklar. Vor meinem inneren Auge sehe ich meine Kritikerin aus dem Schatten ins Licht der Laterne treten. Heute duldet sie keinen Widerspruch. Ich schwöre, sie hat noch einmal an ihrer Zigarette gezogen, ehe sie die Kippe in die Schatten zurückschnippte.

Sie sieht mir in die Augen und sagt: ›Du hast die Sache immer noch nicht geklärt, stimmt's?‹ Das ist eher eine Kampfansage als eine Frage und ihre Stimme ist leise und schroff. Sie ist eine zähe alte Krähe. Der Kampf ist eröffnet … klingeling, Runde 1.«

Amber arbeitet schon ein paar Jahre mit ihrem Zyklus und hat gelernt, den Handschuh aufzunehmen. Dazu gehört, sich den ganzen Zyklus hindurch gut im Griff zu behalten und sich zur Menstruation möglichst viel Freiraum zuzugestehen. Am wichtigsten jedoch ist, dass sie die Punkte bearbeitet, die ihr die Kritikerin im Vormonat vorgehalten hat. Sie fährt fort:

»Ich stelle fest, dass eine deutlich ›sauberere‹ Kapsel für mich entsteht, wenn ich meinem zyklischen Wesen in dieser Form gerecht werde. So kann ich mich der Kritikerin stellen. Ihr Auftauchen ist eher ein Katalysator, um meiner Berufung gerecht zu werden. Es bringt mich nicht mehr um.«

Amber verriet uns auch den entscheidenden Punkt, dass jede Nachlässigkeit in Bezug auf die eigenen Grenzen (die öfter vorkommt, als es ihr lieb wäre) ihre Kritikerin auf den Plan ruft, und zwar in allen Jahreszeiten. Das geschieht ganz unbewusst und normalerweise merkt sie erst, wenn sie vor Wut in die Luft geht oder sich eine Überdosis Zucker gönnt (Zucker dämpft die Gefühle und ist ein unfehlbares Zeichen für das Auftauchen der Kritikerin), dass die Kritikerin sie in der Mangel hat.

An diesem speziellen Tag jedoch hielt Amber folgende Antwort parat:

»Na gut, Kritikerin, ich habe darüber nachgedacht, worauf du mich letzten Monat hingewiesen hast. Und du hast recht. Die Sache mit dem Homeschooling ist wirklich nicht das Richtige für mich. Ich möchte endlich Raum für meine eigene Arbeit.

Ich bin mir nicht ganz sicher, was dabei herauskommt, aber ich habe so eine Ahnung, was ich tun muss. Und diesem Ansatz gehe ich nach. Bis dahin versuche ich, mir mehr Unterstützung zu holen. Ich habe meinem Partner mitgeteilt, wie es mir geht, und er ist dabei. Und ich habe mit einer Babysitterin Kontakt aufgenommen. Momentan bin ich ganz zufrieden damit, dass ich alles getan habe, was mir möglich war.«

Amber war mit sich zufrieden und sehr erleichtert, dass sie auf die vorherige prämenstruelle Attacke ihrer Kritikerin gehört hatte. Anerkennung erntete sie jedoch nicht dafür. Das ist ganz normal – niemand sollte von der Kritikerin ein Lob erwarten, denn das ist nicht ihre Spielwiese.

Zum Glück hat Amber einen Sinn für Humor und er zahlt sich aus. Besonders, als ihr beim Blick auf den Kalender bewusst wurde, dass ihr Mann während ihrer gesamten nächsten Blutung arbeiten musste. Das heißt, er würde ihr die Kinder kaum abnehmen können.

Sie fühlte sich verschaukelt und spürte geradezu die Häme ihrer Kritikerin, die sofort nachhakte: *»Und wie willst du damit umgehen?«* Normalerweise wäre Amber jetzt verzweifelt, doch stattdessen brach sie in Gelächter aus und empfand im gleichen Augenblick überbordende Liebe für ihre Kritikerin. Sie schreibt:

> *»Ich begreife, was meine Kritikerin tut. Sie hat mir gerade die goldene Kugel übergeben. Was soll ich tun, wenn diese Seite meines Zyklus niemanden schert?*
>
> *Sie und ich wissen genau, was ich tun werde: Ich nehme das Problem mit in die Blutung und träume mich in einen neuen Umgang damit hinüber. In diesem Moment war ich ihr so nahe wie nie zuvor … in ihrer spirituellen Rolle, mich in meiner Berufung voranzubringen. Und dafür liebe ich sie.«*

Ja, liebe Leserin, es *ist* möglich (wenn auch vielleicht nur vorübergehend), die innere Kritikerin zu lieben oder ihr zumindest widerwilligen Respekt entgegenzubringen.

Amber ist visionär veranlagt und empfängt zum Zeitpunkt ihrer Blutung häufig sehr nachdrückliche Botschaften und Hinweise. Über die Provokationen ihrer Kritikerin lernt sie, für sich selbst einzustehen und die Macht zu erkennen und zu nutzen, die ihr innewohnt. Das bedarf ständiger Übung, wird aber mit der Zeit einfacher.

Wenn Sie unbeirrt Ihren Weg gehen, können und werden sich gewisse Dinge verändern. Ein positives Beispiel hierfür ist der Verlauf bei Amber. Einige Monate später zog sie um und die Kinder besuchen seitdem eine Ganztagsschule, in der sie gut aufgehoben sind.

Die Kritikerin als ungebetener Gast

Die Kritikerin ist opportunistisch veranlagt. Eigentlich sollte man ihren Stil und ihre unerbittliche Entschlossenheit bewundern. Ihre Aufgabe besteht darin, eine Frau zu kritisieren, und dafür nutzt sie jeden schwachen Moment.

Sobald eine Frau müde, erschöpft oder unglücklich ist, den Kontakt zu sich selbst verloren hat, in einer Übergangsphase steckt (wie während der Übergangstage aus Kapitel 4 (S. 87), in einem neuen Lebensabschnitt, wo wir eine alte Identität ablegen und eine neue annehmen, zum Beispiel nach der Geburt eines Kindes oder beim Beginn oder Ende einer Beziehung), ist sie für die Schmähungen der Kritikerin empfänglicher.

Sobald Sie durch Übungen zum Menstrualitätsbewusstsein Ihre Inneren Jahreszeiten kennen lernen, errichten Sie natürliche Grenzen, welche die Kritikerin im Zaum halten und auf die ihr zugewiesene Rolle beschränken. Wenn die Kritikerin außerhalb ihrer natürlichen Heimat – dem Prämenstruum oder inneren Herbst – auftaucht, müssen Sie sie auffordern zu gehen. Auch wenn sich das sehr vereinfachend anhört. Erklären Sie ihr, dass Sie zwar zu schätzen wissen, dass sie etwas Wichtiges zu sagen hat, dass dies jedoch nicht der passende Augenblick ist. Dafür ist später ausreichend Zeit.

Sie könnten zum Beispiel sagen: »Kritikerin, hier gehörst du nicht her. Also geh bitte. Ich brauche dich, aber erst an deinem rechtmäßigen Platz, im inneren Herbst. Wenn ich dort eintreffe, kannst du mir alles Nötige sagen und ich werde gut zuhören.«

Wir halten es für notwendig, diese Worte laut auszusprechen. Selbst wenn es sich sinnlos anfühlt, so als ob Sie gegen den Wind spucken würden, sollten Sie es trotzdem tun. Immer wieder.

Falls Sie sich dem Zyklusbewusstsein (also sich selbst) verschrieben haben, kann diese Übung auf die Dauer erstaunlich hilfreich sein. Die Kritikerin gibt nicht leicht auf, vielleicht niemals. Man muss also dranbleiben. Entwickeln Sie eigene Spielregeln, um sie in die Schublade der ihr zustehenden Jahreszeit zurückzuschicken.

Eine Frau legte eine Schachtel bereit. Sobald ihre Kritikerin mit voller Kraft dabei war und ihr dies ausreichend bewusst wurde, schrieb sie ihren Namen auf einen Zettel und steckte ihn in die Schachtel. Das funktioniert auch mit einem Stein, den Sie als Ritual in ein Glas legen. Irgendwann werden Sie feststellen, was Ihnen guttut.

Leitfaden zum Umgang mit der Kritikerin

Die folgenden Punkte können lebensrettend sein. Erfahrungsgemäß helfen sie beim Ringen mit der inneren Kritikerin, bis sie schließlich nachgibt.

1. **Menstruationsbewusstsein einüben.** Achten Sie auf die Jahreszeiten und setzen Sie damit die ersten Grenzen.
2. **Die eigenen Schwachstellen und schwachen Zeitpunkte wahrnehmen.** Setzen Sie sich damit auseinander, was Ihre Kritikerin auf den Plan ruft. Finden Sie heraus, wann sie am wahrscheinlichsten auftaucht, die inneren und äußeren Situationen und Bedingungen, und seien Sie zu diesem Zeitpunkt gnädig mit sich. Sobald Sie wissen, wann der Zyklus Ihre Achillesferse bloßlegt, sollten Sie sich in diesem Augenblick eher bedeckt halten. Schützen Sie sich in den Zeiten, wo Sie schwächer sind.
3. **Auf die Gesundheit achten.** Sorgen Sie für ausreichend Schlaf und einen stabilen Blutzucker. Schlafmangel und ein zu niedriger Zuckerspiegel machen emotional verwundbar und sind ein Einfallstor für die Kritikerin.
4. **Tempo herunterschrauben.** Machen Sie langsamer, besonders beim Übertritt ins Prämenstruum. Wenn Sie herumhetzen, hat die Kritikerin leichtes Spiel.
5. **Die Kritikerin beim Namen nennen, sobald sie auftaucht.** Dazu müssen Sie die Signale erkennen, die auf eine Aktivierung der Kritikerin hinweisen. Halten Sie inne und nennen Sie sie beim Namen. Gestatten Sie sich, die turbulenten Energien wahrzunehmen, die in Ihnen toben, ohne darauf zu reagieren.

6. **Zuhören.** Weiteratmen, zuhören, nachspüren und registrieren, dass es die Kritikerin ist, die gerade angreift. Was sagt sie tatsächlich? Schreiben Sie alles auf. Manches mag hart, unfair und gemein klingen, aber beim Schreiben entsteht ein gewisser Abstand. Auf diese Weise können Sie die Einzelheiten prüfen und in dem ganzen Wust vielleicht einen wahren Kern entdecken.
7. **Einen Punkt herausgreifen und genauer klären.** Gehen Sie ins Detail. Was genau meint die Kritikerin, wenn sie beispielsweise sagt: *Du bist so bekloppt!,* oder *Du kommst niemals von der Stelle.* Was tun Sie (und was nicht), dass die Kritikerin so etwas sagt? Natürlich sind Sie nicht bekloppt. Mit solchen extremen Wertungen will die Kritikerin klarstellen, dass etwas, was Sie tun, nicht ganz so gut ist, wie es sein könnte.
8. **Konkret bleiben.** Können Sie einem bestimmten Punkt zustimmen? Meistens stecken in dem Rundumschlag fünf Prozent Wahrheit. Suchen Sie danach und räumen Sie diesen Punkt ein.
9. **Sich selbst zur Seite stehen.** Stellen Sie fest, was Sie bereits tun und ordentlich machen und womit Sie nicht einverstanden sind. Unterscheiden Sie zwischen der Person, *die Sie sind* (Ihrem Wesen), und dem, *was Sie tun.* Das eigene Wesen ist perfekt, so wie es ist. Was wir tun, ist mitunter fehlerbehaftet. Die Kritikerin vermittelt einem das Gefühl, es sei falsch, *wer* wir sind. Das trifft niemals zu. Solange Sie jedoch gebeutelt sind und sich gewisse Dinge nicht klar vor Augen führen, stimmen Sie ihr vielleicht in dieser Hinsicht zu.
10. **Die Punkte 6 bis 9 wiederholt durchgehen.** Wenn die unangenehmen Gefühle nicht nachlassen, hat die Kritikerin möglicherweise nicht »zugehört«, als Sie sagten, welchem Punkt Sie zustimmen. Kehren Sie zu diesem Punkt zurück und gehen Sie die Schritte 6 bis 9 mehrfach durch. Manchmal müssen Sie nur klarstellen, dass Sie anderer Meinung sind, und selbst das kann sich so anfühlen, als hätte die Kritikerin gewonnen. Es kann aber schon helfen, sich bewusst zu machen, wie unglaublich hart diese Stimme ist. Manchmal scheint gar keine Lösung möglich zu sein, doch bereits der Versuch zu reagieren kann die Weichen in Richtung Verbesserung stellen. Hinterher fühlen Sie sich anders.

11. **Mit Humor reagieren.** Humor ist das ideale Mittel gegen die mitunter ziemlich verrückten Forderungen der Kritikerin: *Ja, klar, ich müsste rund um die Uhr unfehlbar sein, eine Superfrau ohne eigene Bedürfnisse, die ihre kostbare Zeit auf keinen Fall mit Schlafen verplempert. Blablabla …* Herzlich zu lachen und sich dann hinzulegen ist zweifellos die beste Reaktion.
12. **Sich über die eigenen Ziele klar werden und Entscheidungen treffen.** Je mehr Sie sich der Weisheit des Zyklus öffnen, desto klarer können Sie Ihrem Leben eine Richtung geben und Entscheidungen treffen. Auch das nimmt der Kritikerin den Wind aus den Segeln.
13. **Vergleiche sind Gift.** Feiern Sie andere und sich selbst, aber lassen Sie das Vergleichen.
14. **Sich selbst erkennen und Grenzen eingestehen.** Versuchen Sie nicht, für alle Leute alles zu sein. Finden Sie lieber heraus, was Sie gut können und was nicht, und akzeptieren Sie dies. Es wird immer Dinge geben, die Ihnen nicht liegen. Das ist kein Verbrechen, sondern eine bestimmte, natürliche Grenze.
15. **Hilfe holen.** An dieser Stelle möchten wir noch einmal betonen, dass manche Frauen sich so sehr mit ihrer inneren Kritikerin identifizieren, dass sie den Unterschied nicht mehr erkennen. In diesem Fall fällt die Umsetzung unserer Vorschläge schwer oder wird geradezu unmöglich. Falls Sie sich jetzt wiedererkennen, empfehlen wir Ihnen dringend, während Ihrer Übungen zum Zyklusbewusstsein professionelle Begleitung in Anspruch zu nehmen.

Alexandra erinnert sich an eine sehr schmerzhafte Begegnung mit ihrer inneren Kritikerin, die sie vor einigen Jahren nach einem Interview für eine Dokumentarsendung überfiel. Sie wollte mit einem Spaziergang reagieren, kam sich aber so vor, als wäre ein wütender Vogelschwarm hinter ihr her. Schließlich setzte sie sich auf eine Bank mit Blick aufs Meer und sagte: »Okay, Kritikerin, wo liegt das Problem?« Sofort folgte eine Litanei, wo sie überall versagt hatte.

Als Alexandra genauer nachforschte, stellte sich heraus, dass ihre Kritikerin von ihr erwartete, dass sie in dem Interview hätte brillieren müssen. Dabei war es einer der ersten Schritte in eine öffentlichere Rolle gewesen, denn ihre Arbeit steckte noch in den Kinderschuhen.

Vor lauter Erleichterung brach sie in Gelächter aus – mochten die Jogger, die an ihrer Bank vorbeikamen, denken, was sie wollten. Sie wusste, dass sie noch viel zu lernen hatte, und war in der Lage, die Anfängerin in sich zu lieben. In diesem Moment fiel alle Anspannung von ihr ab, die Freude kehrte zurück und danach konnte sie den Spaziergang genießen.

Die Kritikerin: kurz und knapp

Die zentrale Rolle der Kritikerin besteht darin, eine Frau im Laufe ihrer Initiationsreise wieder ganz zu sich zurückzuführen. Die Kritikerin drängt darauf, das Leben in all seiner Fülle auszukosten, um Ihrer Urkraft Raum zu geben. Sobald Frauen ihr inneres Ökosystem kultivieren, können sie die Kritikerin auf ihren natürlichen Platz im Zyklus verweisen, den inneren Herbst. Das mag eine Weile dauern und erfordert die nötige Bereitschaft, sich auf den Zyklusprozess samt seinen Anforderungen einzulassen.

Entscheidend ist auch, dass Sie Verbündete haben. Grundsätzlich sollte keine Frau sich der Kritikerin ganz allein stellen müssen. Wir gehen jedoch davon aus, dass Frauen mit der Zeit lernen können, ihr zu begegnen und ihre Gaben anzunehmen. Dabei möchten wir betonen, dass die Kritikerin keine angenehme Wegbegleiterin ist. Schließlich ist es ihr Job, die Frau zu kritisieren. Wie Sie lernen, mit dieser inneren Stimme und ihren Provokationen umzugehen, ist der Schlüssel zur persönlichen psychischen und spirituellen Reife.

Wie wir bereits sagten: Warten Sie nicht gespannt auf ein Lob. Sie können jedoch eine aufmerksamere Beziehung zu ihrer Kritikerin aufbauen und damit einer intensiveren Selbsterkenntnis den Weg bereiten, durch die letztlich auch ein tiefgreifendes Verschmelzungserlebnis möglich wird. Im nächsten Kapitel geht es um die wahre Aufgabe der Kritikerin, denn sie hütet die Schwelle zu dieser Verschmelzung: dem Heiligen Gral der Frauen.

Kapitel 7 – Der Heilige Gral

Bisher haben wir beschrieben, wie die innere Kritikerin dazu beiträgt, dass eine Frau in den Spiegel blickt und die nötige innere Stärke aufbaut, ganz präsent zu sein, zu fühlen und ihre eigene Komplexität auszuhalten, Licht und Dunkel, komplizierte Zusammenhänge und Naivität. Und dabei wird sie allmählich erwachsen.

Diese Einstellung zur Kritikerin bedeutet letztlich tiefe Ehrfurcht vor dem eigenen Selbst. Wenn wir der Kritikerin klar begegnen, können wir während der Menstruation – besonders in der ersten Kammer, der Trennung – in ganz besondere Wesensbereiche vordringen *(siehe Kapitel 5, S. 151)*.

Die Trennung ist der am schwersten zu beschreibende Zeitraum im ganzen Zyklus. Wir bezeichnen sie als den Heiligen Gral. Jahrhundertelang wurde der Heilige Gral als Kelch oder Schale mit übernatürlichen Kräften dargestellt. Die Gralssuche der Menschheit ist ein Symbol für die Sehnsucht der Psyche nach der Rückkehr des *Weiblichen*. Es geht darum, von der Erfahrung, »Zuschauer im eigenen Leben« zu sein, zu einem tiefen Gefühl von Zugehörigkeit und Einssein mit allem, was lebt und atmet und einfach »ist«, zu gelangen und zu erkennen, dass alles Leben heilig ist.

Diese Erkenntnis vermittelt unserem Leben Sinn und weist uns einen Platz im Kosmos zu. Wir werden zu Gefäßen, durch die die Weltenseele sich ausdrücken kann, die uns auffordert, uns zu entfalten und zum Wohle alle weiterzuwachsen. Der »Schluck« aus dem Gral vermittelt ein unglaublich intensives, liebevolles Einssein mit der Welt.

Der wahre Kelch ist das Becken, ist die Gebärmutter. Oder eher die Kapsel des Menstruationszyklus, das alchimistische Gefäß, in dem wir an unserer Fähigkeit feilen, diesen Ort der Verschmelzung zu betreten.

Die Hüterin des Grals

Metaphorisch betrachtet steht die innere Kritikerin an der Schwelle zu diesem Ort, die keine Frau unbewusst überschreiten darf. Nur deshalb wirft sie uns Monat für Monat den Fehdehandschuh zu.

- Können Sie den Handschuh aufheben?
- Können Sie Ihrer Kritikerin zuhören?
- Können Sie unter all dem Unsinn, mit dem die Kritikerin Sie bombardiert, die Unze Gold entdecken, die sich darin verbirgt?
- Können Sie der Kritikerin antworten, anstatt blind zu reagieren?
- Können Sie Ihr Leben schrittchenweise verändern, um dem Körnchen Wahrheit gerecht zu werden, das in den Worten der Kritikerin steckt?

Den Handschuh nehmen Sie bereits auf, wenn Sie sich dieser inneren Gestalt stellen, anstatt zusammenzubrechen. Sie nehmen ihn auf, indem Sie Ihre Schwachpunkte als Zugeständnis an die ungezähmte, komplizierte Fülle des menschlichen Daseins einstufen. Sie nehmen ihn auf, wenn Sie spüren, wie Ihnen der Boden unter den Füßen – sprich, die Selbstsicherheit – entgleitet, und trotzdem präsent bleiben.

Sie heben den Handschuh auf, wenn die Woge der Leere und Verlassenheit über Ihnen zusammenschlägt und Sie ihr mutig standhalten. Wenn Sie sich völlig nackt fühlen und beschließen, sich nicht zu verteidigen, dann sagen Sie der kritischen Stimme in Ihrem Inneren: *Ich bin hier. Ich bin bereit.* Und dann übergibt sie Ihnen die Schlüssel zum Allerheiligsten.

Die Kritikerin hütet den Heiligen Gral. Eine Frau, die sich allmonatlich bewusst dieser Herausforderung stellt, schmiedet an dem psychischen Gefäß, mit dessen Hilfe sie die Macht des Weiblichen kanalisieren und sich den spirituellen Kräften der Menstruation öffnen kann. In der Kammer der Trennung sind Sie der spirituellen Dimension am schutzlosesten ausgeliefert. Wenn eine Frau diesen Bereich mit einem erhöhten Maß an Präsenz betritt, kann ihr etwas Heiliges begegnen. Sie werden es erkennen, wenn es so weit ist. Manche Frauen empfinden ehrfürchtiges Staunen angesichts des Unaussprechlichen und sind wie verliebt, obwohl ihre Zuneigung keinem Objekt aus Fleisch und Blut gilt.

Es ist eine außerordentliche Erfahrung, für die es keine Worte gibt. Mit den Worten kommt die Konkretisierung und die schwere Hand der buchstabengetreuen Schilderung lenkt von der Unmittelbarkeit des eigenen Erlebens ab. Alles beruht auf Ihrer stillen, empfindsamen, unmittelbaren Präsenz.

An diesem Punkt kann der Frau ihre persönliche, einzigartige Version dessen widerfahren, was wir hier andeuten. Es kann eine Weile dauern, bis dieser Augenblick des Einsseins eintritt, mitunter Monate, in denen sie mit ihrem Zyklus lebt und seine Prozesse lieben lernt. Dieser Moment lässt sich weder beschleunigen noch erzwingen.

Es gibt keine »zehn Schritte zur Erleuchtung«, auch wenn eine Frau, die auf ihren Zyklusprozess vertraut, dort landen dürfte. Mehr können wir dazu nicht sagen, denn wir tasten uns auch selbst durch die metaphorische Dunkelheit vor, die wir hier beschreiben.

Der Wut mit Ehrfurcht begegnen

Im Zentrum der prämenstruellen Spannungen und auch der Wut steht ein Aufbegehren der Seele, weil diese intensive Erfahrung nicht jeden Monat anerkannt und gewürdigt wird. Unsere Wut entspricht einer existenziellen Einsamkeit, die tief in uns verborgen liegt – wie etwas, das nie zum Tragen kommt und uns allen Monat für Monat von Neuem verloren geht.

Alice hatte viel mit prämenstruellen Spannungen und Menstruationsschmerzen zu kämpfen, die jedoch deutlich zurückgegangen sind, seit sie sich bewusst mit ihrem Zyklus auseinandersetzt. Als sie sich einmal während eines Termins bei Alexandra tief in diese Spannungen versenkte, brach in ihr etwas auf und sie sagte: »Ich will gesehen und gewürdigt werden«, als wäre sie zum Sprachrohr der Göttin geworden.

Zu diesem Zeitpunkt wusste Alice noch nichts über unsere konkreten Lehren zum Heiligen Gral. Dennoch war sie auf die Empörung gestoßen, dass diese spirituelle Kraft nicht anerkannt wird, eine archetypische Sehnsucht, die vermutlich in Frauen auf der ganzen Welt auf offene Ohren stößt. Mehr dazu und über die Verbindung zu Menstruationsproblemen erklären wir in Kapitel 8 (S. 230), wenn es um die »Wunde der Menstruation« geht.

»Ich habe die merkwürdige Angewohnheit, kurz vor und zu Beginn meiner Blutung an die Öffentlichkeit zu treten. Ich will unbedingt gesehen werden.

Letzten Monat musste ich zu diesem Zeitpunkt partout meine Yogawebsite updaten (obwohl es keinen ersichtlichen Grund gab, warum das so dringlich sein sollte). Diesen Monat war es ein kreatives neues Projekt, das buchstäblich in den Ring geworfen werden musste.«

Penny

Alexandra erinnert sich an eine junge Frau, die 18 Monate nach dem Besuch eines ihrer Workshops aufgeregt schrieb, jetzt hätte sie diesen kostbaren Moment erlebt. Als sie an dem Workshop teilnahm, hatte sie nach dem Lesen des Buches *The Pill: are you sure it's for you?*, an dem Alexandra mitgewirkt hatte, gerade die Pille abgesetzt. Wenn eine Frau nicht mehr über Hormone verhütet, kann es eine Weile dauern, bis ihr wahrer Zyklus wiederhergestellt ist und tiefe seelische Kräfte wiederkehren.

Dieser Gralsmoment entzieht sich Ihnen? Dann sollten Sie nicht gezielt danach streben, sondern sich einfach dem Vergnügen hingeben, die Weisheit des gesamten Zyklus wiederherzustellen. Der Gral wird sich Ihnen offenbaren, wenn die Zeit gekommen ist. Zudem beruht er auf dem Luxus, sich die nötige Zeit und den Raum zuzugestehen, Ihrem ureigenen Rhythmus zu folgen. Vom Gralsmoment zumindest zu wissen ist ein erster Schritt.

Wissen kann Balsam für die Seele sein, weil wenigstens dies anerkannt wurde. Dennoch empfehlen wir mit Nachdruck, sich gelegentlich die Zeit für eine große Blutzeit zu nehmen *(siehe Kapitel 5, S. 151)*, bei der Sie dank guter Planung Zeit finden, sich frei von Verpflichtungen tief auf den Menstruationsprozess einzulassen.

Der Gral in der Partnerschaft

Eine Partnerschaft – mit einem realen Menschen aus Fleisch und Blut – kann durch diese Erfahrung bereichert werden. Dazu muss der Mann an Ihrer Seite erfahren, wie er den Zyklus insgesamt respektieren und würdigen sollte, ganz besonders die wechselnden Energien in den »Sterbetagen« vor der Blutung.

Der Zyklus dient nicht nur als Kapsel für die persönliche Weiterentwicklung, sondern auch für das Bestehen und die Entwicklung der Beziehung. Je besser eine Beziehung den Zyklusprozess aufnimmt, desto wahrscheinlicher sind beide Partner gut auf die Menstruation vorbereitet. Frauen, die in der Beziehung mit ihrem Zyklus arbeiten, können sich leichter auf den Partner einlassen (und subtile Signale aussenden und wahrnehmen), was die Energien besser harmonisiert.

So etwas kann still und leise wachsen. Zum Beispiel schlug Desis Mann vor, sie könnten beim neuen Jahreskalender für die Familie ihren Zyklus einbeziehen. »Ja, klar!«, jubelte Desi. Sie achtete erst ein halbes Jahr auf ihren Zyklus, hatte aber bereits bemerkenswerte Fortschritte gemacht, die nicht unbemerkt blieben. Ohne jeglichen Druck ihrerseits hatte ihr Mann das verstanden. Perfekt!

Von Subpreet bekamen wir folgende Rückmeldung: »Ich helfe gerade meinem Mann beim Umzug seiner Zahnarztpraxis und stimme alle Teamsitzungen und die Architektentermine auf meinen Zyklus ab.

Das klappt super: Mein Mann hält sogar vorher mit mir Rücksprache und es tut so gut, mich im eigenen Tempo zu bewegen.«

Den Zyklus respektieren

Diese beiden Geschichten zeigen wunderbar, wie Zyklusarbeit wie von selbst in eine Beziehung einfließen kann. Das ist wichtig, denn manche Partner wehren sich auch dagegen, besonders wenn man ihnen etwas aufzwingen will. Was verständlich ist. In einer Beziehung kann sich der Zyklus wie ein störender Dritter anfühlen und selbstverständlich unterbricht er nicht nur die eigenen bewussten Pläne und Wünsche, sondern auch die des Partners. Niemand sieht gern zu, wie seine Pläne durchkreuzt werden.

In diesen beiden Beispielen spricht das Handeln der Partner – hier Männer – Bände für ihre Bereitschaft, mit der Zeit tiefer zu schürfen. Es ist, als hätten sie die erste Prüfung bestanden, ganz ohne dies zu wissen.

Wenn der Partner die Realität des Zyklus akzeptiert und sogar schätzen kann, können dadurch dieselbe beruhigende Intimität und das gleiche Verständnis in die Beziehung einfließen wie bei dieser Erfahrung mit uns selbst.

Breeda konnte das an sich selbst entdecken. Sie und ihr Mann Mark praktizieren diesen Umgang bereits seit einigen Jahren. Anfangs hatte Mark gewisse Schwierigkeiten damit, doch mit der Zeit entdeckte er seinen eigenen Einfluss und seine Rolle in diesem Prozess.

Er entwickelte großen Respekt davor: »Es ist etwas derart Offensichtliches und Kraftvolles, dass es doch verrückt wäre, dagegen anzukämpfen. Das ist etwas, das auch mich verändert.« Sein Wissen hilft ihm, Breeda besser zu verstehen und zu erkennen, wann sie seine Nähe wünscht und wann sie mehr Freiraum braucht. Es verleiht der ganzen Beziehung mehr Struktur und Rhythmus, macht sie harmonischer und nimmt ihr viel Konfliktpotenzial.

Mark kommt sich dabei interessanterweise wie ein Gärtner vor. »Wer pflanzt schon im Winter?«, meint er. Mit anderen Worten: Warum einen Wochenendtrip einplanen, wenn Breeda ihren inneren Winter erlebt?

»Das ist, wie ewig gegen die Natur anzukämpfen, wenn es doch viel einfacher ist, sich ihrem Lauf anzupassen. Der Zyklus ist eine so starke Kraft.« Dank Marks Respekt vor dem Zyklus gelingt es ihm zunehmend besser, Breeda abzuholen, denn ihr wahres Selbst registriert die leisen Signale seiner Bereitschaft sehr genau.

»Ich fühle mich so durchsichtig, ganz als ob der Körper viel zu irdisch wäre. Wir haben zu dieser Zeit noch nie Sex gehabt, aber ich frage mich doch, wie das wohl wäre.«

Karen, Tag 28

Vom Umgang mit Kritik

Mit dem Respekt vor dem Zyklus naht die nächste Gralsaufgabe für den Partner. Wie soll er mit der großen Abrechnung des Prämenstruums umgehen? Wie stellt er sich der Kritikerin?

Ist Ihnen schon einmal aufgefallen, dass Sie im Prämenstruum viel mehr an Ihren Angehörigen herumnörgeln und mehr kritisieren? Zweifellos nehmen viele Männer die Tage vor den Tagen sehr bewusst wahr. Aus reinem Selbsterhaltungstrieb führen manche sogar selber Buch über den Zyklus ihrer Partnerin, damit sie auf den Ärger vor der Menstruation gefasst sind. Wobei sie sich gern wegducken und Ausflüchte suchen, um dem Angriff auszuweichen. Wenn die Kritik aber nicht ernst genommen wird, nagt das nicht nur an der weiblichen Seele, sondern facht ihren Zorn weiter an.

Natürlich ist es schwer, sich dieser Kritik zu stellen, wenn die Frau nicht merkt, woher sie rührt, oder noch nicht mit sich im Reinen ist. Bedenken Sie als Partner dabei: Hinter ihrer Empörung steckt die Sehnsucht, die Beziehung über diesen wunderbaren Kanal der Verbindung zum Unnennbaren zu befruchten. Vielleicht können Sie beide diese Möglichkeit im Blick behalten?

Wenn die innere Kritikerin Ihnen jeden Monat den Kampf ansagt und Sie Ihrerseits vor der Blutung auf Ihrem Partner herumhacken, testen Sie seine Fähigkeit, präsent zu bleiben und sich auf eine tiefe Verbindung einzulassen. Kritik anzunehmen ist eine Initiationsaufgabe für die Beziehung. Sie müssen beide lernen, damit umzugehen, auch wenn die Frau bei dieser Herausforderung federführend ist.

Oberflächlich betrachtet kann die Kritik ganz banalen Dingen gelten – Wäsche auf dem Fußboden, nicht erledigter Abwasch, der überquellende Mülleimer. Manchmal geht es auch um tiefergehende Themen. Doch letztlich ist das Thema egal, denn das wahre Selbst der Frau prüft dabei, ob der Partner ausreichend in sich ruht, um den Handschuh aufzunehmen und sich zu stellen. Er soll der Frau auf dem Höhepunkt ihrer Macht gegenübertreten und sie ernst nehmen.

Dabei nimmt sich keine Frau bewusst vor: *Heute teste ich mal, ob mein Partner wirklich wach ist.* Ganz im Gegenteil. Häufig merkt sie wie aus heiterem Himmel, dass ihr etwas auf einmal gründlich gegen den Strich geht. Wenn Sie sich dieser kritischen Anwandlung nicht wachsam stellen, kann sie auch destruktiv wirken.

Falls Sie jedoch wach genug sind, können Sie lernen, diesen Punkt zu registrieren und sich rechtzeitig zu fragen: *Worum geht es hier eigentlich gerade?* Die Antwort lautet nicht: *Bist du bereit für den Gral?* Aber in der Regel ist es etwas, was für die Beziehung von Bedeutung ist.

Als Adele vor drei Jahren erstmals eine Beziehung zu einer Frau einging, war sie aufgrund ihres Zyklusbewusstseins nicht nur in der Lage, sich selbst zu verstehen, sondern konnte auch ihre Partnerin, Elitsa, besser kennen lernen – besonders in den schwierigen Momenten, wo deren Kritikerin zu Hochform auflief.

Adele stellte dabei fest, dass Menstruationsbewusstsein »unglaublich« ist, und sagt: »Weil ich das bei mir selber verstanden habe, kann ich einen Teil der kritischen Energie, die von Elitsa auf mich zukommt, richtig einordnen.« Wenn Adele ausreichend präsent ist, sobald ihre Partnerin Kritik äußert, kann sie zuhören:

»Das ist eine sehr kraftvolle Erfahrung, denn während ich den fliegenden Tellern ausweiche, höre ich die wahren Sorgen und Nöte meiner Freundin, die sie mir ihrer Meinung nach in diesem Monat nicht gesagt hat. Das ist Gold wert und versetzt mich in die Lage, ihre Worte und ihren Tonfall nicht zu persönlich zu nehmen.

Ich bemühe mich, sie genauso zu akzeptieren wie meine eigene innere Kritikerin. Ich lasse es ihr ›durchgehen‹, dass sie gerade nicht sonderlich nett ist, denn zu diesem Zeitpunkt ist das irrelevant. Nach ihrer Blutung kann ich das in sicherem Rahmen ansprechen: ›Ich weiß es zu schätzen, dass du mir das unbedingt sagen musstest … Aber wie du es mir gesagt hast, nun ja … das war schlimm für mich. Hast du das wirklich so gemeint? Kannst du es mir jetzt noch einmal anders erklären?«

Dieses gegenseitige Verständnis, die Kommunikation auf einer tiefen Ebene und das gemeinsame Erlebnis machen die Beziehung von Adele und Elitsa unglaublich stark. Adele hat entdeckt, dass es bei Entscheidungen zu einem Umzug oder anderen großen Veränderungen hilfreich war, Elitsa besonders kurz vor der Menstruation sehr genau zuzuhören. Indem beide einander so aufmerksam wie möglich begegnen, erschaffen sie ein immer festeres Fundament für eine stärkere

Vertrautheit und am Ende womöglich jene glorreiche Verschmelzung des Grals.

Die Provokation während des Prämenstruums ist zwar unangenehm und mitunter schmerzlich, kann aber beide Partner gründlich wachrütteln. Wenn beide Beteiligten über diesen speziellen Moment Bescheid wissen, können sie lernen, diese provozierende und verstörende Zeit in Höhepunkte der Zweisamkeit zu verwandeln. Das erfordert allerdings Zeit und Mut, denn es ist ein zutiefst spiritueller Vorgang.

Mark ist auch nur ein Mensch: Kritik macht ihm zu schaffen. »Mit der Kritikerin kann man nicht ›umgehen‹«, sagt er. »Es fühlt sich an wie eine Falle.« Er hat das Gefühl, er könne dabei nicht gewinnen. Natürlich kann er abschalten und das Opfer spielen und hinterher Breeda die Schuld geben, aber wenn er nicht in der eigenen Reaktion gefangen ist, weiß er recht gut, wie er ihre Kritikerin mit jeder Menge Freundlichkeit entwaffnen kann. Auch er braucht dann eine Pause und erkennt, wie wichtig es ist, Breeda in Ruhe bluten zu lassen und ihr den Rückzug zu ermöglichen. So wird er zugleich die Kritikerin los, damit er sich behaupten und ihr im nächsten Herbst freundlich gegenübertreten kann. Inzwischen erspürt er die wahren Hintergründe und vergleicht den Beitrag der Kritikerin mit einem wohl gezielten Pfeil: »Eine hellsichtige Macht, die auf mich und die Welt abzielt.«

Zugleich erkennt Mark, dass auch er die nötige Kraft in sich trägt, Breeda klar und liebevoll zu begegnen. Er weiß die Macht des Zyklus wirklich zu respektieren: »Das ist ein Mysterium, etwas Tiefgreifendes, das du nie wirklich verstehen wirst. Immer hörst du nur ein Flüstern«, sagt er. »Ich vertraue darauf – es ist sehr stark. Und wenn ein Mann eine starke Frau nicht aushalten kann, sollte er sich verabschieden.«

Inzwischen haben Breeda und Mark die sehr reale Energie des Auftakts zur Menstruation, die so empfindlich macht, beide am eigenen Leib erfahren. Breeda erklärt dazu: »Es ist, als wären wir an diesem Punkt beide durchlässig, nicht nur ich. Und es fällt mir gar nicht leicht, ihn zu ›verlassen‹, um zu bluten. Ich fühle mich mit ihm verbunden, ohne dass wir uns körperlich vereinigen. Die Verbindung ist sanft, ultrazart und voller Liebe. Sie ist allumfassend und ganz anders als der Beginn des Prämenstruums oder der frühe Teil der Trennung, der bei mir schon 48 Stunden vor der Blutung einsetzen kann.«

Die Frau ernst nehmen

Dem Partner oder der Partnerin der provozierenden prämenstruellen Frau können wir nur raten: »Stell dich. Stell dich der Frau, die du liebst.« Es geht nicht darum, ihre Anschuldigungen oder ihre Kritik abzunicken oder Kommentare hinzunehmen, die den anderen verletzen oder klein machen. Ganz und gar nicht.

Nur den *Fakt* ihrer Kritik sollten Sie ernst nehmen. Entscheidend ist die Qualität Ihrer Reaktion, also wie bereitwillig Sie der Frau begegnen und das Thema sauber herausarbeiten. Damit können Sie die Kanäle freipusten, Punkte ansprechen, die der Klärung bedürfen und vor allem ihrem wahren Selbst signalisieren, dass Sie präsent sind, das Drama aushalten und ohne Panzer auf sich achten können. So kann der gemeinsame Schritt ins Unbekannte erfolgen.

Wenn beide es wagen, verwundbar und präsent zu sein, kann die Tür zum Gral auf einmal weit aufschwingen. Und vielleicht spüren Sie die Gegenwart der Liebe. Die Aufgabe der Kritikerin besteht darin, den Weg freizuräumen. Wenn dieser jedoch bereits frei ist, kann der Übertritt zum Heiligen Gral spontan stattfinden. Einmal hielt Alexandra bei einer großen Veranstaltung in Madrid einen Vortrag über die Menstruation. Anschließend kam ein Paar mit leuchtenden Augen auf sie zu und berichtete aufgeregt, dass sie diesen Ort bereits durch Zufall jeden Monat entdeckten und wie beglückend das sei.

Es kann einfach geschehen. Das ist das Wunder und das Unbeschreibliche in der Kammer der Trennung. Und deshalb ist so schwer zu schildern, wie Sie dazu Zugang erhalten. Wie bei den meisten Dingen im Zusammenhang mit der Macht der Menstruation geht es um Behutsamkeit. Vielleicht finden Sie den Zugang zu diesem heiligen Ort ganz einfach, indem Sie entspannt zusammen sind – ohne Plan, ohne etwas voneinander zu verlangen, und beide fühlen sich wohl in ihrer Haut.

Betonen möchten wir dabei das Wörtchen »vielleicht«. Es gibt keine Garantie. Sollte es nicht dazu kommen, dann belassen Sie es dabei. Schließlich hält die Menstruation so viele weitere Schätze bereit. Es hat auch nicht jeder Partner Interesse an solchen Erfahrungen. Wir kennen Männer, die zwar großen Respekt vor der Menstruation haben, sie aber auch beunruhigend finden und es vorziehen würden, wenn ihre Frauen während der Blutung eine Weile ganz abtauchen könnten.

Wieder andere Männer haben schlichtweg kein Interesse am Zyklusgeschehen. Egal wie wichtig es der Frau ist, sie steigen nicht ein. Setzen Sie also weder sich noch ihren Partner dem Druck aus, sich diesem Erlebnis zu stellen. Beobachten Sie einfach Ihre eigenen Erfahrungen und erfreuen Sie sich an dem, was sich Ihnen offenbart.

Übung: So unterstützen Sie als Partner die Gralssuche

1. Machen Sie sich mit dem Zyklus der Frau vertraut.
2. Achten Sie den Zyklusrhythmus.
3. Nutzen Sie den Rhythmus als Taktgeber für die Beziehung (richten Sie das Leben entsprechend ein).
4. Respektieren Sie die prämenstruelle Kritik und gehen Sie darauf ein (nicht gleich reagieren, einfach zuhören: Sie müssen nicht zustimmen).
5. Drosseln Sie gemeinsam das Tempo, wenn die Menstruation bevorsteht.
6. Vertrauen Sie der Leere – füllen Sie sie nicht mit anderen Dingen, lenken Sie sich nicht ab – und bleiben Sie präsent für das, was kommen mag.

Kapitel 8 – Menstruationszyklusbewusstsein (MZB)

Gemeinsam haben wir eine ungewöhnliche Reise ins Herz der Menstrualität angetreten und dabei das Allerheiligste entschleiert, das im Kern Ihres Wesens ruht. Von der berauschenden Vermählung mit der Kraft der Menstruation zu lesen ist jedoch das eine. Sie tatsächlich zu erleben, ist etwas anderes.

Wir hoffen, dass wir ausreichend verdeutlicht haben, dass Zyklusbewusstsein Frauen dazu verhilft, die vollständige Reise durch den Initiationsprozess zu absolvieren, der Intelligenz der drei Schatzkarten nachzuspüren und ihre Urkraft zu begreifen.

In diesem Kapitel erklären wir Menstruationszyklusbewusstsein offiziell zu einer spirituellen Technik für Frauen und beschreiben eine Version, die über das hinausgeht, was Sie in Kapitel 1 (S. 36) erfahren haben. Dieses Vorgehen ermöglicht eine reichhaltigere Erforschung aller Nuancen, damit Sie sich diese spirituelle Technik vollständig aneignen und ihre Magie zulassen können.

Anschließend befassen wir uns mit der Frage, was Frauen tun können, die wegen gesundheitlicher Probleme keinen Zyklus haben, im Übergang zur Menopause stehen oder diese bereits hinter sich haben, aber dennoch von diesem Wissen profitieren oder sich etwas davon zurückerobern möchten.

Außerdem prüfen wir die Hürden auf Ihrem spirituellen Weg, indem wir Menstruationsprobleme ansprechen und überlegen, inwiefern solche Störungen und Symptome des Menstruationszyklus ein potenzielles Tor zur Urkraft darstellen. Und schließlich sprechen wir über die psychischen und spirituellen Voraussetzungen für Heilung.

MZB: unsere ureigene spirituelle Praxis

Wie Meditation oder Yoga ist auch MZB ein tiefgreifendes Konzept für ein spirituelles Leben. Zyklusbewusstsein *ist* eine spirituelle Technik der Frau und ein Königsweg der Persönlichkeitsentwicklung.

MZB ist eine einzigartige spirituelle Methode, weil sie körperlich bereits in uns angelegt ist. Wir haben keine Kontrolle darüber, denn es folgt in uns seinem eigenen Rhythmus und geht mit einem voll integrierten Instrument zum Ego-Abbau einher, dem Prämenstruum. Wie schon gesagt: Wenn das Wissen um diese innere Praxis unbenannt bleibt, geht sowohl den Frauen als der Welt etwas Unermessliches verloren.

»Diese Informationen [zur Menstrualität] sind eine Form der Aufklärung, die Frauen angeboren sein sollten. Solche Aufklärung kann ein Leben verändern.«

Harri

Diese Form der weiblichen Spiritualität muss anderen spirituellen Traditionen oder Religionen keineswegs zuwiderlaufen, zu denen Sie sich hingezogen fühlen oder die Sie bereits praktizieren, ob Buddhismus, heidnische Kulte, Christentum oder Hinduismus. MZB kann diese Wege vielmehr unterstützen oder gar vertiefen.

Selbstverständlich sind alle Praktiken oder Bewegungskünste großartig und für sich allein bereits ungeheuer hilfreich. Möglicherweise haben Sie bestimmte Methoden bereits für sich entdeckt, so wie wir auch. Zu unseren Lieblingsmethoden gehören Movement Medicine, Womb Yoga (Gebärmutteryoga), Shintaido sowie individuelle Rituale, Zeremonien und Gebete.

Den meisten Frauen wird beigebracht, sich zu stark auf den rationalen Verstand zu verlassen und zu wenig auf ihren Körper und ihre Intuition. Eine verstandesbetonte Kultur, in der die Macht der Menstrualität verleugnet wird, ist eine massive Herausforderung.

Genau deshalb kommen diese spirituellen Übungen uns Frauen wie gerufen. Wir können uns mit ihrer Hilfe besser in unserem Körper verwurzeln und lernen, seiner Intelligenz ebenso zu vertrauen wie unserer Ratio. Dies hilft uns, die Energien der Menstrualität zu erkennen, zu kanalisieren und in uns zu tragen.

Andere Methoden muss man aktiv *wählen*. Der Menstruationszyklus hingegen *geschieht uns* fortwährend, unabhängig von der eigenen Entscheidung.

Daher sind diese anderen Methoden kein vollwertiger Ersatz für das, was eine Frau erlebt, wenn sie sich auf eine persönliche Beziehung zu ihrem Menstruationsrhythmus einlässt. Alle sonstigen Praktiken können für eine Frau letztlich nur sekundär sein, weil sie uns potenziell von unserem persönlichen Erweckungserlebnis im Herzen des Zyklus abhalten können.

Der Menstruationszyklus ist die ureigene Methode der Frau, das uns angeborene Yoga. Es macht Mut, dass immer mehr Yogalehrerinnen diese Informationen heute für sich entdecken und in ihre Lehren einbeziehen.

Auf diese Weise erhalten Frauen Zugang zum Besten aus beiden Welten. Ganz besonders ans Herz gewachsen ist uns das Womb Yoga von Uma Dinsmore Tuli, der Verfasserin von *Yoni Shakti: A woman's guide to power and freedom through yoga and tantra*, die unsere Ausbildung durchlaufen hat.

Im Laufe der Jahre hat sie einen wahren Schatz an radikal feministischen und femininen Yogaformen entwickelt, der unserer Erfahrung nach dazu beiträgt, dass Frauen sich in ihrer Ganzheitlichkeit wahrgenommen und bestätigt fühlen. Nach ihren Yogastunden sind wir regelmäßig absolut zufrieden und ruhen in der einzigartigen Innigkeit, die wir dabei zu uns selbst und zueinander aufbauen.

MZB: das Komplettpaket

In unseren Augen ist MZB ein Prozess, der sich aus vier Teilen zusammensetzt:

1. **Den Zyklusrhythmus erkennen** (die Macht der Präsenz)

2. **Den Alltag auf den Zyklus abstimmen,** soweit menschenmöglich (die Wirkkraft)

3. **Mit der Tagesenergie mitschwimmen** (die Akzeptanzkraft)

4. **Die Zykluskraft situationsbedingt nutzen** (die Kunst der Menstrualität)

Sehen wir uns diese Punkte nacheinander an.

1. Den Zyklusrhythmus erkennen

Die Reise der weiblichen Initiation beginnt mit achtsamer Aufmerksamkeit. Damit kann die Macht der Präsenz sich im Zyklus entfalten. Zyklusbewusstsein ist genau das, wonach es sich anhört: Sie nehmen wahr und schreiben auf, wo Sie im Zyklus gerade stehen. Sie wissen also jederzeit, welcher Zyklustag bei Ihnen herrscht. Wie Sie Ihren Zyklus aufzeichnen können, ist in Kapitel 1 (S. 36) erklärt.

Behalten Sie dabei bitte die Karte der Inneren Jahreszeiten und die Übergangstage im Hinterkopf. Welche Jahreszeit spüren Sie gerade? Können Sie den einen oder anderen Übergangsmoment von einer Jahreszeit zur nächsten erhaschen?

Mit der Zeit werden Sie feststellen, dass sich ein Muster offenbart, während Sie eigene Erfahrungen mit den Inneren Jahreszeiten machen. Wir bezeichnen dies als den individuellen Kraftrhythmus. Wenn eine Frau sich mit ihrem Kraftrhythmus auseinandersetzt, kann sie zunehmend das umsetzen, was wir zum Thema der inneren Kritikerin erläutert haben, und diese Gestalt auf ihren natürlichen Platz, den inneren Herbst, verweisen. Insbesondere werden Sie feststellen, wann sie zum unpassenden Zeitpunkt auftaucht, und können sie wegschicken.

Außerdem haben wir einen (englischsprachigen) Einführungskurs in den Menstruationszyklus konzipiert, der Sie Schritt für Schritt durch den Prozess des Zyklusbewusstseins führt und mit Übungen und Impulsen zum Nachdenken anregt. Zu diesem Kurs gehört ein spezielles Tagebuch und eine Monatsübersicht *(siehe Menstrual Cycle Literacy unter www.redschoolonline.net).*

Der Vorteil der Monatsübersicht ist, dass es dadurch mit der Zeit leichter wird, Stimmungs- und Energieschwankungen richtig einzuordnen. Der Nachteil ist, dass man darauf normalerweise nicht viel notieren kann. Deshalb kombinieren Sie ihn am besten mit einem persönlichen Tagebuch, in dem Sie vor allem auch Ihre Träume aufschreiben.

Im Verlauf des Zyklus die eigenen Träume zu beobachten verhilft Ihnen dazu, sich selbst, Ihre Bedürfnisse und den Zyklus noch besser zu durchschauen. Zudem kündigen Träume die Momente des Tempowechsels zwischen den Jahreszeiten an, die uns so oft ins Stolpern bringen. Wenn Sie die Bedeutung der Übergangstage für Ihren Weg der Initiation besser verstehen wollen, sollten Sie sich noch einmal den entsprechenden Abschnitt in Kapitel 4 (S. 87) vornehmen.

Zyklusaufzeichnungen sind ein Prozess, der sich mit der Zeit entwickelt. Sie werden dabei selbst herausfinden, welche Methoden Ihnen am besten liegen.

Täglich auf den eigenen Zyklus zu achten führt zu immer besserer Präsenz und die ist der Königsweg, um die volle Kraft des eigenen Zyklus zu wecken.

»Bis vor Kurzem habe ich meinen Zyklus separat aufgeschrieben. Ich hatte besondere Kalender, die nur hierfür dienten. Inzwischen lasse ich alles, was sonst so los ist, mit den hormonellen Abläufen verschmelzen. Darüber habe ich nicht lange nachgedacht. Und es kommt mir so vor, als hätte das seine Bedeutung.

Schluss mit dem Schubladendenken, vielleicht keine Trennung mehr? Es wäre eine herrliche Vorstellung, dass sich nach fünf Jahren sorgfältiger Zyklusaufzeichnungen unmerklich etwas verändert hat, dass die Dinge zusammenlaufen und Teile meines Selbst ganzheitlicher verbunden sind.

Und das wie von allein. Es ist lehrreich für mich, daran erinnert zu werden, dass Veränderungen ihrem eigenen Rhythmus folgen, denn fünf Jahre sind eine ziemlich lange Zeit.«

Penny

2. Den Alltag auf den Zyklus abstimmen

Sobald Sie Ihren persönlichen Kraftrhythmus besser durchschauen, empfehlen wir, die eigenen Aufgaben darauf abzustimmen. Mit der Zeit erkennen Sie, welche Bedürfnisse und Verhaltensweisen in den verschiedenen Phasen vorherrschen und welche Kraftquellen Sie dabei von Natur aus anzapfen. Planen Sie größere Ereignisse daher im Einklang mit Ihrem Zyklus.

Zum Beispiel können Sie ein Fest oder eine Gartenparty auf einen Zeitpunkt legen, wo Sie besonders kommunikativ und gern mit anderen zusammen sind. Oder Sie setzen die Besprechung bewusst so an, dass Sie die Argumente der anderen kritisch einordnen können.

»An Tag 2 und 3 habe ich mir immer frei genommen. Als Selbstständige war das für mich kein Problem. Ich habe nichts geplant, sondern mich zwei Tage ganz um mich gekümmert.

Natürlich war ich trotzdem noch Mutter und Ehefrau, aber ich konnte in Ruhe zu Hause bleiben und nur rausgehen, wenn wirklich etwas gebraucht wurde, zum Beispiel Milch. Ich ging liebevoll mit meinem Körper um und daraufhin hörten auch die Krämpfe auf. Früher habe ich die ganze Woche Schmerzmittel geschluckt.«

Kirsty

Allerdings hält sich der Zyklus nicht unbedingt an den Plan. Bei manchen Frauen ist er ihr Leben lang unregelmäßig, was die Vorausplanung erschwert. Diejenigen, bei denen er einigermaßen zuverlässig ist, können dieses Wissen jedoch nutzen. Achten Sie darauf, welche Zyklusphase bei Ihnen gerade anstehen wird, wenn Sie sich etwas vornehmen. Besonderes Augenmerk gilt hierbei der Superfrau rund um den Eisprung. Sie geht fest davon aus, dass immer alles machbar ist, und kann sich überhaupt nicht vorstellen, was sonst noch so vor ihr liegt.

Dhanya hatte einen Monat nach ihrer Periode Abschlussprüfung und plante die Wiederholung des Stoffs im inneren Frühjahr ein. »Während der Periode habe ich mich zu Hause ausgeruht und mir Zeit zum Nachdenken gegönnt«, erzählt sie. »Im ›Frühling‹ bin ich dann mit vollem Elan an die Prüfungsvorbereitung gegangen und habe am Ende deutlich besser abgeschnitten als im vorherigen Semester. Haha! Im Grunde genommen ging es nur darum, mich der Periode vollständig hinzugeben (was ich früher nie getan hatte). Danach war ich rundum neu aufgeladen und motiviert.«

Dhanyas Worte sagen alles. Es gibt auch Zeiten, in denen der Zyklus die eigenen Pläne durchkreuzt und uns kalt erwischt, weil die Periode zum ungünstigsten Zeitpunkt eintritt.

Lisa D. beispielsweise war sehr zufrieden mit sich. Sie hatte den ganzen Monat auf ihren Zyklus ausgerichtet – Reisen gebucht, Workshops organisiert und so weiter – und dann war »am Abend von Tag 21 plötzlich Tag 1«!

Sie fragte sich: *Was ist hier los? Ich weiß genau, wann mein Eisprung war, an Tag 16. Wieso also kommt meine Periode so früh? Ich bin 28 und hatte immer einen regelmäßigen Zyklus.*

Dann wurde ihr bewusst, woran sie in letzter Zeit gearbeitet hatte: Sie hatte sich um ein Kunststipendium in Dublin beworben und ihre gesamte Frühlings- und Sommerenergie auf den Antrag verwendet. Im Frühherbst hatte sie ihre innere Redakteurin aufgefordert, alles zu überarbeiten.

»Das war harte Arbeit, weil mein Entwurf nach wie vor echte Herzenssache ist und jede Änderung schmerzt«, sagt sie. »Sekunden, nachdem ich den Vorschlag online eingereicht hatte, setzte meine Blutung ein. Es war eine echte Feuerprobe für mich gewesen und dann kam die große Erleichterung. Kann das angehen?«

»Ich habe ein neues Mantra: ›Im unvorhersehbaren Fluss fühle ich mich mehr daheim als in der stagnierenden Trance der Gewissheit.‹«

Sjanie, Tag 38?!

3. Mit der Tagesenergie mitschwimmen

In einer idealen Welt hätten wir selbst das Kommando über das, was geschieht. Der Zyklus käme netterweise schön kooperativ und regelmäßig, sodass wir uns bequem darauf einstellen können. Bis es so weit ist, müssen wir uns jedoch auf den Tanz mit dem Ungewissen einlassen und mit der Person vorliebnehmen, die wir gerade sind.

Die Kunst des Zyklusbewusstseins ist eine fortlaufende, stille Innenschau, die neben allen sonstigen Aktivitäten abläuft und über die wir mit dem Unbegreiflichen Verbindung aufnehmen. Selbst wenn der jeweilige Tag sich ausgesprochen konkret anfühlt, ob ganz entspannt, hektisch oder auch stressig.

Häufig erwarten Frauen sehr viel von sich. Wir glauben, wir müssten jederzeit am Ball bleiben – wie eine Spitzensportlerin im entscheidenden Lauf. Alles darunter fühlt sich nicht gut genug an. In der gegenwärtigen, stark zielorientierten Kultur mit ihrem hohen Zeitdruck können bestimmte Zyklusenergien sehr ungelegen kommen. Der nächste Schritt im Zyklusbewusstsein besteht somit darin, die Gefühle und die Energie jedes einzelnen Zyklustages anzunehmen und ausdrücklich zu respektieren.

Unabhängig von Ihren Vorhaben sollten Sie *bestmöglich* mit dieser Energie arbeiten. Wie bereits erwähnt reicht dabei bereits ein Prozent Kooperation. Und denken Sie dabei auch an die Rote Regel: Achten Sie lieber auf den Zyklus, den Sie haben, anstatt dem Zyklus nachzueifern, den Sie Ihrer Meinung nach haben sollten.

Letztlich geht es nur darum, wie Sie die Energie und Stimmung dieses Tages umsetzen. Wer beispielsweise gerade wenig Energie hat, verletzlicher ist als sonst und sich zurückziehen möchte, sollte sich dafür nicht rügen. Nehmen Sie sich ruhig ein wenig zurück und bleiben Sie mehr für sich.

Wenn Sie aktuell weniger Energie und Antriebskraft haben, ist diese scheinbare Einschränkung eine Einladung, andere Fähigkeiten auszubauen, zumeist die eigene Intuition, den Instinkt, die »Hellsichtigkeit« und ähnlich wichtige Eigenschaften. Mitunter weckt die persönliche Empfindsamkeit den Sinn fürs Detail oder öffnet einem die Augen für das Wunder des Lebens. Wenn die eine Kraftquelle versiegt, beginnt eine andere zu sprudeln. Wenn Sie an einem anderen Tag so voller Energie stecken, dass Sie die Welt erobern möchten – dann los!

Sie werden feststellen, dass Sie deutlich kreativer und produktiver sind, wenn Sie mit sich kooperieren, anstatt sich etwas abzuverlangen, das gerade nicht geht.

»Gleiten und expandieren. Immer innerhalb der verrückten Zwänge, zwei kleine, unglaublich anspruchsvolle Töchter zu bemuttern.«

Sjanie, Tag 13

Natürlich gibt es viele Energien im Zyklus, die wir nur zu gerne annehmen und respektieren, darunter der Optimismus und das Aufleben nach der Menstruation, die Großzügigkeit und Liebe zur Welt rund um den Eisprung, wo uns nichts zu viel erscheint, aber auch die Klarheit und der Durchblick sowie die hinreißende Kompromisslosigkeit (»Keine Gefangenen! Keine faulen Ausreden!«) des Prämenstruums. Solange man weiß, wie man damit sinnvoll umzugehen hat.

Bestimmte Energien hingegen sind eine ziemliche Herausforderung, weil wir uns damit verwundbar, langsam, verträumt, ungeduldig, schwierig oder kritikfreudig fühlen. Doch wie man an der See so gern sagt: »Es gibt kein schlechtes Wetter, nur falsche Kleidung», sagen auch wir: »Es gibt keine schlechten Energien im Zyklus, man weiß sie allenfalls zu wenig zu schätzen.«

Selbst wenn Sie äußerlich eine bestimmte Rolle spielen müssen, können Sie innerlich anerkennen, wer Sie gerade wirklich sind, und diesem Anteil zärtlich zulächeln. Das ist wahre Macht.

4. Die Zykluskraft situationsbedingt nutzen

Zum Abschluss möchten wir Ihr Zyklusbewusstsein auf eine neue Stufe heben. Muten Sie sich diesen Schritt jedoch erst zu, wenn Sie so weit sind.

In diesem MZB-Stadium laden wir Sie dazu ein, auf Ihre zyklischen Kräfte zu vertrauen, auch wenn diese sich nicht gut anfühlen oder gerade »unpassend« erscheinen. Betrachten Sie Ihre Kraft als spirituelle Intelligenz und erklären Sie die Person, die Sie gerade sind, für passend.

Unabhängig von der Situation sollten Sie mutig auf Ihre Zyklusintelligenz zurückgreifen. Agieren Sie ohne Scheu aus Ihrem aktuellen Erleben heraus, anstatt etwas lediglich durchzustehen. Das, was wir als die Kunst der Menstrualität bezeichnen (die Arbeit mit der Spannung zwischen der persönlichen Zyklusphase und den aktuellen Lebensumständen), erfordert vollständiges Vertrauen in die Integrität des Zyklus. Manchmal steht während der Menstruation ein geschäftliches Meeting an: Bereiten Sie sich gut vor (und lassen Sie sich dabei nicht hetzen). Dann treten Sie in den Ring und vertrauen der Perfektion des aktuellen Zeitpunkts.

Nutzen Sie ungeniert die Tiefe und die energetische Ausstrahlung der Menstruation. Die damit verbundene natürliche Autorität und Ruhe kann alle Anwesenden fesseln (und Sie müssen niemandem verraten, dass Sie gerade bluten).

Vielleicht stecken Sie auch gerade in jener empfindsamen Phase kurz vor der Blutung. Sie gehen innerlich auf Abstand, reagieren verträumt, möchten mehr Raum für sich und ganz bestimmt nicht zur Arbeit gehen. Auch dann gibt es Möglichkeiten, diese Energie aktiv einzubringen.

Alexandra erinnert sich lebhaft an eine Erfahrung an einem solchen Tag, wo sie als Psychotherapeutin Dienst hatte. Normalerweise hätte sie sich lieber den ganzen Tag zurückgezogen, weil sie sich sehr durchlässig und durchschaubar fühlte, verträumt und still.

Doch nachdem sie diese Impulse respektierte, konnte sie innerlich mit ihnen kooperieren und jener wundersamen, unantastbaren inneren Stille Raum geben. Und dabei entdeckte sie einen unparteiischen, klar abgegrenzten »Ort« mit viel Abstand und großer Klarheit. Obwohl sie mitunter hart erschien, nutzte sie diese Kraft in ihrer Praxis, um »liebevolle Härte« zu zeigen, ein Angebot, das positive Reaktionen in Gang setzte.

Wenn Sie – wie Alexandra – mit der Fülle Ihres Wesens im Reinen sind, anstatt nur eine Rolle auszufüllen, können Sie in der Situation mit Ihrem ganzen Sein präsent sein. So erging es Victoria. Am ersten Tag ihrer Blutung musste sie vor einem Kollegenteam aus Männern und Frauen einen Vortrag über Menstruationsbewusstsein halten. Sie wusste, was auf sie zukam und dass es nicht ideal war, doch sie hatte sich gut vorbereitet.

»Ich habe in dem Monat den gesamten Zyklus genutzt, um diesen Vortrag gut hinzubekommen«, erinnert sie sich. Und sie entschloss sich, der Gruppe mitzuteilen, dass sie gerade ihre Menstruation hatte. »Ich dachte, meine Lage wäre vermutlich eine gute Einleitung. Ich fühlte mich verwundbar und das räumte ich auch ein. Diese Offenheit war nicht nur für mich erfrischend, sondern auch für einen Teil meines Publikums.«

Auch hier gilt die Rote Regel. Man tappt nur zu leicht in die Falle idealisierter Vorstellungen, wer man sein sollte und was man dazu zu bestimmten Zykluszeiten tun müsste (besonders, wenn es in einem Buch wie diesem steht!). Doch dieser Trugschluss versperrt die Sicht auf die Realitäten des eigenen Lebens.

Denn in diesem Moment balanciert man nicht mehr auf dem schmalen Grat zwischen dem eigenen Innenleben und dem, was sich draußen abspielt, und das ist die wahre Kraft, die Ihre Urkraft schärft. Umgekehrt warnen wir jedoch auch davor, das Pendel zu weit auszureizen. Sie müssen sich nicht hilflos den Umständen ergeben und stumm darunter leiden. Jede Frau hat die Wahl, »Nein« zu sagen, umzuplanen und gemäß ihren eigenen Bedürfnissen und Wünschen zu handeln.

Sjanie nutzte die Kunst der Menstrualität einmal am 27. Zyklustag für die Geburtstagsfeier ihrer damals fünfjährigen Tochter. Ihre gesamte Psyche lechzte danach, sich von der Welt zurückzuziehen und in eine berauschende innere Weite abzutauchen. Stattdessen spielte sie mit den Kindern die Reise nach Jerusalem, trug Kuchen auf und kümmerte sich um die Wünsche von sieben lebhaften Fünfjährigen. Nicht gerade ideal.

Dank Zyklusbewusstsein konnte sie jedoch dem Spannungsfeld zwischen den Gegebenheiten und ihrem Zyklus vertrauen. Wobei ihr schlagartig bewusst wurde, wie vehement ihre innere Kritikerin auf den Plan tritt und wie massiv sie körperlich darauf reagiert, wenn sie sich für alles verantwortlich fühlt – in diesem Fall für eine rundum gelungene Party.

Sie lernte, dass sie in einer Führungsrolle leicht alle innere (und äußere) Unterstützung ausblendet, die eigentlich verfügbar wäre. Die Kraft in ihr, die tatsächlich erwachen wollte, war ihre Fähigkeit, sich auch als Verantwortliche unterstützen zu lassen und darauf zu vertrauen, dass das Leben am Ende stets für Perfektion sorgt. Dank MZB konnte Sjanie dies erkennen.

In unserer Kultur räumen wir bestimmten Formen der Intelligenz, bestimmten Arten der Macht und bestimmten Vorgehensweisen Vorrang ein. Bei entsprechendem Zyklusbewusstsein laden wir Sie dazu ein, sich derartigen Vorgaben, wie Sie zu leben haben, zu entziehen oder die passende Antwort zu entwickeln. Lassen Sie sich lieber auf die Spontaneität Ihres eigenen Wesens ein – es ist von Grund auf zyklisch, ständig im Wandel und sorgt immer wieder für eine absolut einmalige Konfrontation mit Ihren Lebensumständen.

Spielen Sie nicht die Vergangenheit nach, sondern leben Sie in der Gegenwart. Das ist kreative Lebenskunst. Leben Sie Ihren evolutionären Vorteil aus, die Evolutionskraft im Zyklus, um etwas zu kanalisieren, das größer ist als Sie: das *Weibliche* an sich.

»Es ist schon ironisch. Nachdem ich viele Jahre intensiv Yoga betrieben habe, stelle ich fest, dass ich spirituell über meine Wahrheit hinweggegangen bin. Seit ich meinen Zyklus zu schätzen weiß, können Körper, Geist und Seele endlich verschmelzen – mein persönliches inneres Yoga.«

Subpreet

Im eigenen Rhythmus leben

Wenn Sie im eigenen Rhythmus leben und Ihrem Takt folgen, entspricht Ihr Vorgehen den Energien Ihres Zyklus. Mit seinem Rhythmus steuert der Menstruationszyklus die Entfaltung der Urkraft und offenbart sie genau zum richtigen Zeitpunkt.

Scheuen Sie nicht davor zurück, sich diesem Rhythmus anzupassen. Er ist Ihre Direktverbindung zu Ihrem Selbst. Und das zahlt sich auf eine Weise aus, die der straffe Zeitplan der modernen Gesellschaft niemals ermöglichen kann.

Die Taktung unserer Gesellschaft ist unpersönlich und steht weder mit Ihnen selbst noch mit Ihrer individuellen Geschichte in Verbindung. Wer versucht, mit den zeitlichen Vorgaben der Gesellschaft Schritt zu halten, kann am Ende derart hilflos, ziellos gestresst und unter Druck dastehen, dass die eigene Kreativität dicht macht.

Das Tempo der Gesellschaft hat nichts mit Ihren Bedürfnissen und Ihrer Natur zu tun und ist auch nicht mit den unergründlichen Kräften verknüpft, die in Ihnen wirken. Wenn Sie ständig andere den Takt angeben lassen, geht der Kontakt zur eigenen inneren Autorität und dem wahren Antrieb hinter Ihrer Urkraft verloren.

Einer Frau, die bewusst mit ihrem Zyklus verbunden ist, fällt es sehr viel leichter, ihrem persönlichen Timing zu vertrauen und sich nicht in der Hektik der anderen zu verfangen. Sie ist von natürlichem Elan erfüllt, der sie mühelos trägt.

Solange sie sich im Einklang mit ihrem Zyklus bewegt, hat sie nicht das Gefühl, auf der Strecke zu bleiben, nicht mithalten zu können oder sich über Gebühr zu verausgaben. Es ist, als würde sie von etwas Größerem gehalten, das ihrem Weg und ihrem Tempo seinen Sinn gibt. Das richtige Timing kommt dabei von innen.

Dieses Timing ist immer auf Ihrer Seite, aber das entsprechende Vertrauen und die Umsetzung stellen sich nicht auf Anhieb ein, sondern erst mit zunehmendem Alter und aufmerksamer Zyklusbeobachtung. Die zweite Zyklushälfte ist eine besonders gute Schule dafür, die Sie mit den Jahren immer mehr zu schätzen wissen werden.

Jüngeren Frauen, die stärker auf ihre Wirkkraft setzen (die durchaus mit Dringlichkeit verbunden ist, und das zu Recht), fällt es schwerer, auf das innere Timing zu vertrauen.

Kreative Zeiteinteilung

Der Menstruationszyklus verkörpert den kreativen Prozess, dessen Phasen sich in der Zyklusphase widerspiegeln. In jeder Schaffensphase ist eine bestimmte Ordnung und Notwendigkeit enthalten, die der Menstruationszyklus bei entsprechender Aufmerksamkeit bereitstellt.

Indem Sie die sich wandelnde Grundstimmung und Energie des Zyklus respektieren, erweisen Sie dem kreativen Prozess die Ehre und bekommen dafür in jeder Phase Unterstützung. So können Ihre kreativen Projekte zum rechten Zeitpunkt zur Blüte kommen.

Je besser Ihr Sinn für den Rhythmus Ihres kreativen Prozesses, desto seltener werden Sie Ihr Zögern oder Aufschieben als »Prokrastination« einstufen. Das Wort »Prokrastination« klingt ziemlich abfällig. Hier hebt die innere (oder äußere) Kritik warnend den Zeigefinger, dass wir nicht vorankommen. Normalerweise heißt das nur, dass wir nicht nach der Pfeife der Gesellschaft tanzen, die frühere Abgabetermine vorsieht – am besten gestern!

Prokrastination bedeutet im Grunde eine mangelnde Verbindung zur eigenen kreativen Berufung. Zugleich sind Sie nicht in der Lage, bereitwillig dem organischen Rhythmus dieser Berufung zu vertrauen. Je mehr Sie den zeitlichen Signalen des Zyklus vertrauen können, desto besser können Sie an ein wunderbares, unerklärliches Wissen andocken, das Gefühl, von etwas Größerem gestützt und geführt zu werden.

Das Tempo der Umgebung und der innere Rhythmus des weiblichen Zyklus klaffen häufig ein Stück auseinander. Das ist ein Element im Zyklusbewusstsein, das für lebhafte kreative Spannung sorgt und im Einzelfall eine enorme Herausforderung darstellen kann. In solchen Situationen bekommen Sie die Chance, sich in der »Kunst der Menstrualität« zu üben.

Wie bei einer Musikerin, die mit anderen improvisiert, findet sich auch in diesem Spannungsfeld eine Harmonie, die daraus erwächst, dass wir erst einmal ganz auf das lauschen, was die eigene Inspiration uns vermittelt, und uns dann unserer Umgebung öffnen. So gestatten wir der Musik, sich langsam zu verändern, bis sie sich in die uns umgebenden Klänge einfügen kann.

Wenn Sie sich so an Ihren Rhythmus klammern, dass die Musik des Lebens an Ihnen vorbeirauscht, nehmen die innere Spannung und Disharmonie weiter zu. Wenn Sie einfach aufmerksam mitschwingen, wird alles leichter und geht mit einem klaren Bekenntnis zum Zyklus einher.

Bei einer solchen Grundeinstellung werden Sie bald merken, dass es immer Möglichkeiten gibt, bei sich zu bleiben und zugleich an dem teilzuhaben, was sonst noch so geschieht. Solange wir von einer liebevoll integrierten Warte aus handeln, lassen sich selbst die unwahrscheinlichsten Kontraste und Extreme aufeinander abstimmen.

Der Zyklus ist Ihr Puls, Ihr natürlicher Zeitmesser, der ihrem inneren Lied den Takt vorgibt. Wenn Sie auf dieses Metronom so sehr vertrauen, dass Sie danach leben können, werden Sie immer weiter zu dem sicheren Empfinden vorstoßen, dass Ihr Leben jetzt im richtigen Takt verläuft. Aber das, meine Liebe, klappt nur, wenn Sie sich immer wieder bereitwillig hingeben und sich bewusst dafür entscheiden, stets dem Zyklus – Ihrer Natur – zu folgen.

MZB für Frauen ohne Zyklus

Manche Frauen haben aufgrund gesundheitlicher Probleme, hormoneller Verhütung oder der bevorstehenden oder bereits eingetretenen Menopause keinen Zyklus (mehr). Um dennoch von Zyklusbewusstsein zu profitieren, können sie beobachten, wie ihre Gefühle und Energien sich mit den Mondphasen verändern.

Betrachten Sie den Neumond als Tag 1 Ihres Zyklus, befolgen Sie die bisher geschilderten Anweisungen zum MZB und übertragen Sie das, was wir über den Menstruationszyklus gesagt haben, auf den Mondzyklus. Bei unerklärlichen Zyklusschwankungen kann dies im Einzelfall eine sanfte Methode sein, den eigenen Menstruationszyklus zur Rückkehr zu bewegen.

Frauen in der Menopause kann die Beobachtung der Mondphasen dazu verhelfen, sich etwas Zykluswissen zurückzuerobern – Hintergründe, die sie während ihrer fruchtbaren Jahre vielleicht nicht wahrgenommen haben.

Amanda stieß auf diese Prozesse erst im Verlauf der Menopause und fand sie überaus wertvoll, um bestimmte Aspekte ihres Wesens und ihres Lebens zu begreifen, die ihr bis dahin entgangen waren. »Es ist definitiv möglich, den Zyklus in der Perimenopause oder Menopause noch einmal wiederherzustellen, ob körperlich oder energetisch«, sagt sie. »Es wäre herrlich, diese Jahre mit diesen Informationen noch einmal zu erleben. Es tut aber trotzdem gut, sie nachträglich in diesem Zusammenhang zu betrachten und bestimmte Lektionen jetzt umzusetzen. Ich bin viel nachsichtiger mit mir, seit mir klar ist, was ich alles ohne dieses Wissen zu bewältigen hatte. Und ich gratuliere mir selbst dazu, wie gut ich unbewusst auf mich geachtet habe.«

Das menstruelle Trauma

Viele Frauen empfinden den Zyklus heutzutage keineswegs als spirituelle Übung, sondern fühlen sich davon gestört. Manche leiden ganz erheblich und haben mitunter sogar mit psychischen Problemen zu kämpfen, die zyklisch aufflackern.

Angesichts der langen Litanei der Menstruationssymptome müssen wir uns fragen, wie es dazu kommen kann, wo der Zyklus doch ein normaler, gesunder Prozess *und* unser ureigenes spirituelles Training ist. Wieso steht es teilweise so schlecht um uns, und was hat das zu bedeuten?

Unser Leiden wurzelt in der kulturellen Leugnung und der Furcht vor der Realität und Macht der Menstruation. Im Kern steht das Unvermögen, ihre spirituelle Tiefe zu erkennen, insbesondere den Gralsmoment. Deshalb zweifeln so viele Frauen an ihren persönlichen Zykluserfahrungen, besonders denen vor und während der Menstruation, oder halten sie für krankhaft.

So etwas kann wie Psychoterror wirken, weil es schleichend die Wahrnehmung des Opfers unterminiert und infrage stellt, bis es sich irgendwann selbst nicht mehr traut.

Im Rückblick kann Alexandra heute erkennen, dass ihre frühen Erfahrungen mit dem Zyklus von einer solchen subtilen Gehirnwäsche überlagert waren. Wenn die Schmerzen nachließen, konnte sie sich tief auf den geänderten Bewusstseinszustand einlassen, das Glück, die Liebe, die Begeisterung, die mit der Menstruation einhergehen, genießen, doch zum Zeitpunkt des Eisprungs zweifelte sie schon wieder daran.

Es gab keine Bestätigung von außen. Niemand anders sprach darüber. Doch wenn sie wieder die Blutung erreichte, war alles wieder da – dieselben herrlichen Gefühle und das Gefühl, ganz und gar »richtig«

zu sein. Sie schaut heute fassungslos zurück, dass sie sich beinahe um diese geheiligten Bewusstseinszustände hat bringen lassen.

Zweifel an der eigenen Wahrnehmung nagen am Vertrauen in uns selbst und unser Realitätsempfinden und machen es anderen leichter, uns zu manipulieren. Am Ende wissen wir nicht mehr, ob das, was wir wissen und erleben, wirklich wahr ist.

Deshalb müssen wir unbedingt mit anderen Frauen sprechen. Wir müssen uns mitteilen, damit wir wissen, dass wir nicht verrückt sind und dass die tiefen, machtvollen Erlebnisse, die in allen Phasen des Zyklus eintreten können, real und normal sind. Sie fühlen sich nur deshalb falsch an, weil wir unseren Prozess nicht beobachten und unterstützen können.

Der Zyklus bietet Ihnen unmittelbaren Zugang zu sich selbst. Seine ureigene Aufgabe ist es, Sie mit Ihrem tiefen, heiligen Selbst zu verbinden. Jahrhundertelang hat die permanente Leugnung, Unterbrechung und Übergehung dieses Wissens unsere Integrität als Frauen unterminiert. Dieses Störfeuer hält bis heute an und wird weiterhin bestehen, solange wir die Realitäten des Zyklus abstreiten.

Wie leichte Elektroschocks führt dies mit der Zeit zu einer inneren Abstumpfung, die unsere Vitalzeichen allmählich auf allen Ebenen schwächt. Diese Form der Manipulation bezeichnen wir als »menstruelles Trauma«, und wir gehen davon aus, dass unsere Menstruationsbeschwerden darauf beruhen.

Bitte fangen Sie an, die Macht des Zyklus wiederherzustellen, wie bescheiden auch immer. Mit der Zeit werden Sie sich dann neu erleben können, den ganzen Körper besänftigen, das unterschwellige »Trauma« loslassen und eine Linderung Ihrer Symptome erfahren. Bei manchen Frauen tritt diese Wirkung sehr prompt ein, bei anderen handelt es sich um einen langsameren Prozess und bedarf weiterer Maßnahmen zur Selbstheilung. Und bei wieder anderen sind die Antworten komplizierter und erfordern gegebenenfalls den entschlossenen Einsatz verschiedener heute verfügbarer Bausteine für die Gesundheit.

Ganz gleich, wie sehr Sie leiden, mit der Wiederherstellung des Zyklusbewusstseins kehrt der Sinn des Ganzen zurück. Und in der scheinbaren Machtlosigkeit regt sich ein Schimmer Selbstvertrauen.

So war es zumindest bei Alexandra in der dunklen Zeit, in der sie massive Schmerzen litt. Das ist eine unschätzbare Hilfe auf Ihrem ganz persönlichen Weg zur Heilung. Bitte denken Sie daran, dass unser Onlinekurs *Hormone Harmony* bei der Bewältigung von Symptomen helfen kann (*siehe* Anhang, S. 289).

»Beim Aufwachen fühlte ich mich heute reif und ›ganz‹. Gelassen und zufrieden begrüßte ich die Dämmerung. So einen Morgen habe ich das letzte Mal erlebt, bevor die Kinder kamen. Herrje, wie sehr ich mich danach gesehnt habe, wieder auf diesem festen Boden zu stehen, mich zu spüren, mich an die größere Welt zu erinnern.«

Sjanie, Tag 14

Störungen, Unregelmäßigkeiten und Symptome

Wie gerade geschildert, ist das Ignorieren des Zyklus für Ihr Wesen psychisch und körperlich eine große Belastung und bedeutet permanenten, unterschwelligen Stress für den Körper. Für besonders sensible Frauen mit einem empfindlichen Immunsystem kann diese Unterdrückung im Verein mit anderen Stressfaktoren in Menstruationsprobleme umschlagen. Die Gründe für derartige Beschwerden sind mannigfaltig, dennoch sollten Sie folgende Fragen klären:

- Kann es sein, dass Ihr Körper in Wahrheit danach schreit, dass Sie und unsere Zeit die mächtige Weisheit des Zyklus würdigen?

- Kann es sein, dass die Schwierigkeiten und Symptome Stoppsignale sind, die Sie auf einen wichtigen Teil von sich aufmerksam machen oder zu mehr Tiefgang einladen wollen?
- Kann es sein, dass Ihre Symptome ungelebte Kräfte sind, vielleicht auch ein Talent, das Ihnen bisher nicht zugänglich war?
- Kann es sein, dass Ihre Probleme die Schattenseite der Unwissenheit über die verborgenen Schätze im Zyklus sind? Weil Sie nie gelernt haben, die Forderungen des Zyklus wertzuschätzen und zu achten?
- Kann es sein, dass sich in diesem Leiden der Schlüssel zu Ihrer Urkraft verbirgt?

Es wird Ihnen niemand vorwerfen, dass Sie die Sache mit der Macht bisher nicht begriffen haben – ein paar Tausend Jahre Verachtung und Verleumdung der Menstruation haben tiefe Spuren hinterlassen. Bis heute wird die Menstruation nicht gerade als Grund zum Feiern gesehen.

Wenn die Vorstellung, dass Zyklusstörungen auf einer unzureichenden Würdigung der inneren Weisheit beruhen könnten oder dass hinter Ihren Problemen echte Kraft lauert, Ihnen anmaßend oder absurd erscheint – keine Sorge. Menstruationszyklusbewusstsein stärkt Ihnen den Rücken und mit der Zeit werden Sie sich zurückerobern, was Ihnen zusteht. Die einen langsam, die anderen schneller.

Stellen wir das Vorhaben, Ihre Symptome zu heilen oder zu beheben, ein Weilchen zurück und betrachten wir Ihre Beschwerden einfach als ein Phänomen: Ihr Körpersystem heischt um Aufmerksamkeit. Tatsächlich erfahren wir häufig erst *wegen* dieser Symptome mehr über solche Zykluskräfte.

Da die gesamte Gesellschaft die Menstruation lieber nicht wahrhaben will, stören derartige Symptome den Status quo. Sie reißen uns aus dem »normalen« Leben heraus und versetzen das Sicherheitsgefühl gerade so weit in Unruhe, dass Sie tiefer graben müssen, um eine andere Realität hochkommen zu lassen. Das Symptom ist dann unter Umständen das nötige Hindernis, das Sie wie eine Mini-Initiation auf Ihre Kraft aufmerksam machen will.

Genau dies traf auf Alexandra zu, als sie vor über 30 Jahren jene extremen Menstruationsschmerzen entwickelte. Während ihrer Blutung war sie zu nichts mehr fähig. Sie konnte nicht funktionieren wie sonst und sie wollte keine Medikamente, weil sie spürte, dass dies ein Giftkelch wäre. Und so überließ sie sich der Menstruation.

Dabei fiel es ihr wie Schuppen von den Augen, obwohl sie immer noch litt. Wie aus dem Nichts kam die Entscheidung, an ihren Körper zu glauben und ihm zu vertrauen – ein erster Anklang von Zyklusbewusstsein. Die Macht der Menstruation offenbarte sich ihr nicht über Nacht und das wird auch Ihnen kaum geschehen. Dennoch hoffen wir sehr, dass Sie nicht so lange brauchen werden wie Alexandra, die damals immerhin geradezu das Rad neu erfinden musste.

Wir gehen davon aus: Je lauter die Symptome, desto lauter brüllt Ihre potenzielle Kraft. Nehmen Sie das als Kompliment in Ihrem Ringen mit etwas, das sich wie unerträgliches, wahnsinniges Leiden anfühlen kann. Es gibt etwas Wichtiges, das in Ihnen empordrängt. Dank der historischen Last der Verleugnung schleppen wir Frauen unglaublich viel Schmerz mit uns herum. Empfindsame Frauen nehmen das noch deutlicher wahr. Nehmen Sie Ihre Symptome bitte nicht persönlich. Sie sind weder der lebende Beweis für Ihr Versagen noch ein individueller Makel.

Vielmehr enthüllen sie, in welchem Ausmaß wir kollektiv den großen spirituellen Auftrag abstreiten, der im weiblichen Körper ruht. Und das wichtigste Heilmittel besteht vermutlich darin, dass wir alle – oder die breite Mehrheit – uns dieses Wissen wieder erarbeiten.

Vier psychologisch-spirituelle Grundpfeiler der Heilung

Wir betrachten dieses Buch insgesamt als einen Beitrag zur Behebung von Zyklusstörungen oder -symptomen unserer Leserinnen. An dieser Stelle fassen wir noch einmal zusammen, was wir für die vier psychologischen und spirituellen Grundpfeiler der Heilung halten.

1. Beschäftigung mit den drei Schatzkarten

Das Grundgerüst – die drei archetypischen Schatzkarten der Menstruation – des Zyklus zu begreifen ist ein zentrales Element der Heilung. Setzen Sie sich mit den Zwei *Viae* auseinander, mit den natürlichen Kräften jeder Inneren Jahreszeit und ihren jeweiligen Initiationsaufgaben, den Forderungen der Übergangstage und den spirituellen Aufgaben und Kräften der Fünf Kammern der Menstruation *(siehe Kapitel 3, S. 66, Kapitel 4, S. 87 und Kapitel 5, S. 151)*.

Wenn Körper oder Gefühle rebellieren, sollten Sie dies im Kontext Ihres Zyklus einordnen. Registrieren Sie, an welchem Tag oder in welcher Inneren Jahreszeit die Symptome auftreten. Das kann einen Hinweis geben, welche Kraft dahintersteckt. Für einen schnellen Überblick über die verschiedenen Kräfte im Zyklus ziehen Sie bitte das Menstrualitätsdiagramm (S. 193) hinzu.

Zusätzlich haben wir die Red Power Cards entworfen, welche die 13 Kräfte jeder Jahreszeit darstellen und bei Fragen zu Ihrer Heilung neue Impulse vermitteln können. Mehr dazu finden Sie auf www.redschool.net/powercards.

2. MZB praktizieren

Der Einsatz von MZB-Übungen verhilft zu mehr Achtsamkeit. Sie lernen Ihren Zyklus besser kennen und können Ihr Leben so organisieren, wie es Ihren natürlichen Neigungen im Zyklusverlauf entspricht *(siehe auch unsere Erläuterungen zum MZB zu Beginn dieses Kapitels, S. 230)*.

Sobald eine Frau Zyklusbewusstsein entwickelt, erschließt sich ihr auch die Weisheit der drei inneren Schatzkarten. MZB ist ein wirkungsvoller Ansatz, der bereits aus sich heraus Symptome lindern kann.

3. Die natürliche Ordnung des Zyklus wiederherstellen

Befassen Sie sich mit jeder Jahreszeit und finden Sie heraus, was Sie zu diesem Zeitpunkt brauchen. Sie können besser für die Frau sorgen, die Sie in der jeweiligen Phase sind, wenn Sie die Zyklusordnung wiederherstellen. Es geht darum, jede Phase *ehrlich* wertzuschätzen und das zu tun, was sie vorgibt.

Wenn Ihre Erfahrungen dem, was wir beschrieben haben, völlig zuwiderlaufen, können Sie daraus viel über Ihren Gesundheitszustand insgesamt, aber auch über Ihren Charakter und Ihre Bedürfnisse entnehmen. Um solche Erkenntnisse zu vertiefen, empfehlen wir eine individuelle Unterweisung durch eine Mentorin der Red School. Solche Beratungen fußen auf dem von uns entwickelten Prozess des Menstrual Medicine Circle. Mentorinnen finden Sie über www.redschool.net/mentors/

4. Die *Via negativa* würdigen

Häufig ist es die zweite Zyklushälfte und die Fähigkeit, die *Via negativa* anzunehmen, die Frauen mehr zu schaffen macht. Das äußert sich durch jene Symptome, die gern unter dem Stichwort prämenstruelles Syndrom (PMS) eingeordnet werden. Diesen Teil des Zyklus in einem anderen Licht zu sehen stellt für die meisten Frauen die nötige psychologische Basis dar, um sich ihre feminine Kraft zurückzuerobern. Die nötigen Erklärungen liefern wir in Kapitel 3 (S. 66) und Kapitel 4 (S. 87).

Bitte vergessen Sie nicht, dass es das Zyklusbewusstsein ist, das Ihre Kräfte freisetzt. Die Symptome, die mit Ihrem Zyklus einhergehen, sind ein wichtiger Ausdruck Ihrer Kräfte, und MZB versetzt Sie in die Lage, diese Kräfte hinter der Symptomatik zu entschlüsseln, zu heilen und zu entfesseln.

Zusammenfassung

Zyklusbewusstsein (MZB) ist eine Methode, die Einsicht, Sinnfindung und Heilung ermöglicht, also ein spirituell reiches Leben nährt. Diese Praxis entwickelt sich über bewusstes Annehmen, Loslassen und Vertrauen in die persönliche Zykluserfahrung.

Ein Leben mit Zyklusbewusstsein verknüpft die Seele wieder mit dem Alltag. Es ist ein greifbarer Weg zur Heilung, der die so häufig vorhandene Kluft zwischen spirituellem und weltlichem Leben überbrückt. In Kapitel 9 (S. 255) packen wir den Stier bei den Hörnern und sehen uns an, wie man diese spirituelle Technik – in einer Kultur, die sie (noch) nicht zu schätzen weiß – wieder im Mittelpunkt unseres Lebens verankern kann.

Kapitel 9 – Und im Alltag?

Zu den größten Herausforderungen bei der Erforschung des eigenen Zyklus zählt die Frage, wie man mit diesem Wissen in einer Welt umgeht, die es weder wertschätzt noch Raum dafür hat. Wir kennen dieses Problem aus eigenem Erleben (immerhin haben wir selbst unser ganzes menstruierendes Leben hindurch damit gerungen) und haben festgestellt, dass es nicht nur eine oder zwei, sondern *viele* mögliche Lösungen gibt.

Zur Erinnerung: MZB kann Ihre wertvollste Technik zur Erforschung Ihres ureigenen Kraftrhythmus werden und lehrt Sie zugleich, wie Sie im Einklang damit leben. In diesem Kapitel sprechen wir zunächst bestimmte Vorgehensweisen an, mit denen Sie Ihr Leben leichter zyklusgerecht organisieren können. Anschließend plaudern wir aus dem Nähkästchen und verraten schlaue Tipps, Tricks und zyklusfreundliche Methoden, um Zeit und Raum für den individuellen Zyklusverlauf zu finden und die Herausforderung geschmeidig anzunehmen, wenn das Leben sich nicht Ihrem Rhythmus anpassen mag. So erschaffen Sie von innen heraus eine zyklusfreundlichere Welt.

Undercoveragenten verändern die Welt

Die Frage nach dem »Wie?« muss jede Frau für sich selbst austüfteln. Dabei helfen vier geheime und dennoch schlagkräftige Fähigkeiten, die wir als unsere »Undercoveragenten« bezeichnen. Sie stehen Ihnen persönlich zu Diensten und kämpfen um Ihr ureigenes Recht, Ihr Menstrualitätsbewusstsein auszuleben und ohne Entschuldigungen oder falsche Scham den Respekt auf ein zyklusgerechtes Leben einzufordern.

1. Akzeptanz

Wir haben es bereits gesagt und wir wiederholen es an dieser Stelle: Der wichtigste Schritt, um alles zu verändern, besteht darin, den eigenen Zyklus zu akzeptieren. Das gilt unabhängig von der jeweiligen Situation, ob Sie zyklusgerecht – und gemäß Ihren Erwartungen an sich selbst – leben können oder nicht.

Akzeptanz hat außerordentlichen Einfluss auf die persönliche Zykluserfahrung und die Veränderung des eigenen Lebens. Wenn Sie mit Ihrem Zyklus Frieden schließen, erzeugen Sie eine wunderbare Verbundenheit mit sich selbst, die auf andere ausstrahlt: Es entsteht ein subtiles Kraftfeld, das alles und jeden beeinflusst, mit dem Sie in Kontakt treten.

2. Entschlossenheit

Diese Eigenschaft unterstützt jeden Bereich des Lebens und Sie sollten sie bewusst einsetzen. Ein festes Ziel zu haben setzt fast augenblicklich neue Ideen und Handlungen in Gang und kann dazu führen, dass die persönlichen Ideen und Träume wahr werden. Je deutlicher man anderen klarmacht, wie man dem eigenen Zyklus entsprechend leben möchte, desto mehr manifestiert sich Ihre Urkraft und desto besser können Sie sich damit auseinandersetzen.

Beachten Sie dabei, dass ein Entschluss für den kommenden Monat, die zum Zeitpunkt der Menstruation formuliert wird, eine stärkere Wirkung entfalten kann. Die von uns entwickelte »Überbluten-Methode«, die dazu beiträgt, erläutern wir am Ende dieses Kapitels.

3. Phantasie

Aus der Akzeptanz erwächst die nötige Phantasie, die Veränderungen und die Möglichkeit einer neuen Welt einleitet. Wenn es noch keine menstruationsfreundliche Kultur gibt, dann *stellen Sie sich vor*, es gäbe eine. Verlieren Sie die neuen Methoden, die Sie sich vorstellen und einüben, nicht aus den Augen.

Wir tun dies regelmäßig und erzählen damit »die neue Geschichte der Menstruation«. Zu unserer großen Freude entdecken wir in den Medien, aber auch in der öffentlichen Debatte in Wissenschaft, Sport, Bildungswesen, Comedy und der Arbeitswelt immer mehr Hinweise, dass dies tatsächlich wahr wird.

4. Anspruchsdenken

Das klingt sperrig, doch mit wachsendem Zyklusbewusstsein entsteht von Natur aus ein Gefühl für ein Anrecht auf dieses Wissen und auf ein zyklusorientiertes Leben. Durch die eigenen Beobachtungen verschmilzt der persönliche Menstruationsrhythmus untrennbar mit der Frau, die Sie sind. Sie werden im Handumdrehen Ihr Recht einfordern, ihn ohne falsche Kompromisse auszuleben. Das ist wie ein frischer Hüftschwung, eine neue persönliche Autorität, die Ihnen vermittelt: *Ja, du hast ein Anrecht darauf.*

Keine Alleingänge: Verbündete zusammentrommeln

Mit den Undercoveragenten an Ihrer Seite ändern sich die Dinge bereits von innen heraus. Damit wird es Zeit, sich äußere Verbündete zu suchen und die Menschen in Ihrem Leben an Bord zu holen.

Zyklusorientiertes Familienleben

In der Partnerschaft sollten Sie von den eigenen MZB-Erkenntnissen erzählen. Sprechen Sie aus, was Sie in der jeweiligen Jahreszeit emotional und körperlich brauchen, was Ihnen guttut und wie sich die sexuelle Energie verändert. Erfahrungsgemäß lassen sich Männer gern in die Geheimnisse des Zyklus einweihen und möchten mehr darüber wissen, wie es ihren Frauen jeweils geht.

Der Partner (oder die Partnerin) kann nur dann ein phantastischer Verbündeter werden, wenn Sie es zulassen. Manche Partner lassen sich auch darauf ein, eigene Beobachtungen zum Zyklusgeschehen beizusteuern. So erstellte der Mann von Andie spontan ein Diagramm zu dem, was ihm in den jeweiligen Phasen an ihr auffiel. So können beide Beteiligten der Magie der Menstruation auf spielerische, liebevolle Weise näherkommen.

Wenn Sie Ihren Zyklus leben und ganz selbstverständlich in den Alltag einbauen, lernen Kinder von vornherein, dass man zyklusgerecht leben kann. Laura trägt ihre Zykluszeiten in den Familienkalender in der Küche ein. Wenn die anderen Familienmitglieder andere Termine ausmachen, nehmen sie bei ihrer Planung Rücksicht auf Lauras Menstruation.

Wenn Sie mit Ihren Kindern sprechen und diese ins Boot holen, kommen dabei mitunter ganz besondere Momente heraus. Ambers fünfjähriger Sohn, eigentlich ein kleiner Wildfang, kam eines Tages zu ihr und sagte: »Mami, ich habe ein Teddykrankenhaus gebaut. Da kannst du ein bisschen spielen, wenn du deine Periode hast.«

Um wirklich loslassen und bluten zu können, brauchen Sie die Rückendeckung der Familie, die Ihnen ein paar Dinge abnimmt. Unterschätzen Sie nicht, wie wirkungsvoll es ist, wenn die Menschen, die Ihnen am nächsten stehen, Sie in dieser Zeit *bewusst* abschirmen. Dabei sollten Sie auch bedenken, dass Ihr Zyklus nicht nur Ihnen einen Rahmen gibt. Die ganze Familie bekommt damit einen gesunden, nachhaltigen Rhythmus, an den sie sich halten kann.

Zyklusgerechtes Umfeld

Alle menstruierenden Frauen haben Erfahrungen mit dem Zyklus und können sich daher miteinander verbünden. Kämpfen Sie nicht allein, sondern beziehen Sie eine Freundin, die Schwester oder Nachbarinnen ein und »hissen Sie die rote Fahne«, wenn Sie praktische Hilfe benötigen. Besonders Mütter sollten ihr Umfeld um Unterstützung bitten und sich gegebenenfalls Auszeiten von der Kinderbetreuung oder vom Kochen sichern.

Diane sprach mit Müttern aus der Klasse ihres Kindes über ihr Zykluswissen und sie tüftelten einen privaten Geheimcode aus, um über die Jahreszeiten zu kommunizieren.

Wenn eine Frau dann einfach sagte: »Bei mir herrscht Winter«, wussten die anderen, dass sie beispielsweise nicht für Kinderbetreuung zur Verfügung stand. So konnten sie einander mitteilen, welche Zyklusphase gerade anstand, und einander unter die Arme greifen. Bei ihnen klappte das gut.

Mit dem Wissen, dass das Umfeld weiß, wo Sie stehen, können Frauen den Forderungen des Zyklus leichter nachgeben. Denn oft wurde uns gelehrt, dass das ein Problem wäre. In den letzten zehn Jahren ist eine wachsende Bewegung entstanden, die das Menstruationswissen wieder in die Allgemeinheit einfließen lässt. Überall entstehen »Rote Zelte« (Red Tents).

In alten Zeiten zogen sich Frauen gemeinsam zur Menstruation zurück. Red-Tent-Zusammenkünfte sind Frauenkreise, die sich üblicherweise monatlich treffen, um zu reden und einander zuzuhören. Wenn diese Vorstellung Sie anspricht, können Sie sich vor Ort nach einer passenden Gruppe umsehen oder eine eigene ins Leben rufen.

Zyklusgerecht arbeiten

Von berufstätigen Frauen wird in der Regel erwartet, jeden Tag auf der Matte zu stehen und ihre Arbeit immer gleich gut zu erledigen. Manche Vorgesetzten und Firmen sind jedoch offen für Informationen, wie der Zyklus jeweils bestimmte Fähigkeiten von Frauen verstärken kann, und unterstützen diese Tendenzen.

Die Red School war an der Erstellung einer »Period Policy« für eine britische Firma beteiligt, die am Arbeitsplatz mehr Zyklusbewusstsein einfordert. Vielleicht könnten Sie so etwas in Ihrer Firma anstoßen? Wir in der Red School haben eine Beauftragte für menstrualitätsfreundliche Unternehmensführung, die gern Auskunft darüber gibt, inwiefern Zykluswissen einem Unternehmen dienlich sein kann, und dabei hilft, eine passende Leitlinie für Ihre Organisation zu erstellen (mehr dazu auf www.redschool.net/policy).

Der Gedanke, den Arbeitsplatz »menstrualitätsfreundlich« zu gestalten, erscheint Ihnen absurd? Vielleicht können Sie dort eine oder zwei Verbündete finden. Teilen Sie Ihr MZB-Wissen mit anderen, selbst wenn Sie volle Leistung bringen müssen, während Sie lieber in Ruhe zu Hause menstruieren würden.

Während der Blutung sollten Sie Ihr Tempo zurückschrauben, ruhiger arbeiten und sich weniger Druck aussetzen. Lassen Sie sich in der eigenen kleinen Menstruationsblase treiben. Dass Sie innerlich tief in Ihrer Höhle sitzen, braucht niemand zu erfahren.

Wir kennen eine Frau, die bei der Arbeit ein großes Team führt. Eine Auszeit zur Menstruation kam nicht infrage, doch sie stellte sich dann vor, sie säße geschützt in einer Höhle. Äußerlich wirkte alles ganz »normal«, doch innerlich hielt sie liebevoll Einkehr mit sich selbst.

Auch Susan hat einen anspruchsvollen Job, allerdings auch schlimme Periodenschmerzen. Während eines Mitarbeitergesprächs teilte sie ihrem Chef mit, dass sie ihre Arbeit gern auf ihren Zyklus abstimmen würde. Dazu würde gehören, während der Menstruation eher eine ruhigere Kugel zu schieben oder zu Hause zu bleiben (Susan ist sehr direkt). Sie versicherte ihm jedoch auch, dass sie darauf achten würde, dass ihre Zuständigkeiten nicht darunter leiden und sie alles Liegengebliebene zu anderen Zykluszeiten aufarbeiten würde. Er vertraute ihr.

Daraufhin organisierte Susan ihren kompletten Arbeitsrhythmus zyklusgerecht und bezog ihre Kollegen mit ein, indem sie ein Menstruationsdiagramm an ihrem Computer anbrachte, an dem ihr jeweiliger Tag abzulesen war. So konnte sich jede und jeder informieren, der es wissen wollte.

Susans persönliche Menstrualitätsleitlinie hat Wunder gewirkt. Mittlerweile braucht sie für die Blutung kaum noch einen freien Tag, da ihre Symptome sich erheblich verbessert haben. Schon das Wissen, dass es möglich wäre, nimmt ihr viel Druck. Ihre Kollegen und Kolleginnen wissen, wann man sie gut ansprechen kann und wann sie lieber in Ruhe gelassen werden möchte. Einige haben sie sogar gebeten, mehr über den Zyklus zu erzählen. Und sie hat das Gefühl, inzwischen deutlich produktiver zu sein.

Das Mem der Menstrualität

Ein Mem ist ein »Bewusstseinsinhalt, der durch Wiederholung und Vervielfältigung in ähnlicher Form vererbt wird wie biologische Gene«.[8] Es in Gang zu setzen ist ein subversiver Akt, der jederzeit stattfinden kann. Erwähnen Sie das Wort Menstrualität einfach in einer Unterhaltung und sehen Sie zu, wie es sich ausbreitet. Gespräche über Zyklusbewusstsein können unerwartete Verbündete auf den Plan rufen oder zumindest den Begriff der Menstrualität einführen.

Adele, die wir schon früher erwähnten, unterrichtet Englisch an einer weiterführenden Schule und redet sehr gern über Menstrualität. Als sie anfing zu unterrichten, stellte sie sich die Frage: »Wie kann ich mich in den engen Rahmen einer Schule einfügen, wo nicht die Schleimbeschaffenheit, sondern Lehrplan und Gong entscheiden, was in der kommenden Woche geschieht?«

Ihr Einsatz kam mit Shakespeares Stück *Romeo und Julia*. Als es in dem Stück um die Heiratsfähigkeit seiner Tochter geht, sagt Julias Vater, Graf Capulet: »Sie hat kaum 14 Jahre wechseln sehen.« Dieser Steilvorlage konnte Adele nicht wiederstehen und sprach das Thema Menstruation an.

Binnen Kurzem druckte sie für andere Lehrerinnen Menstruationsdiagramme aus, sprang für den Biologielehrer ein, als der Zyklus auf dem Lehrplan stand, und unterstützte einen anderen Kollegen, der vor einem Rätsel stand, weil eine 15-Jährige ihr Verhalten inzwischen fast immer im Griff hatte – nur etwa einmal im Monat kochten ihre Probleme wieder hoch.

Er war dankbar für Adeles Überlegungen zur möglichen Ursache und ihren Anregungen, wie er dies im Unterricht unmerklich berücksichtigen könnte. All dies geschah bereits in den ersten neun Wochen. »Bei diesem Tempo«, sagte Adele, »leite ich Weihnachten die erste Menstruationsversammlung.«

Ein Prozent verändern

Da wir dieses Konzept – große Veränderungen durch kleine Schritte – bereits mehrfach erwähnt haben, sind Sie inzwischen sicher schon damit vertraut. Es zählt zu unseren absoluten Lieblingsmethoden. Manchmal sprechen wir auch von der »homöopathischen Dosis«.

»Trotz meiner Bemühungen, der endlos anbrandenden Kommunikation und den Forderungen auszuweichen, fiel es mir schwer, loszulassen und den Menstruationswinter auszusitzen. Es ist Vollmond, draußen herrscht herrlicher Frühling, meine Töchter sind krank und unsere geliebte Red School ist auch noch jung und anspruchsvoll.

Also beherzigte ich meinen eigenen Rat und habe mir kleine Zeittaschen geschaffen, in denen ich mein Bündel fallen lasse. In der kurzen Zeit dafür konnte ich loslassen, mich geliebt fühlen, mir Inspiration holen und bekam klare Anweisungen für die nächsten Schritte. Ach, der Zyklus ist so großzügig!«

Sjanie, Tag 6

Die Vorstellung, zyklusbewusst zu leben und den Alltag entsprechend zu organisieren, kann unmöglich oder überwältigend erscheinen. Manche Frau fühlt sich zusätzlich unter Druck, weil sie nun auch noch überlegen muss, was sie tun »sollte« und was »ideal« wäre. Dabei übersieht man leicht, was tatsächlich möglich ist.

Deshalb präsentieren wir hier einen idiotensicheren Plan. Das eine Prozent Veränderung holt Sie im Handumdrehen aus dem Loch und katapultiert Sie in ein zyklusfreundliches Leben.

Übung: die Ein-Prozent-Veränderung

1. Lassen Sie Ihrer Phantasie freien Lauf. Wie könnte ein zyklusgerechtes Leben bei Ihnen aussehen? Nehmen Sie ein großes Blatt Papier und ein paar Farbstifte und skizzieren Sie Ihren Traum.
2. An dieser Stelle sollen Sie nicht beurteilen und nicht überlegen, was umsetzbar ist. Es geht um das ultimative Szenario. Dabei können Sie Ihre Undercoveragentin *Phantasie* zum Einsatz bringen.
3. Fragen Sie sich jetzt, wie ein Prozent von dieser Veränderung aussehen könnten. Das darf etwas ganz Kleines, scheinbar Unwichtiges sein, das sofort machbar ist.
4. Setzen Sie dieses eine Prozent um.
5. Dieses Vorgehen eignet sich für jeden beliebigen Moment. Vielleicht wachen Sie morgens auf und wünschten, Sie könnten den ganzen Tag liegen bleiben. Aber die Arbeit wartet. Wie können Sie sich eine kleine Pause verschaffen? Vielleicht können Sie eine Besprechung verlegen (den wahren Grund braucht niemand zu erfahren), die Abendaktivitäten verändern oder im Büro anrufen und Bescheid sagen, dass es bei Ihnen etwas später wird.

Eine Frau sah die einprozentige Veränderung ausgesprochen zynisch und hielt überhaupt nichts davon. Am Ende knickte sie jedoch ein, probierte es aus und findet sie bis heute außerordentlich wirkungsvoll. Vielleicht sehen Sie als Vollzeitmutter mit zwei kleinen Kinder, der es so vorkommt, als hätte sie überhaupt kein eigenes Leben mehr, das Thema ja auch eher zynisch. Laut diesem Buch müsste sie sich im Einklang mit ihrem Zyklus zum Zeitpunkt der Menstruation ausruhen und sich auf kosmische Kräfte einstimmen. Das klingt nur wie ein weiterer Punkt auf der langen, langen Liste ihrer Pflichten. Als ob eine Frau bei der Menstruation einfach Pause machen könnte. Soll das ein Scherz sein? Nein, keineswegs. Aber eine solche Mutter müsste radikal anders »Stopp« sagen als eine kinderlose Frau.

»Bei mir wirkt das Ein-Prozent-Konzept Wunder. Ich bin Spanierin und habe die letzten sieben Jahre mit meinem Mann, einem Mazedonier, in Mazedonien gelebt. Meine Kinder sind fünf und zwei.

Meine Ein-Prozent-Veränderung begann als Aufbegehren von ganz tief innen, das mit der Tradition meiner mütterlichen Linie brach, stets die Bedürfnisse der Familie vor die eigenen zu stellen. Als Erstes gestand ich mir während meiner Mondzeit hochoffiziell mindestens eine Stunde Ruhe zu.

Schon nach wenigen Monaten ist daraus ein ganzer Ruhetag geworden, an dem ich auftanke und mir die nötige Inspiration für den neuen Zyklus hole. Das eine Prozent ist Magie pur!«

Desi

Rachel hat als Selbstständige mit einem kleinen Kind auch bei der Menstruation wenig Zeit für sich. Sie hat jedoch gemerkt, dass bei ihr bereits eine kurze Pause, in der sie sich vollständig ergibt, sehr viel abfedert. »Heute Nachmittag hatte ich eine Stunde, in der ich mich so stark zurückgezogen habe, dass ich beinahe in Trance fiel«, berichtet sie. »Es war, als würde mein Körper sagen: *Endlich begreifst du, was jetzt ansteht.*«

Und wie wir häufig warnen: Aus einem Prozent werden zwei Prozent und so weiter. Sie wissen schon. Rachels Appetit ist zumindest erwacht. »Jetzt weiß ich, dass ich an den ersten zwei Tagen irgendwann einmal viel mehr Zeit für mich brauche.«

Hören Sie tief in sich hinein

Vicky kam zu der weisen Feststellung, dass der Zyklusprozess »gleichzeitig mächtig und sehr unterschwellig« wirkt. Einerseits können wir seinen Wirkungen nicht entkommen; andererseits sind sie auch komplex, schwer zu beschreiben und verborgen.

Ob der Zyklus sich in seiner ganzen Macht und Kraft offenbart, hängt davon ab, wie aufmerksam Sie ihm gegenüber sind. Deshalb legen wir einen solchen Wert darauf, den Menstruationszyklus bewusst wahrzunehmen (falls das jemandem bisher entgangen sein sollte).

In sich Hineinhorchen ist eine Kunst, mit der Sie Ihr Zyklusbewusstsein dazu bringen können, die unbewussten, missachteten Energien zu enthüllen, die in ihm am Werk sind, und die angebotenen Gaben zu mehren. Wer tief in sich hineinlauscht, ist gut darauf vorbereitet, mit den Energien des Zyklus mitzuschwimmen, ein passendes Tempo anzuschlagen *(siehe Kapitel 8, S. 230)* und die »Spannung zu halten«, was wir gleich genauer beschreiben.

Wenn Sie damit wenig Erfahrung haben, kann es unglaubwürdig erscheinen, dass eine so simple Übung Ihre Menstrualitätserfahrung im Handumdrehen aufblühen lassen kann. Außerdem stellen wir die Kraft des genauen Hinhörens in den Kontext der Zuhörpartnerschaft, die wir ebenfalls gleich beschreiben.

Übung: genau hinhören

1. Machen Sie sich in jedem Moment Ihres Zyklus vollständig bewusst, was gerade geschieht, ohne es dabei zu steuern oder zu beurteilen.
2. Stoppen Sie das permanente innere Störfeuer und die üblichen Deutungsversuche und nehmen Sie Ihr Erleben respektvoll an.
3. Bleiben Sie neugierig. Öffnen Sie sich einfach dem, was gerade in Ihrem Inneren und um Sie herum geschieht.
4. Halten Sie diese konzentrierte Aufmerksamkeit, so lange es Ihnen möglich ist.

Die Spannung halten

Biologisch sind wir auf Lustempfindungen und auf Überleben gepolt. Unsere Grundeinstellung fordert uns auf, vor allem Schlechtem davonzulaufen und unangenehmen Gefühlen möglichst aus dem Weg zu gehen. Viele Menschen lernen von ihren Eltern, dass Weinen nicht in Ordnung ist und dass man schwierige Gefühle wie Ärger oder Furcht lieber ignoriert. Die meisten entwickeln daher Methoden, allzu intensive Gefühle zu leugnen oder rasche Abhilfe zu suchen.

Wie wäre es jedoch, solche unangenehmen Gefühle bewusst auszuhalten? »Die Spannung halten« ist dafür genau die richtige Kunst. Es ist ein starker Vorgang, der vieles verändern kann und wahrscheinlich immer wieder eingeübt werden muss.

Dieser wahrhaft weibliche Weg, mit »Problemen« und unerwünschten Empfindungen umzugehen, eröffnet die Möglichkeit, dass das Hindernis, die Schwierigkeit oder der Schmerz sich ganz von allein in Kraft verwandelt. Dazu muss eine Frau jedoch lernen, die Nerven zu behalten und dem Verlauf ihres Zyklus zu vertrauen.

Die Kunst, die Spannung zu halten, kann Ihnen während des gesamten Zyklus von Nutzen sein. Sie trägt dazu bei, stets in der Zykluserfahrung präsent und bei sich zu bleiben, was auch geschehen mag.

Besonders hilfreich ist dies im Prämenstruum, wo gern unverdaute Geschichten hochkochen.

Wenn uns etwas emotional die Knöpfe drückt, gehen wir meist instinktiv zum Angriff über und wählen dafür denjenigen, der gerade in der Schusslinie steht. Wir streiten, machen eine gemeine Bemerkung, schreien zurück, werfen mit Tellern (wer das noch nie getan hat, verspürt zumindest den Impuls dazu), stürmen aus dem Zimmer oder Ähnliches.

Wer die Spannung halten kann, *spürt* die eigene Reaktion auf das Gesagte oder Geschehene, ohne sofort aufzuspringen und in das gewohnte Verhalten zu verfallen. Zu dieser Übung gehört, dass Sie sich genau in diesem Moment so weit zügeln, dass Sie wahrnehmen, welche Emotionen gerade aufflackern, und diese beobachten können.

Das kann sich ein wenig so anfühlen, als würde man sich auf die Zunge beißen, doch wenn Sie die eigenen Reaktionen bewusst für sich behalten, können Sie innerlich mehr Raum schaffen und dabei entdecken Sie eine ehrlichere Reaktion, die zum Kern Ihres Gefühls oder Bedürfnisses überleitet. Dieser innere Freiraum erhöht die Wahlfreiheit und Wahlfreiheit ist essenziell. Sie haben die Freiheit, nicht zu reagieren, und die Freiheit, etwas anderes zu tun.

Der Psychotherapeut Matt Licata, ein Autor und Blogger, der uns immer wieder inspiriert, hat das wunderbar ausgedrückt: »In einem Moment radikaler Einstimmung auf dich selbst kannst du das aktuelle Geschehen erfassen und halten und ihm deine Präsenz entgegenhalten. Und in der tosenden Stille des Hier und Jetzt kannst du einen neuen Weg festlegen.«[9]

Mit sanfter Aufmerksamkeit die Spannung zu halten dämmt das Drama ein und reduziert die Spannung zwischen Ihnen und dem, was gerade abläuft. Zugleich können Sie der Situation und sich selbst mehr liebevolle Freundlichkeit schenken. Was Sie wiederum in die Lage versetzt, unterschiedliche Perspektiven zu sehen und zu verstehen. So kann man erfolgreich einen Machtkampf oder eine ungesunde Beziehungsdynamik beenden, weil man dem eigentlichen Auslöser auf die

Spur kommt und dann – zu einem weniger gefühlsbeladenen Zeitpunkt – dem anderen wahrheitsgemäß mitteilen kann, wie es Ihnen dabei geht.

Weil Sie weniger reagieren und Ihr Anliegen vermutlich auch angemessener vorbringen können, hören die anderen eher zu und reagieren anders als bisher. So kann eine neue Lösung entwickelt werden. Das ist vermutlich nicht immer möglich, aber es lohnt sich auch schon, diese Vorgehensweise hin und wieder anzuwenden.

»Meine Haut kribbelt vor Ärger. Die Kinder haben mich heute mit ihren ständigen Forderungen verrückt gemacht. Hin und wieder wurde ich selbst zum tobenden Kind und musste mich auf ein Mindestmaß an Erwachsensein besinnen, um sie nicht wie die Ameisen zu zertreten.

Heute fällt es mir wirklich schwer, die Spannung zu halten … Ich bekenne, liebe Freunde, dass die Anspannung mich fest am Wickel hat.«

Sjanie, Tag 23

Sjanie hat viel Erfahrung mit dem Halten der Spannung, besonders prämentruell, wenn ihre eigenen Bedürfnisse stärker werden und sie mit den unablässigen Ansprüchen ihrer Kinder konfrontiert ist. Einmal stand sie an Tag 25 nach einer schlimmen Nacht in aller Herrgottsfrühe in der Küche und beide Mädchen forderten laut brüllend eine endlose Liste an ebenso dringenden wie absurden Dingen ein.

Sjanie merkte, wie sie die Zähne zusammenbiss, wie sich ihr Bauch zusammenzog und wie kochende Wut in ihrem Körper aufstieg. Am liebsten hätte sie beide angeschrien, sie sollten endlich still sein. Stattdessen riss sie sich zusammen, atmete tief durch, registrierte ihre

Gefühle und murmelte ein paar Flüche in sich hinein (Murmeln ist erlaubt).

Das Halten der Spannung angesichts ihrer heftigen Reaktion erzeugte ein wenig mehr Abstand zwischen ihr und den Kindern. So konnte sie einen Gang herunterschalten, ihr intensives Bedürfnis nach Ruhe und Raum für sich erspüren (das zu Recht bestand, denn schließlich bereitete ihr Zyklus sie gerade auf den erweiterten Bewusstseinszustand während der Menstruation vor) und auf sinnvollere Weise auf die Kinder eingehen.

Übung: die Spannung halten

1. Üben Sie regelmäßig, tief in sich hineinzuhören. Registrieren Sie aufmerksam, was Sie spüren, fühlen, denken. Nehmen Sie es einfach wahr.
2. Wenn Ihnen etwas die Knöpfe drückt, kann es hilfreich sein, sich einen inneren Ankerpunkt zu schaffen, der das Innehalten unterstützt. Alexandra hat dafür eine geradezu pawlowsche Reaktion parat. Sobald sie sich provoziert fühlt, sagt sie sich: *Ruhe jetzt, Pope. Hör genau zu.*
3. »Atmen, ausdehnen und aufnehmen« ist ein wunderbares Mantra, das Sjanie von Sue Khun, ihrer Trainerin für Movement Medicine, gelernt hat. Das ist eine nützliche Botschaft an uns selbst, wenn wir üben, die Spannung zu halten. Selbst wenn man damit nur Sekunden gewinnt, unterbricht es doch den ersten Impuls zur Reaktion und eröffnet die Möglichkeit, etwas anderes zu tun.
4. Verankern Sie sich in der Gegenwart. Nehmen Sie bewusst wahr, was Sie gerade erleben und wie unangenehm sich das anfühlt.
5. Widerstehen Sie dem Drang zu reagieren, etwas in Ordnung zu bringen oder es zu erklären. Am besten entziehen Sie sich der Situation.
6. Akzeptieren Sie die Gefühle: Schlüpfen Sie hinein und lassen Sie sie bestehen.

Auch hier möchten wir die Übung mit Matt Licatas Worten zusammenfassen: »Werde insgesamt langsamer und öffne dich dem Leben, das durch dich hindurchfließt. Richte dein Bewusstsein auf das Zentrum der Zärtlichkeit und atme mit ihm mit. Schenke ihm nicht nur die Klarheit eines außenstehenden Beobachters, sondern überflute es mit vorbehaltloser Freundlichkeit, Mitgefühl und Wärme.«[10]

Nichts tun

Diese Fähigkeit erfordert viel Übung – Sie lachen, denn Sie wissen, dass das stimmt. Nichts zu tun ist eine hohe Kunst, die uns offenbar verloren gegangen ist. Die Frauen in unseren Workshops fragen ganz ehrlich nach, wie Nichtstun geht, denn mitunter können sie nicht glauben, dass es reicht, *nichts zu tun.*

Um also den Teil von Ihnen anzusprechen, der ständig aktiv, abgelenkt oder auf Achse sein will, haben wir hier eine Agenda: Widerstehen Sie der Versuchung, den Fernseher oder den Computer anzustellen, umschiffen Sie die Klippe, nur noch diese eine Kleinigkeit aufzuräumen oder die Zeit des Nichtstuns doch noch irgendwie mit Tun zu füllen.

Nichts tun bedeutet, sich nichts vorzunehmen, nichts Konkretes anzugehen und einfach nur ziellos herumzutrödeln. Schütteln Sie die ganze urteilende Selbstverdammung und die Stimme in Ihrem Kopf ab, die Sie als faul, schlampig oder unnütz abkanzelt. Lösen Sie sich von der Vorstellung, dass Ihr Wert von dem abhängt, was Sie tun und wie viel Sie zustande bringen.

Lehnen Sie sich zurück und beobachten Sie, wie all diese inneren Kommentare versuchen, Sie vom Nichtstun abzubringen und flüstern: *Das ist Zeitverschwendung. Wozu soll das gut sein? Wenn du wirklich innehältst, kommst du womöglich nie wieder in Gang.* Riskieren Sie Langeweile, indem Sie einfach mit sich selbst in der Leere herumhängen.

Die stärkste Wirkung entfaltet diese Übung, wenn bei der Menstruation ohnehin der Drang zum Nichtstun einsetzt. Falls diese Vorstellung Sie erschreckt oder unruhig macht, fangen Sie klein an, mit einem Prozent. Mehr wird es von selbst.

Reservieren Sie sich eine kleine Ecke Zeit für gar nichts. Das fällt Ihnen schwer? Dann bemühen Sie sich, die Spannung zu halten. Eine Zeitlang kann Nichtstun sich furchtbar unangenehm anfühlen, aber wenn Sie daran festhalten, werden Sie bald feststellen, dass es Sie auf magische Weise dem näherbringt, wonach Ihr Herz sich wirklich sehnt – einschließlich der ganzen liebevollen Kraft der Menstruation.

»Wie viel Ruhe habe ich während der Menstruation bekommen? An diesem Punkt im Zyklus bekomme ich das zu spüren. Heute scheint die wachsende Energie des inneren Frühlings in sich zusammenzufallen. Ich kann keine Bälle mehr ausspielen. Meine Vesperdose ist leer. Aus allen Rohren feuere ich Platzpatronen.

Ich räume demütig ein, dass ich über echtes Ausruhen und Loslassen inmitten der Anforderungen eines Lebens mit kleinen Kindern und einer stark aufgeladenen Berufung noch viel zu lernen habe.«

Sjanie, Tag 10

Zuhörpartnerinnen

Wir ermuntern wärmstens dazu, eine offizielle Zuhörpartnerschaft einzugehen, in der es einzig darum geht, über die persönlichen Erfahrungen bei der Entwicklung von Menstruationszyklusbewusstsein zu sprechen.[11]

Letztlich geht es bei der Menstrualität um Beziehungspflege. Sie bauen eine intensive, zärtliche Verbindung zu Ihren gelebten Erfahrungen mit dem Zyklus auf und treten in Beziehung zu anderen, während Sie diese Erfahrungen teilen und erleben.

Darüber hinaus kann die kollektive Macht von Frauen, die zusammenkommen, etwas ganz Besonderes hervorbringen, zu dem wir auf eigene Faust nur schwer Zugang finden. Dem Patriarchat war dies sonnenklar und so hat es uns Frauen auf zweierlei Weise beherrscht: durch Vereinzelung und durch Dämonisierung und Ausmerzung unserer Praktiken. Instinktiv wusste man(n), dass kreative Funken sprühen, sobald Frauen zusammenkommen, und dass dabei unser Wissen und mit ihm unsere Macht zurückkehren würden.

Zuhörpartnerschaften haben eine alchimistische Wirkung: Sie katalysieren ein Bewusstsein und eine Autorität, von denen wir bis dahin nichts wussten – unsere Urkraft, die sich jetzt in uns regt. Sowohl das respektvolle Zuhören als auch das Erlebnis, das uns zugehört wird, erzeugen einen besonderen Freiraum, in dem wir vor allem Alltäglichen geschützt sind und zu den Mysterien vorstoßen können.

Die Präsenz des Gegenübers verhilft uns dazu, diesen Raum aufrechtzuerhalten, und macht ihn magisch oder heilig. Außerdem würdigt sie das, was Sie erlebt haben. So können Sie noch tiefer hinhören, fühlen und sich selbst spüren, bis Sie zu Ihrem inneren Wissen vorstoßen und für jegliche Widerstände eigene Einsichten und Lösungen finden. Zugleich kann man sich damit selbst beruhigen.

Eine Zuhörpartnerschaft bedeutet, dass man dem, was entstehen will, gezielt Zeit und Aufmerksamkeit widmet. Dem zu lauschen, was andere erleben, rückt auch die eigenen Erfahrungen in ein neues Licht. Als Zuhörerin profitieren Sie ebenso wie diejenige, die sich mitteilt. Betrachten Sie diese Übung als gemeinsamen kreativen Raum, in dem Sie sich einander öffnen.

Übung: Eine Zuhörpartnerschaft aufbauen

1. Die Partnerin sollte selbst MZB-Erfahrung mitbringen. (Vielleicht werden Sie über unsere Online-Community unter www.redschool.net/community fündig.)
2. Verabreden Sie sich wöchentlich oder alle 14 Tage persönlich, am Telefon oder per Skype. Wichtig ist die Regelmäßigkeit.
3. Nutzen Sie einen Timer, um die Zeit klar zu begrenzen. Teilen Sie die Zeit gerecht auf, damit beide sowohl zuhören als auch sprechen können.
4. Sprechen Sie abwechselnd. Die Zuhörerin hört wirklich nur zu. Es soll *kein Gespräch* in Gang kommen, das heißt: nicht unterbrechen, nicht kommentieren und keine Fragen stellen, sofern es nicht um das reine Verständnis geht. Kleine Hinweise, dass Sie noch zuhören, sich einfühlen und alles nachvollziehen können, sind mitunter hilfreich. Klären Sie jedoch vorab, ob Ihre Partnerin dies auch wünscht.
5. Nach jeder Runde als Rednerin wird gewechselt. Vorher kann die Zuhörerin einige ganz prosaische Fragen stellen, damit die Sprecherin »sich fangen« kann, zum Beispiel: »Nenne drei Dinge aus deinem Kühlschrank« oder »Sag mir drei Wolkenarten«.

Genauere Informationen über partnerschaftliches Zuhören vermittelt der Onlinekurs Menstrual Cycle Literacy *(siehe Anhang, S. 289)*.

»Die Zuhörpartnerschaft war eine Offenbarung für mich. So komme ich einmal pro Woche zur Ruhe, reflektiere meine Erfahrungen und höre mir dabei vor allem zu. Bei mir haben sich dadurch Muster herausgeschält, die noch verdeckt waren.«

Lottie

»Die Zuhörpartnerschaft hilft mir, besser zu verstehen, wie man genau hinhört, ob bei mir oder bei anderen. Und ich erlebe, wie es ist, wenn einem jemand richtig zuhört.

Manchmal entdecke ich in den Worten meiner Partnerin einen verborgenen oder nie benannten Teil von mir selbst. Zu anderen Zeiten geht es nur um die stumme Kameradschaft und das Privileg, eine andere Frau auf ihrer Reise begleiten zu dürfen.«

Maharani

MZB im partnerschaftlichen Zuhören

Einerseits ist MZB eine Praxis, die in uns abläuft. Andererseits können Einsicht und Heilung über das Teilen mit anderen leichter in Gang kommen. Deshalb eignet sich partnerschaftliches Zuhören besonders gut, um Symptome zu heilen.

Beschreiben Sie während des Treffens das Symptom und gestehen Sie sich zu, wahrzunehmen, was geschieht, wenn Sie über das sprechen, was gerade in Ihnen hochkommt. Die Aufmerksamkeit der Partnerin bietet Ihrer Weisheit den nötigen Rahmen, um sich zu zeigen. Häufig hilft es bereits, etwas auszusprechen, was Sie noch nie in Worte gefasst haben. Plötzlich sehen Sie das Symptom in einem neuen Licht und es verwandelt sich.

Sjanie beispielsweise sprach über ihre Unsicherheit an Tag 12. Dabei stiegen plötzlich Erinnerungen an ihre Teenagerzeit in ihr auf, in der sie sich für ihre sichtbar erblühende Sexualität geschämt hatte.

Sie entdeckte aber auch unbewusste Befürchtungen, die aus der kulturellen Botschaft herrührten, dass es nur Ärger brächte, die eigene Sexualität zu zeigen. Im Monat darauf lief ihre Erfahrung an Tag 12 ganz anders ab. Im Zusammenspiel mit einer Zuhörpartnerschaft kann MZB wirklich etwas verändern.

Abschließend möchten wir betonen, dass wir einen emanzipierten Umgang mit dem Zyklus zwar für einen grundlegenden Selbstheilungsweg halten, dies jedoch *kein Ersatz* für all die wunderbaren Naturheilmittel und Therapieverfahren ist, die heutzutage zur Verfügung stehen und Frauen große Erleichterung oder Heilung bringen können.

Verzichten Sie weder auf eine gesunde Ernährung noch auf andere Methoden, die Sie bereits befolgen, sondern ergänzen Sie diese Ansätze durch Menstruationsbewusstsein. Es könnte der entscheidende Katalysator sein, der alles verwandelt.

Die Überbluten-Methode

Diesen Ansatz lieben wir. Überbluten ist die Antwort des weiblichen Zyklus auf unlösbare Probleme, auf das Dilemma, wozu man überhaupt auf der Welt ist, oder auf die Frage: »Wie, bitteschön, sollen Frauen in einer nichtzyklischen Welt ihren Zyklus ausleben?«

Anstatt über ein ungelöstes Problem zu schlafen, können Sie auch probieren, darüber zu bluten. Der Menstruationszyklus bietet den nötigen Zeitrahmen, ein Thema innerlich zu bewegen, und die Menstruation selbst öffnet uns für die nötige Führung aus unserem tiefsten Inneren.

Auch hier geht es nicht um die aktive Lösungssuche, sondern vielmehr darum, sich den nötigen Raum zuzugestehen, in dem diese Lösung sich allmählich entwickeln kann. Nehmen Sie sich ruhig die Zeit, eine größere Lebensveränderung über etliche Zyklen zu vertiefen – jeder Zyklus führt auf eine weitere Bedeutungsebene und macht den Kopf klarer.

Anna stand vor wichtigen Lebensentscheidungen. Mitten in ihrer Doktorarbeit hätte sie am liebsten alles hingeworfen (ein klassischer Moment im kreativen Prozess). Außerdem überlegte sie, ob sie heiraten sollte oder nicht. Sie war so unsicher, dass sie beschloss, darüber zu bluten. Es dauerte zwei, drei Zyklen, bis sie diese Fragen verinnerlicht hatte und die Antworten aufschimmerten. Als es jedoch so weit war, vernahm sie zu beidem ein klares »Ja.«

♡ Übung: Überbluten

1. Bewusster Entschluss: Sprechen Sie das Problem oder das Thema, für das Sie innere Führung brauchen, laut aus, als würden Sie es dem Universum vorlegen. Das kann ein einfacher Satz sein oder auch so kompliziert, wie Sie wollen.
2. Wenn Ihnen ausreichend Zeit vergönnt ist, können Sie diese Frage zu Beginn des Zyklus stellen, damit Sie das Thema den ganzen Monat über ausbrüten können. Bei wichtigen Lebensentscheidungen ist das besonders von Bedeutung. Vielleicht möchten Sie das Thema auch im Rahmen eines besonderen Rituals ansprechen.
3. Beobachten, sammeln, ausbrüten: Sobald Sie gesagt haben, worum es geht, sollten Sie jeden bewussten Lösungsversuch aufgeben. Gehen Sie einfach Ihrem Alltag nach und achten Sie dabei lediglich unterschwellig auf Zeichen, Signale und Hinweise. Diese können aus Ihnen selbst stammen (einschließlich Gefühlen, Träumen und plötzlichen Einfällen), aber auch aus der spirituellen Welt, die Ihnen konkret Rückmeldung gibt.
4. Nicht ständig daran denken. Ganz im Gegenteil. Verschieben Sie das Thema ruhig in den Hinterkopf und behalten Sie es lediglich mit gelegentlichen Seitenblicken im Auge, indem Sie registrieren, was los ist, ohne aktiv hinzusehen.
5. Falls es Ihnen Angst macht, dass Sie immer noch keine Antwort haben (nicht jeder kann sich gut einfach entspannt zurücklehnen), dann erinnern Sie sich, dass noch genug Zeit ist. Wenn Sie sich verrückt machen, unterbrechen Sie den Prozess, der im

Rahmen des Zyklus abläuft und Ihnen zur erwünschten Klarheit verhelfen möchte.

6. Nutzen Sie die Macht der Menstruation. Schrauben Sie in den Tagen vor der Blutung das Tempo zurück, befolgen Sie innere Aufforderungen, loszulassen und sich zu leeren, und gewähren Sie sich Freiraum zum Nichtstun und Ausruhen. Bleiben Sie während der Kammern der Menstruation offen für das, was sich zeigen möchte.
7. Die Antwort kann sich als Energieschub, als Inspiration oder als tiefes inneres Wissen zeigen. Besonders erhellend sind dabei die Kammern 4 und 5, in denen mitunter ein klarer Befehl an uns selbst ergeht. Um diesen Moment der Klarheit zu erfassen, müssen Sie jedoch gut in sich und im Menstruationsprozess verwurzelt sein.

Zusammenfassung

Die oben vorgestellten Ideen sind Methoden, die unserer Erfahrung nach funktionieren. Sie entspringen unseren eigenen Erfahrungen und dem, was andere Frauen erlebt haben, und den Experimenten, über die wir Zyklusbewusstsein in eine Kultur zu übertragen suchen, die dies noch nicht zu schätzen weiß.

Es handelt sich somit nicht um eine abschließende Liste für ein zyklusfreundliches Leben. Wir möchten lediglich, dass Sie diesen zugewucherten Pfad betreten. Dann werden Sie auf ganz natürliche Weise eigene Mittel und Wege entdecken. Teilen Sie Ihre Entdeckungen bitte mit anderen. Wir alle lernen dazu und tragen zugleich zum wachsenden Schatz des zyklusorientierten Wissens bei. Wenn wir diese Veränderung gemeinsam angehen, erzeugen wir Bedingungen, die jene Frauen unterstützen, die unter heilbaren Menstruationsproblemen leiden.

Epilog – Lieben Sie Ihren Zyklus und Sie verändern die Welt

Was bisher bestenfalls als wichtiger biologischer Prozess galt, wird nun »offiziell« als spirituelle Technik der Frau enthüllt – der mächtigste Verbündete für innere *und* äußere Veränderungen. Die einfache und dennoch radikale Entscheidung, den eigenen Zyklus zu lieben, hat weitreichende Auswirkungen, die exponentiell ansteigen, je mehr Frauen in ihrem zyklischen Wesen verwurzelt sind.

Über die Zykluserfahrungen, die jede Frau persönlich macht und weitergibt, wächst der Wissensschatz der Menstrualität. Und diese Erfahrungen stehen im Kontext unseres herrlichen Planeten. Damit rufen sie uns auf, für diesen Planeten Verantwortung zu übernehmen.

Unsere Menstrualität ist ein zutiefst innerlicher Prozess, der uns zu unseren persönlichsten Geheimnissen führt und hierüber die spirituelle Welt enthüllt, das Ganze, und in welcher Rolle wir ihm dienen. Es geht um ein Bewusstsein, das uns mit allem Leben verbindet und verschmelzen lässt. Menstrualität ist aktive Weiblichkeit. Sie ist der Kanal, über den das *Weibliche* in unserem Leben und auf der Welt erlebbar und integrierbar wird. Durch bewusste Arbeit mit der eigenen Menstrualität können Frauen selbst zum Kanal werden, über den das *Weibliche* alle Bereiche des Lebens erfasst.

Die Stadien der Urkraft

Die Initiation einer Frau in die Urkraft beginnt mit der ersten Blutung. In den Jahren zwischen 20 und 40, im ersten Abschnitt dieser lebenslangen Reise, öffnet sich ein Tor zu einem fruchtbaren inneren Prozess der Selbsterkenntnis, bei dem Frauen lernen, ihrem eigenen Wesen gerecht zu werden.

In dieser Zeit werden sie insbesondere in die Wirkkraft eingeführt. Der Zyklus unterstützt die Entwicklung eines gesunden Egos, solider

Grenzen und einer freundlich zugewandten Grundhaltung. Diese Zeit ist von Ehrgeiz und jugendlicher Vitalität geprägt und voller Experimente und Ideen, die zielstrebig umgesetzt werden. Jetzt lernen Frauen, ihre Wünsche auszusprechen, Dinge anzustoßen und sich ein eigenes Leben aufzubauen. Das ist der Zeitpunkt, in dem wir kundtun: »Das bin ich.«

»Jetzt wird es kompliziert. Parallel zu meiner Rastlosigkeit und dem Verlangen nach mehr. Ich würde am liebsten aus meiner Schublade springen und die Welt mit anderen Augen sehen.«

Sjanie, Tag 21

Ab Ende 30, also in der zweiten Hälfte ihrer fruchtbaren Zeit, lassen Frauen sich auf komplexere, tiefgreifender Entdeckungsreisen ein. In diesem Zeitraum steht eher die Akzeptanzkraft im Vordergrund und Frauen entwickeln die Fähigkeit, im Unbekannten zu verweilen und mit dem zu arbeiten, was sich ergibt. Jetzt geht es weniger um den eigenen Willen und das Ego, sondern man lässt sich von etwas Größerem leiten – dem Sinn des eigenen Lebens auf diesem Planeten und der persönlichen Verantwortung für die Erde.

Während ihrer gesamten menstruierenden Jahre durchlebt eine Frau jeden Monat eine Miniversion dieses lebenslangen Initiationsprozesses, in dem sie die Energien der *Via positiva* und der *Via negativa* des Zyklus erfährt. Diese Miniversion ist das Trainingszentrum für die Lebensreise, das uns unterwegs immer wieder für den nächsten Schritt vorbereitet.

Der Höhepunkt dieser Initiation ist mit der Menopause auch ihr Abschluss. Eine Frau, die ihren Weg bewusst gegangen ist, wird feststellen, dass ihre Seele bereit ist, vollen Anspruch auf ihre Urkraft zu erheben und sie der Welt zur Verfügung zu stellen.

Das kann sich anfühlen, als träte man über den Rand einer Klippe, wobei man all seinen Mut zusammennimmt, um nicht nach unten zu blicken. Zugleich ist jedoch über viele Monate des Menstruierens die Gewissheit gewachsen, dass Sie sicher sind. Die Menstruation symbolisiert jeden Monat einen kleinen Tod für das Ego, doch die Menopause ist der endgültige Paukenschlag. Und mit diesem Aus fürs Ego können Sie mit vollständig integrierter Urkraft in die spirituelle Welt eintreten.

Auch bei Frauen, die ihre menstruelle Reise weniger bewusst erlebt haben, findet während der Menopause eine starke Öffnung zur spirituellen Dimension statt. Allerdings sind sie schlechter vorbereitet und deshalb kann die Öffnung zu viel für sie sein.

Die eigene Welt kann auf unschöne und destruktive Weise zusammenbrechen, sodass die Frau sich völlig überwältigt fühlt oder in die Sicherheit des Zynismus flüchtet. Ohne bewusste Vorbereitung erscheint die Menopause mitunter eher traumatisch, obwohl sie eigentlich nur den sinnvollen (und anstrengenden) Abschluss der eigenen Initiation darstellt.

Hat sich der Staub postmenopausal erst einmal gelegt, können Sie auf Ihr Leben zurückblicken und die übergeordnete Choreografie, die Sie an Ihren rechtmäßigen Platz geführt hat, klar erkennen.

Die Welt braucht Ihre Urkraft

Der Menstruationszyklus soll Ihnen dienen. Und er soll der Welt dienen. Er ist ausgesprochen persönlich und ungeheuer universell. Eine Frau, die sich der Zyklusarbeit unterzieht, erzeugt dabei die Macht, scheinbar unmögliche, dringend benötigte Veränderungen zu bewirken. Ökologisch, wirtschaftlich und politisch ist unser Planet in einer kritischen Phase.

Wir glauben, dass unsere mangelnde Verbundenheit mit der Macht des *Weiblichen* und die Unterdrückung der Frauen dahinterstecken. Indem wir uns die kollektive Kraft des Menstruationszyklus zurückerobern, kann das *Weibliche* auf ganz reale, biologische Weise wieder zu seinem Recht kommen.

Diese Arbeit verändert die Welt. Eine Frau, die wirklich im Einklang mit ihrem Zyklus lebt, fängt an, ihr Umfeld gemäß dieses neuen Lebensrhythmus und des Respekts vor der Biologie zu organisieren. Auf diese Weise beeinflusst sie ihre Kinder, den Partner, den Freundeskreis und ihre Umgebung und wird zum Vorbild für radikale Selbstfürsorge und nachhaltiges Leben.

Wenn wir Frauen in unserer zyklischen Energie geerdet sind, sind wir in der Kraft der Weiblichkeit verwurzelt und können uns entspannt unserer femininen Macht überlassen. Wir können die Machtdynamik zwischen Mann und Frau wiederherstellen und uns befreien, damit auch die Männer frei ihren Weg gehen können. Eine Frau, die ihren Zyklusprozess ausreichend achtet, gesteht sich selbst zu, einzigartig zu sein. Sie lernt, selbst zu denken und sie selbst zu sein. So gewinnt sie natürliche Autorität, wird zur Anführerin, weil sie vieles aus sich heraus weiß, und lässt sich weniger leicht manipulieren oder beherrschen. Sie avanciert von der Konsumentin zur bewussten Schöpferin.

Der Zyklus macht keine Kompromisse, sondern verdonnert uns dazu, bei der Wahrheit zu bleiben. Eine konformistische Gesellschaft kann sich davon bedroht fühlen und das dürfte erklären, warum der Zyklus jahrhundertelang verteufelt wurde und warum er Frauen, die aus unterschiedlichsten Gründen nie auf ihn hören konnten, so viel Kummer bereitet.

»Ich staune, denn die Trancebotschaft, dass etwas ›fehlt‹, geht in die Majestät des Hier und Jetzt über.«

Sjanie, Tag 2

Auf einer inneren Ebene weckt der Zyklusprozess Frauen auf. Er lässt unsere Illusionen zerplatzen und ruft uns zur bewussten Teilhabe auf. Diese reife Form des Bewusstseins hat die Welt dringend nötig.

Über Zyklusbewusstsein können wir unser Ego-Selbst immer bewusster erkennen und feiern. Bei jeder Blutung öffnen wir uns dem Bewusstsein der Welt und das erzeugt eine rückhaltlos ehrliche Verbindung zum Leben, für das wir bei aller Bescheidenheit verantwortlich sind.

Der Zyklus fordert uns heraus und lehrt uns die Kunst der klugen Provokation. Immer wieder konfrontiert er uns mit unseren persönlichen Grenzen und baut dabei die nötige Resilienz auf, jedem Schwachsinn standzuhalten. Zyklusbewusstsein bringt Unruhestifterinnen hervor, die dort Unruhe stiften, wo verlogene Friedhofsruhe herrschte.

MZB ist das perfekte Gegengift für kulturelle Botschaften, die uns einreden, wir sollten nett sein, nicht zu wild im Boot herumschaukeln und brav dem Mainstream folgen. Der Zyklus rüttelt uns regelmäßig auf, bis wir die Rolle des Störenfrieds übernehmen und bewusst selbst am Status quo rütteln.

Im Zentrum des Zyklusprozesses steht die tiefe Sehnsucht der Seele nach einem sinnvollen, kreativen und erfüllten Leben, das in ihrem ungezähmten, leidenschaftlichen Vermächtnis gipfelt. Diesem Ziel dient die gesamte Initiationsreise von der Menarche bis zur Menopause. Der Zyklus kann ein strenger Zuchtmeister sein. Wenn Sie auf ihn hören, hält er Sie genau auf Kurs, schnurgerade auf Ihre Berufung und den Sinn Ihres Lebens zu. Er reißt die Barrieren der Person nieder, die Sie Ihrer Meinung nach sein sollten, und öffnet ein Tor zu der, die Sie wirklich sind, indem er für innere Stimmigkeit und Ganzheit sorgt, ein Zwiegespräch mit dem Selbst. Der Zyklus lockert die Blockaden, die uns davon abhalten, Liebe zu empfangen und zu schenken, und verschafft Frauen Zugang zu einem unbegrenzten Quell der Macht und der Möglichkeiten.

Was trägt eine zyklusbewusste Frau in die Welt hinein?

- Sie ist ein Vorbild für radikale Selbstfürsorge und ein nachhaltiges Leben.
- Sie ist ein eigenständiger Mensch, in ihrer ureigenen Autorität und eigenem Wissen geerdet. Als natürliche Anführerin lässt sie sich nicht leicht manipulieren oder beherrschen.
- Sie ist eher bewusste Schöpferin als Konsumentin.
- Sie verändert die Machtdynamik zwischen Mann und Frau, um beide zu befreien.
- Sie entwickelt ein Bewusstsein für Teilhabe und die Reife, sich über ihr Ego zu erheben und sich als eins mit der Welt zu begreifen.
- Sie ist eine heilige Unruhestifterin.
- Sie lässt aktiv ihre Seele sprechen – im Dienst an der Welt.

Abschluss und Neubeginn

Wir haben das Ende erreicht, liebe Leserin, und es wird Zeit, Adieu zu sagen. Es war uns eine Ehre, unsere Erkenntnisse und Erfahrungen zur Urkraft an Sie weiterzugeben, und wir freuen uns über jede Nachricht aus der ursprünglichen Wildnis des zyklischen Lebens.

Wir möchten wissen, wie Zyklusbewusstsein das Leben anderer verändert und zu welchen inneren und äußeren Abenteuern es Sie führt. Ehe Sie nun aufbrechen, möchten wir Sie einladen, dieses neue Wissen über den Zyklus zu verinnerlichen und Ihre individuelle Entfaltung so integer, freundlich, diszipliniert und liebevoll wie nur möglich zu gestalten.

In vielerlei Hinsicht ist dies für uns alle ein Neuanfang, weil wir Zyklus für Zyklus auf eine vernünftige, neue Welt zustreben. Immerhin trägt jede Frau mit jedem zyklusbewussten Tag dazu bei, diesen lebendigen Wissensschatz für sich selbst und für alle Frauen auszubauen. Es stimmt: Keiner kann allein die Welt retten. Aber Sie können an ihrer Selbstheilung teilhaben.

Ihr persönlicher Initiationsprozess spielt durchaus eine Rolle, denn er ist eingebettet in die fortlaufende Evolution des Menstrualitätsbewusstseins und der Neuverankerung des *Weiblichen* in der Welt. Wie die Visionärin Lynne Twist es formulierte: »Du spielst keine große Rolle und keine kleine Rolle – du spielst *deine* Rolle.«[12]

Ergänzen möchten wir diese Worte um einen eigenen Schlusssatz, den Sie beachten sollten, damit Ihr Zyklus Ihnen liebevoll Halt geben kann: Es kommt darauf an, dass Sie sich ständig ehrlich mit dem eigenen Zyklus auseinandersetzen, dass Sie diese Entdeckungen mit anderen teilen und es wagen, seine absolute Genialität in dieser Welt auszuleben.

Einladung in die Red School

Die Frauen der Red School sind eine lebendige, intelligente und sehr einfühlsame Gemeinschaft, die aktiv daran arbeitet, diese neue Geschichte in die Realität umzusetzen. Bringen Sie sich in die laufende Diskussion ein, die das Blatt wenden wird.

Urkraft ist eine Reise voller Liebe, die Erfahrung, vom Unaussprechlichen umfangen zu sein, das Göttliche in Aktion. Vertrauen Sie Ihrem Zyklus und gestatten Sie der Urkraft, Ihnen zu wahrer Souveränität zu verhelfen und die Macht des Weiblichen wiederherzustellen.

Danksagung

Von beiden Autorinnen

Während der Arbeit an diesem Buch verspürten wir zunehmende Dankbarkeit gegenüber einer unsichtbar wirkenden Präsenz, die uns lenkte. Der gesamte kreative Prozess entfaltete sich so chaotisch und doch perfekt, wie die Natur nun einmal ist. Dafür sind wir dankbar.

Dieses Buch rankt sich um die Geschichten der vielen Frauen, denen wir im Laufe der Jahre begegnen durften. Jede eurer Geschichten hat dem Gewebe seinen eigenen Faden hinzugefügt. Euch allen danken wir dafür.

Unser tief empfundener Dank gilt insbesondere jenen Frauen, die bei uns in die Lehre gegangen sind. Euer enormes Engagement und euer Vertrauen in uns und diese Arbeit hat dazu beigetragen, in noch tiefere Dimensionen vorzustoßen und noch größere Möglichkeiten zu entdecken, bis das facettenreiche, komplexe Verständnis erreicht war, das wir in diesem Buch teilweise dargelegt haben.

Irgendwann kommt beim Schreiben der Moment, in dem man sein Werk kritischem Feedback aussetzen muss. Dafür haben wir eine gute Wahl getroffen, denn unsere Erstleserinnen waren ausgesprochen kritisch. Das war nicht immer angenehm, aber überaus kostbar.

Wir danken daher **Denise Barnett, Penny Fuller, Pam McCarthy und Amanda Tress**, die uns so großzügig ihre Zeit geschenkt haben und uns wertvolle Rückmeldungen gaben, ohne die dieses Buch ganz anders aussähe.

Die Arbeit an diesem Buch bedeutete, dass wir andere Teile unseres Unternehmens hintanstellen mussten. Wir möchten allen **Mentorinnen der Red School** dafür danken, dass sie uns vieles abgenommen haben und sich um die Community in den geschlossenen Facebook-Gruppen kümmerten, ob als Moderatorinnen oder als unverzichtbare Impulsgeberinnen, die auf kluge, umsichtige Weise mit den Mitgliedern in Kontakt blieben. Ihr seid der Klebstoff, der diese Gruppen zusammenhält, die Frauen, die in ihr Menstrualitätsbewusstsein hineinwachsen, so viel zu bieten haben.

Unseren Schwestern im Geiste, **Edveeje Fairchild, Clare Dubois und Sophie Jane Mortimer von den Treesisters** danken wir für das unsichtbare Netz aus Unterstützung, Liebe und Anerkennung, in dem ihr uns während der Arbeit an diesem Buch gewiegt habt, und für all eure fortwährende Unterstützung bei dem Bestreben, unser Werk in die Welt hinauszutragen.

Wir danken **Amy Kiberd** von Hay House, die sich instinktiv von unserer Arbeit angesprochen fühlte und uns genau zum richtigen Zeitpunkt aufforderte, dieses Buch zu schreiben. Wir hielten den Zeitpunkt für völlig daneben, aber sie wusste es besser! Wir sind Ihnen so dankbar, dass Sie nicht lockerließen und uns auf den Fersen blieben.

Die unglaubliche Zufriedenheit, die uns nach der Arbeit an diesem Buch erfüllt, wäre nie möglich geworden ohne **das phantastische Team bei Hay House**. Wir sind dankbar für den reichen Wissensfundus und die Erfahrung, die uns zugutekamen: So konnten wir in größere Schuhe hineinwachsen. Ganz besonders möchten wir hierbei unsere Lektorin **Debra Wolter** erwähnen, die beim Feinschliff des Textes ganze Arbeit geleistet hat.

Außerdem danken wir dem wunderbaren Hawkwood College, das uns ein Schreibstipendium gewährte. Fünf Tage mit Rundumversorgung und absolut köstlichem Essen, in denen wir intensiv schreiben konnten – einfach himmlisch und nur unterbrochen von kleinen Pausen, in denen wir in der Sommersonne im Gras ruhten oder im Abendlicht (oder frühmorgens) zu langen Spaziergängen in die herrliche Umgebung loszogen.

Von Alexandra

Zunächst einmal danke ich **meinem rebellischen Körper**, der mir vor über 34 Jahren unverschämte Menstruationsschmerzen bescherte und damit alles in Gang brachte. Und ich danke **allen meinen Freundinnen, die mir die Stange hielten**, als ich den schwierigen Geschenken der Menstruation treu blieb, um die ersten Stufen dieses Wissens herauszuarbeiten.

Danke, **Sjanie:** Wärst du nicht auf wundersame Weise in mein Leben getreten, so hätte sich dieses Wissen niemals in dieser Form entwickelt. Über unsere Partnerschaft erwacht dieses Werk in einer Form zum Leben, die ich mir nie hätte vorstellen können. Ich danke dir von ganzem Herzen für dein aufrichtiges, begeistertes, kritisches, spielerisches, rückhaltloses und leidenschaftliches Engagement.

Danke, Liz Flanagan, Paula Exton und Violaine King, die meinen Hund zu sich nehmen, wenn ich zum Schreiben oder Unterrichten verschwinde. Ich bin euch so dankbar, dass ich Folly bei euch immer in liebevollen Händen weiß. Anthony William danke ich für das Buch **Mediale Medizin** (dessen Erstausgabe ebenfalls bei Hay House erschien). Dieses Buch hat meine Gesundheit revolutioniert und mir die Kraft und die Vitalität verliehen, unser Buch mit derartiger Begeisterung in Rekordzeit fertigzustellen.

Von Sjanie

Meiner Mom und meinem Dad danke ich, dass sie mich hierhergebracht haben und mir eine so solide und fröhliche Basis verschafft haben. Meinen wunderhübschen Töchtern **Amala und Lucia** bin ich (schmunzelnd) dankbar für ihre Lebhaftigkeit, die mich auf Trab hält, und dafür, dass sie mich ständig in die Gegenwart zurückrufen, mich nachts wachhalten und mich an den Rand des Wahnsinns treiben. Ihr habt mich gelehrt, wie man die Spannung hält und darauf vertraut, dass der kreative Prozess selbst in scheinbar unmöglichen Situationen seinen Weg findet.

Meinem Mann Phil danke ich, weil er ein so großartiger Mann ist, der mir auf seine ureigene, erfrischende Weise begegnet, mich liebt und mir zur Seite steht, beim Abwaschen, Kochen, Kinderversorgen, Arbeiten und, und, und ... Ohne dich hätte ich dieses Buch niemals schreiben können.

Susannah und Ya'Acov Darling Khan, die mir die **Movement Medicine** nahebringen, danke ich dafür, dass ihr mich gelehrt habt, wie ich meinen Körper besser ausfülle, mich auf den Tanz des Lebens einlasse und auf das höre, das mich ruft.

Drei ganz besondere Frauen haben mich jeweils auf eigene Weise gefördert, angespornt und an mich geglaubt: **Lesley Sternberg** (meine erste Tanzlehrerin, damals war ich drei!), **Beverley Bell** (meine Hockeytrainerin an der High School) und **Maggie Chapman** (meine Mentorin für Hypnotherapie).

Und zu guter Letzt bedanke ich mich mit größtem Respekt bei meiner lieben Freundin, Lehrerin und Seelenverwandten, Alexandra – vor allem für die eindrucksvolle, mächtige Weise, in der du deinem Ruf Folge leistest und deine Urkraft auslebst. Du bist ein beeindruckendes Vorbild!

Service

Anhang

An der Red School bieten wir Möglichkeiten zu Persönlichkeitsentwicklung und Ausbildung an, die Sie vor Ort oder online wahrnehmen können. Das vollständige Angebot finden Sie auf www.redschool.net/mentors/

Unsere Onlinekurse zum Selbststudium umfassen:

Hormone Harmony. Ein Kurs, der hilft, Menstruationsprobleme auf natürliche Weise zu lindern und zu heilen, damit Sie sich leichter auf die seelischen und spirituellen Kräfte des Zyklus einlassen und sich wirklich daran erfreuen können.

Menstrual Cycle Literacy. Meditationen, Hilfestellungen und Übungen, um das Tor zu den Kräften des weiblichen Zyklus zu entriegeln.

Menarche. Überlegungen zur Bedeutung der ersten Blutung, Meditationen und ein Ritual, um den Beginn Ihrer Menstruationsreise in ein neues Licht zu rücken. Stärken Sie Ihre Verbindung zu Ihrer wahren Berufung.

Foundations. Visualisierungen, Übungen und Methoden zur Auseinandersetzung mit den drei Schatzkarten über das Grundgerüst Ihres Wesens, damit Sie Ihr Leben an einem weiblichen Energiemodell ausrichten können.

Für einen Nachlass von zehn Prozent auf alle oben aufgeführten Onlinekurse nutzen Sie bei der **Registrierung** bitte den Code WILDPOWER10.

Individuelle Gespräche mit einer Mentorin der Red School können Sie über www.redschool.net/mentors vereinbaren.

Wir heißen Sie auch gern in der Red School Online Community willkommen: www.redschool.net/community

Endnoten

1 Severn, Jane Catherine. Menstruality: The Great Feminine Gestalt (online). *Gestalt Journal of Australia and New Zealand*, Vol. 1, No. 2, May 2005: 20–35.

2 Mehr über Jane Catherine Severn's Arbeit zur Menstrualität finden Sie auf: www.lunahouse.co.nz/conscious-menstruality (letzter Zugriff am 19. September 2018)

3 Aus der Zielsetzung der Pachamama Alliance, die sich für eine nachhaltige Zukunft auf unserer Erde einsetzt. www.pachamama.org/about/mission (letzter Zugriff am 25. September 2018)

4 Die Mind Gardeners Susan Pearse und Martina Sheehan pflegen nicht Pflanzen, sondern das eigene Ich. Die beiden bieten Bücher und verschiedene Events an; www.mindgardener.com(letzter Zugriff am 19. September 2018)

5 Brown, Brené. *Verletzlichkeit macht stark: Wie wir unsere Schutzmechanismen aufgeben und innerlich reich werden.* Aus dem Amerikanischen von Margarethe Randow-Tesch. Kailash, München 2013.

6 The RobCast: www.robbell.podbean.com/e/episode-115-seasons (letzter Zugriff am 19. Sepember 2018)

7 Erstmals erwähnt wurden die verschiedenen Phasen der Menstruation von Lara Owen in ihrem Buch *Her Blood Is Gold*. Das ermunterte uns zu eigenen intensiven Nachforschungen, bei denen wir das Konzept der »Fünf Kammern der Menstruation« entwickelten, www.laraowen.com/books/her-blood-is-gold (letzter Zugriff am 19. September 2018)

8 Aus dem Onlinelexikon www.dictionary.com/browse/meme (letzter Zugriff am 19. September 2018)

9 www.alovinghealingspace.blogspot.com/2016/04/invitations-of-integration.html (letzter Zugriff am 11. April 2016)

10 www.alovinghealingspace.blogspot.com/2016/04/invitations-of-integration.html (letzter Zugriff am 11. April 2016)

11 Die Praxis des partnerschaftlichen Zuhörens fußt auf der Arbeit von Patty Wipfler und der Erziehungsinitiative »Hand in Hand parenting«: www.handinhandparenting.org (letzter Zugriff am 19. September 2018)

12 www.soulofmoney.org/about-lynne-twist (letzter Zugriff am 25. September 2018)

Eigene Notizen

Eigene Notizen